AF438315

Ateliers
HENOVLIETTES S.A.
2001

CATÉCHISME

D'HYGIÈNE POPULAIRE.

IC 312

Tout exemplaire non revêtu de la signature de l'Auteur sera réputé contrefait, et tout contre-facteur ou débitant de contrefaçons seront poursuivis conformément aux lois.

CATÉCHISME

D'HYGIÈNE POPULAIRE,

mis à la portée de la classe ouvrière des villes et des campagnes.

OUVRAGE COURONNÉ

implicitement par l'Académie des Sciences, Belles-Lettres et Arts de Rouen, dans le concours qu'elle a ouvert pour le meilleur traité d'hygiène populaire.

Par J.-M.-A. GUILLAUME,

Docteur en médecine de la Faculté de Paris, membre correspondant des Académies impériales des Sciences, Belles-Lettres et Arts de Dijon, de Nancy, de Rouen, de l'Académie de l'Instruction, etc.; auteur d'ouvrages de Médecine et de Physiologie.

Il est plus aisé de prévenir les maladies que de les guérir.

DOLE,
DE L'IMPRIMERIE DE L.-A. PILLOT.

1865.

PRÉFACE.

Lorsque l'on voit paraître chaque jour une foule d'écrits traitant des questions relatives au bien-être de la société, n'est-il pas surprenant qu'aucun gouvernement n'ait essayé, jusqu'à ce jour, de faire de l'hygiène une des branches principales de l'instruction de la jeunesse? Seule richesse du pauvre, unique compensation aux privations et aux fatigues auxquelles il est condamné, la santé est aussi l'élément essentiel des jouissances physiques et morales que procure la fortune. D'où vient cependant cette ignorance, à peu près universelle, des moyens propres à faire acquérir et conserver un bien aussi précieux? On enseigne tout dans les écoles, tout, excepté ce qui doit contribuer à assurer une vie exempte d'infirmités et de souffrances. Nous demanderons

si cependant il ne serait pas plus avantageux de
savoir ce qu'il faut faire pour éviter de longues et
cruelles maladies, que de posséder une foule de
connaissances dont le plus grand nombre n'est
réellement d'aucune utilité pratique dans la vie
de celui qui les possède. Que doivent servir, en
effet, dans le cours de l'existence, surtout à l'enfant du peuple, des notions plus ou moins in-
complètes d'histoire ancienne ou moderne qui
seront bientôt oubliées, de géographie de pays
lointains qu'il ne doit jamais explorer, de cosmo-
graphie, etc. Ces connaissances ne sont d'aucun
avantage réel à tout homme, destiné par sa position sociale, à n'avoir qu'une instruction bornée
ou à s'occuper exclusivement d'une profession
qui réclame l'emploi de tous ses moments.

Les connaissances hygiéniques ne sont-elles
pas, au contraire, d'une utilité et d'une application de tous les moments de l'existence ? Il n'est
pas, en effet, un instant du jour, et même de la
nuit, où l'homme n'ait à surveiller les influences
qui agissent incessamment sur sa santé. La température froide ou très élevée, sèche ou humide
qu'il éprouve ; l'air plus ou moins salubre qu'il
est obligé de respirer ; les aliments, les boissons
dont il fait usage plusieurs fois dans la journée ;
les passions qui l'agitent ; les causes d'insalubrité
de son habitation, de ses vêtements, etc. ; en un
mot, tout ce qui a une action si marquée sur la

vie de l'homme, voilà ce qui réclame sa continuelle attention, lorsqu'il veut conserver sa santé
et éviter la maladie.

Lorsqu'on considère cette ignorance à peu près
absolue des notions les plus communes de l'hygiène dans toutes les classes de la société, y a-t-i
lieu de s'étonner si on y rencontre un aussi grand
nombre de santés languissantes, de maladies de
diverses natures et de morts prématurées? Si,
d'un autre côté, la débauche qui entraîne les
hommes les plus robustes, et souvent les plus intelligents, dans l'abrutissement et toutes les dé-
gradations de la misère, est une conséquence inévitable du relâchement toujours croissant des
principes de la morale; l'ignorance complète des
influences pernicieuses du vice sur la santé ne
contribue-t-elle pas aussi à cet entraînement aux
jouissances énervantes par les mauvais penchants?

La composition d'une hygiène populaire est
donc une œuvre digne d'exciter l'émulation de
quiconque désire le bien-être et l'amélioration de
toutes les classes de la société, et notamment de
celle si intéressante des ouvriers des villes et des
campagnes. Un livre intelligible pour l'ouvrier,
qui lui enseigne toutes les précautions qu'il a à
prendre contre les causes nombreuses d'insalubrité auxquelles il est sans cesse exposé, et qui
lui démontre, en même temps, qu'il ne peut
trouver de bonheur véritable en ce monde que

dans l'accomplissement des devoirs prescrits par la morale et la religion, est certainement l'œuvre la plus utile qu'on puisse composer en sa faveur.

Mais il n'est pas donné à tout écrivain de pouvoir composer un livre propre à instruire le peuple, car la composition d'une telle œuvre offre des difficultés que peut seul surmonter celui qui a une connaissance parfaite des mœurs, du langage, des manières de vivre, du degré d'instruction, de la nature des idées qui sont l'objet ordinaire des réflexions de l'ouvrier des villes et des campagnes. Il ne doit pas ignorer non plus à quelles causes le peuple rapporte les différentes maladies, ni tous ses préjugés en médecine, afin de se servir de tout cela, si on veut se faire comprendre de lui, quand il s'agit de lui enseigner les préceptes d'une science qui serait hors de sa portée dès qu'on voudrait se servir du langage technique.

Les idées de l'homme privé d'instruction et qui est obligé d'occuper constamment son esprit aux objets d'un travail journalier, sont très-bornées ; il n'a guère que celles relatives à son travail, à ses besoins et à ses intérêts matériels; ces idées seules l'occupent; il ne connaît même pas une foule de choses qui frappent journellement ses yeux. N'allez donc pas parler à cet homme de science, d'histoire ou de littérature. Quand vous raconterez dans un langage très-savant, et très-lucide cependant, les effets de la pression de l'air, de la dilatation des corps par la chaleur, de la fibrine, de l'albumine, de l'acide pectique ou malique, etc., sur l'économie animale, il ne comprendra pas ce langage barbare pour lui. D'un autre côté, cet homme qui a peu d'idées, est encore moins riche en expressions pour les rendre, et ces expressions sont ordinairement celles du langage le plus vulgaire. Quand il parle, qu'il veut développer sa pensée, il a aussi beaucoup de peine à se faire comprendre, surtout s'il sort de l'ordre d'idées qui sont le sujet habituel de ses réflexions. Cette difficulté vient chez lui de ce que les mots lui manquent, ou de ce qu'il ne sait pas les disposer de manière à bien exprimer sa pensée. Si donc vous voulez vous faire comprendre de celui qui n'a pas ou peu d'instruction, n'employez jamais les grands mots techniques; évitez aussi avec soin les phrases construites avec art, les périodes bien arrondies, ainsi que ces petites délicatesses de style qui ne sont prisées que par le littérateur; car en lisant des phrases à inversions, à périodes de longue haleine, son esprit s'égarera en cherchant à saisir le sens de ces phrases, et de cette manière il ne comprendra pas ce qu'on a voulu lui dire. Les prétentions à la science, à l'érudition, à la grammaire, sont le moyen le plus sûr d'être inintelligible à l'homme sans instruction. Après avoir lu quelques pages de votre

1.

livre, il dira, en le rejetant : « *Je ne vous comprends pas.* » C'est ainsi qu'il renoncera à s'instruire, faute d'avoir un livre qui soit à la portée de son intelligence. Il faut savoir aussi que toute personne d'une instruction bornée est presque toujours incapable de se rendre un compte exact d'une lecture qu'elle vient de faire, parce que son esprit n'a pas l'habitude de ce genre de travail.

Lorsqu'on écrit un livre pour la classe peu éclairée, dans le but de l'instruire, il est donc indispensable que ce livre soit composé de manière à ce que les idées y soient tellement mises en relief, qu'elles fixent forcément l'attention, comme une lumière placée sous les yeux. Or, ce but ne peut être atteint que par la manière de lui bien exposer les idées qu'il importe de lui inculquer, ainsi que par la forme du style et la nature des expressions les plus propres à lui rendre ces idées compréhensibles et faciles à se graver dans la mémoire, en raison de leur clarté et de leur précision.

La forme de catéchisme est certainement la plus propre à atteindre ce but. En présentant, en quelques mots, sous la forme de demande, l'idée de la chose qui doit fixer l'attention du lecteur, en lui donnant ensuite dans la réponse, en termes à la portée de son intelligence, la solution de la question qui est l'objet de la demande, on lui épargne ainsi le travail analytique qu'exige la lecture d'un livre écrit dans un style suivi, et, par ce moyen, aucune des idées qu'il doit s'approprier ne lui échappe.

Le style, la forme et la nature du langage dont on se sert dans un livre écrit pour le peuple, doivent donc être conformes à ses idées et à ses manières de s'exprimer. Il faut, en outre, savoir exposer et expliquer ses préceptes, de sorte qu'ils pénètrent dans son esprit, malgré son défaut d'instruction et son inaptitude à s'appliquer à un travail intellectuel. Si nous avions à composer une hygiène destinée à des enfants, elle devrait encore différer de celle écrite pour des adultes.

C'est faute d'avoir pris en considération les réflexions que nous venons d'exposer, qu'aucun auteur n'a pu réussir, jusqu'à ce jour, à composer une hygiène vraiment populaire, tandis que les traités d'hygiène écrits pour le public éclairé abondent : tels sont ceux de *Tourtelle*, de *Bostan*, de *Réveillé-Parise*, de *Londe*, de *Michel-Léry*, de *Bérard*, de *Bexquerelle*, de *Foy*, de *Tardieu*, de *Fleury*, etc.

Bien pénétrés des conditions exigées pour faire un livre propre à instruire la classe la moins éclairée de la société, nous avons tâché de ne les jamais perdre de vue, et c'est avec satisfaction que, d'après le rapport qui a été fait à l'Académie impériale des Sciences, Belles-Lettres et Arts de Rouen sur notre première édition, nous avons acquis la certitude d'avoir déjà réussi dans la composition d'une hygiène populaire : « *nous devons dire que M. Guillaume a rempli sa tâche avec bonheur,* » dit le rapporteur (1). D'ailleurs l'écoulement rapide de nos précédentes éditions, tirées à plusieurs mille d'exemplaires, n'est-il pas, pour nous, la preuve la plus certaine que notre livre plaît et convient à la multitude.

Pour compléter cette nouvelle édition, nous avons tâché d'abord de remplir les omissions qui nous ont été signalées dans le rapport de l'Académie dont nous venons de parler, et ensuite nous avons encore ajouté plusieurs questions que nous avons jugées nécessaires à la perfection de l'ouvrage. Ainsi la question des aliments, celles des boissons, des vêtements, des maladies particulières aux diverses professions, et beaucoup d'autres, ont été l'objet de détails beaucoup plus étendus que dans les éditions précédentes.

Pour faciliter à l'ouvrier qui n'a pas l'habitude de la lecture et de feuilleter des livres, la recherche des sujets traités dans l'ouvrage et qu'il désire connaître, nous avons ajouté à la fin du volume une table contenant, selon l'ordre alphabétique, ainsi que la chose a lieu pour un dictionnaire, 1° Tous les termes de sciences que nous n'avons pu nous dispenser d'employer, parce qu'il n'en

____

(1) Voir le rapport ci-joint.

existe pas de vulgaires pour désigner les objets dont ces termes techniques sont l'expression, alors nous donnons la définition de ces objets en langage ordinaire; 2° le nom de chaque objet qu'on désire connaître, ainsi que la page et le numéro de la question où il est traité de cet objet. Le numérotage des questions contenues dans le livre est encore une innovation que nous avons cru devoir y introduire, comme un moyen très-commode pour trouver ce que l'on y cherche, car souvent la seule indication de la page n'est pas suffisante, il faut encore chercher dans cette page la question où il est parlé de ce que l'on désire connaître. Nous avons cru devoir aussi changer le titre de *Catéchisme hygiénique*, qui était celui des premières éditions, en celui de *Catéchisme d'hygiène populaire* parce que l'épithète de *populaire*, indique mieux la destination du livre.

Si cette nouvelle édition du cathéchisme d'hygiène populaire nous a demandé un nouveau travail, nous avons été soutenu dans nos efforts, par la pensée encourageante d'avoir déjà réussi à réunir, dans la première édition, la plupart des conditions exigées par le programme du concours ouvert par l'Académie des Sciences, Belles-Lettres et Arts de Rouen, pour le meilleur traité d'hygiène populaire à la portée de la classe ouvrière des villes et des campagnes. Nous aimons à nous persuader que par les développements et par les additions que nous avons introduits dans notre œuvre, nous sommes parvenus à en faire un livre complet dans son genre, et devant être de la plus haute utilité à la classe ouvrière à laquelle nous le dédions.

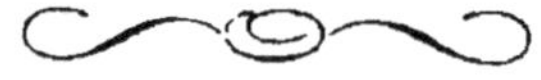

LETTRE DE FÉLICITATIONS

adressée au docteur Guillaume

par le Secrétaire perpétuel des Sciences, Belles-Lettres et Arts de l'Académie de Rouen,

AU NOM DE CETTE ACADÉMIE.

———◁•▷———

Rouen, le 4 avril 1851.

Le Secrétaire perpétuel pour la classe des Sciences, Membre correspondant de l'Institut, Chevalier de la Légion-d'Honneur,

A M. Guillaume, docteur en médecine à Dole.

Monsieur,

Dans sa séance du 21 mars dernier, l'Académie a entendu un rapport très-favorable sur l'ouvrage que vous avez publié sous le titre de *Catéchisme hygiénique*. Elle me charge de vous adresser ses félicitations, et en même temps de vous exprimer ses regrets de ce qu'une publicité anticipée ne lui a pas permis de comprendre votre ouvrage au nombre de ceux qui ont pris part au concours de 1850. D'après le rapport qui lui a été présenté, il est certain que votre livre eut mérité une récompense distinguée.

J'ai lu votre petit volume avec bien de l'intérêt, et j'ai le désir de le posséder dans ma bibliothèque. Mais comment me le procurer? le vend-on à Paris?

Je suis heureux d'être l'organe de l'Académie, qui applaudit à vos efforts, et vous engage à lui faire part de vos autres travaux.

Recevez, Monsieur, l'assurance des sentiments de haute considération, avec lesquels j'ai l'honneur d'être,

Votre très-humble et obéissant serviteur.

J. GIRARDIN.

EXTRAIT DU RAPPORT

fait à l'Académie des Sciences, Belles-Lettres et Arts de Rouen,

SUR LE

CATÉCHISME HYGIÉNIQUE

de M. A. GUILLAUME, docteur en médecine à Dole,

Par M. HELLIS,

DANS LA SÉANCE DU 24 MARS 1851.

———⋘o⋙———

Lorsque l'Académie, il y a deux ans, proposa un prix pour un *Traité d'hygiène populaire*, à la portée de la classe ouvrière des villes et des campagnes, un désir d'éclairer et d'améliorer le sort de cette classe intéressante de la société se faisait sentir en plusieurs lieux (*). Si le concours que

(*) L'Assemblée nationale a senti le vide qui reste à remplir à cet égard dans l'instruction du peuple; aussi voulait-elle rendre obligatoires, dans les écoles primaires, les connaissances élémentaires de l'hygiène. (Article 24 de la loi sur l'enseignement primaire.

l'Académie a ouvert ne lui a pas permis de décerner de couronne, le nombre des concurrents prouve, du moins, combien cette question avait d'intérêt et d'opportunité.

Aujourd'hui j'ai à vous entretenir d'un nouvel ouvrage sur la même matière. M. Guillaume, docteur-médecin à Dole, ignorant sans doute les usages académiques, avait pensé le pouvoir offrir pour le concours; l'impression qui l'a livré à la publicité nous a forcé de le mettre de côté; mais s'il ne nous est pas permis de lui décerner une couronne, il nous reste le droit de lui adresser des éloges bien mérités pour son modeste travail, car il remplit parfaitement la plupart des conditions exigées, ce qui nous fait regretter que l'auteur se soit hâté de le livrer à l'impression (*). Il a paru en 1850, et un auteur peut, en ce cas, attendre quelques mois, sans beaucoup de danger.

L'auteur s'est d'abord bien pénétré de son sujet; il a compris que voulant éclairer la classe la moins instruite de la société, il fallait se mettre à sa portée et rejeter bien loin toute prétention scientifique; il a su éviter l'écueil où sont tombés la plupart de nos concurrents, qui ont abondé dans l'histoire naturelle, la physiologie, la chimie, la médecine et la physique. Homme de sa-

(*) Le catéchisme hygiénique était déjà imprimé, lorsque l'auteur a eu connaissance du concours.

voir et d'expérience, il a cherché, par la simplicité des expressions, à se placer à la portée de tous; il s'est servi du langage vulgaire le plus généralement compris. En adoptant la forme par demandes et par réponses, il a eu pour but de graver mieux ses maximes et ses idées dans la mémoire de personnes incapables de les analyser lorsqu'elles sont exposées dans un style suivi.

Une grande difficulté était à surmonter; c'était de résumer dans un petit volume tout ce que la science de l'hygiène offre d'utile sous le rapport de nos besoins journaliers, et d'en faire un livre à la portée de tout le monde, tant par la nature des questions qui y sont traitées, que par la simplicité du langage et le bas prix qui rendent son acquisition possible à la classe ouvrière.

Nous devons dire que M. Guillaume a rempli sa tâche avec bonheur; tout chez lui est clair, précis, sanctionné par l'expérience; ses avis sont partout de sages conseils et de précieux enseignements.

Son plan est des plus simples. Après avoir brièvement défini l'hygiène, il s'occupe de la nourriture, et passe en revue tout ce qui sert à l'alimentation : le pain, les soupes, les mets gras et maigres, les diverses espèces de viandes, de légumes, leurs assaisonnements, et les fruits. Partout concis, exact, juste dans ses appréciations, on serait parfois tenté de lui reprocher sa précision, si le désir qu'il avait de ne rien omettre et de ne point faire un gros livre, ne lui était pas une excuse légitime. Il n'examine pas avec moins de soin et de détails les boissons dont l'usage a une si grande influence sur la santé. Rien ne lui échappe; nous pouvons dire qu'il est entré à ce sujet dans des détails utiles qui avaient échappé à ses prédécesseurs.

Il en est de même de son Traité de l'air envisagé sous le rapport de ses qualités sèches, humides, sous le rapport du chaud et du froid pendant les diverses saisons. Il entre, à ce sujet, dans des détails fort utiles aux ouvriers qui, dans leurs professions variées, sont surtout sujets à en éprouver les influences les plus marquées. Après avoir parlé de l'air naturel, il s'occupe de l'air vicié par toutes les causes possibles, et enseigne les précautions à prendre pour en diminuer les fâcheux effets, quand on ne peut en entier s'y soustraire. Il n'oublie point le danger d'habiter des maisons nouvellement construites, les émanations des fleurs, des terres défrichées, des métaux, des substances animales et végétales, non plus que les accidents qui résultent de l'altération du fluide que nous respirons par les matières pulvérentes qui viennent, si souvent dans de certaines industries, en altérer la pureté. Ce chapitre, bien développé, complet dans ses détails, est un des plus remarquables de l'ouvrage. On comprend, à cette occasion, combien d'utiles conseils, combien de sages précautions il donne à ceux qui sont chaque jour exposés aux émanations qui proviennent des industries auxquelles ils se livrent.

Après avoir parlé de l'usage des bains, il s'occupe des exercices du corps, et les considère surtout sous le rapport des diverses professions qui exigent un développement des forces ou de celles qui condamnent le corps à l'inaction. Les ouvriers qui liront ce chapitre en pourront faire leur profit, car avec peu de paroles l'auteur sait dire bien des choses.

Après avoir traité du sommeil et de la veille, il passe à ce qui a trait à l'intelligence et à la moralité. Il fait ressortir, d'une manière vive et saisissante, tout ce que les passions désordonnées ont de nuisible pour la santé du corps et pour l'intégrité de l'intelligence.

M. Guillaume termine ses instructions par des règles concernant le régime des femmes enceintes, les précautions pendant et après l'accouchement, et enfin l'éducation des nouveaux-nés. Partout il se montre égal, mais, à mon avis, trop concis. Je sais qu'il craignait de faire un gros livre ; mais quelques pages de plus sur un sujet aussi intéressant n'eussent point été de trop, et j'ai regretté de ne point les avoir rencontrées.

Ne prenez point pour des taches, Messieurs,

les omissions que je signale; l'auteur était bien à même de les remplir. Sa discrétion a été trop loin, à mon sens, mais ne dépare point ce qui a été écrit. On reconnaît dans cet ouvrage un homme bien au-dessus de son sujet, qui a parfaitement réussi à voiler toute science pour faire admettre ses avis; c'était là l'écueil, et c'est surtout celui où tous nos concurrents ont échoué ! De la clarté, de la brièveté, une forme saisissante, d'excellents avis, telles sont les qualités du petit Traité que j'ai examiné avec le plus grand plaisir. Vous n'eussiez pu refuser votre approbation à M. Guillaume, dont l'œuvre me paraît, par son ensemble, sa méthode, sa netteté et sa forme populaire, de nature à remplir le vœu que vous aviez formé.

Qu'il me soit permis de réclamer pour l'auteur une lettre de félicitations pour son envoi, et le regret que je désire, que l'Académie partage, de ce qu'une publicité un peu hâtive l'ait mis en dehors d'un concours dont il fut certainement sorti avec les honneurs du triomphe.

HELLIS.

Pour copie conforme :

Le Secrétaire pour la classe des sciences,

J. GIRARDIN.

CATÉCHISME

D'HYGIÈNE POPULAIRE,

OU

ART DE CONSERVER LA SANTÉ.

————>•<————

**Définition. — Matière. — Objet et but
de l'hygiène.**

1. D. Qu'entend-on par hygiène ?

R. On entend par hygiène l'art de conserver
la santé et de prévenir par là un grand nombre
de maladies.

2. D. Quels sont la matière, l'objet et le but de
l'hygiène ?

R. La matière de l'hygiène se compose de l'ensemble des choses qui peuvent exercer une influence avantageuse ou nuisible sur la vie; son
objet est la connaissance de ces choses, et son
but est la conservation de la santé.

3. D. Quelles sont les choses qui peuvent avoir
une influence avantageuse ou nuisible sur la
santé de l'homme ?

R. Ces choses sont très-nombreuses et très-variées. Nous ne devons nous occuper que de celles qui ont une influence constante sur notre santé : tels sont l'air, la nourriture, le chaud, le froid, les vêtements, l'habitation, le repos et l'exercice du corps et de l'esprit, la veille, le sommeil, les passions ou émotions de l'âme, etc.

4. D. Comment divise-t-on l'hygiène ?

R. On divise l'hygiène générale : 1° *En hygiène publique*, qui traite des choses qui exercent une influence sur la santé d'un grand nombre de personnes en même temps, comme, par exemple, sur les habitants d'un établissement, d'un village, d'une ville, d'une contrée ; 2° *En hygiène privée*, qui s'occupe des choses qui ont une action spéciale sur chaque personne en particulier. C'est de cette dernière seule dont nous allons exposer les principes d'une utilité pratique.

Des causes générales qui occasionnent le trouble de la santé.

5. D. Pour faire une application raisonnée des règles de l'hygiène, n'est-il pas nécessaire de connaître les causes générales qui peuvent troubler la santé ?

R. Oui, car la santé change constamment et très-rapidement de conditions, sous l'influence des causes nombreuses et très-variées qui agissent incessamment sur le corps. Ainsi, selon que l'on passe d'une température plus ou moins élevée à une autre plus basse, et réciproquement d'un air très-froid à un air beaucoup plus chaud ; selon que les boissons et les aliments dont on fait usage sont d'une nature plutôt que d'une autre, ou qu'ils ont été pris en plus ou moins grande quantité ; selon qu'on a vécu dans le repos, ou qu'on a éprouvé une grande fatigue soit du corps, soit de l'esprit ; selon que l'âme est calme ou agitée par de vives préoccupations ou par de violents chagrins, etc., la santé éprouve des changements très-variés et souvent très-brusques. Il est donc indispensable de connaître un peu les conditions les plus ordinaires de santé dans lesquelles le corps peut se trouver, pour faire, avec quelque discernement, l'application des principes de l'hygiène.

6. D. Dans quelles conditions générales non naturelles peut se trouver le corps ?

R. Ces conditions sont au nombre de deux. Le corps, quand il cesse de jouir d'une santé régulière, se trouve dans un état d'*échauffement*, *d'irritation*, dans lequel on observe un surcroît d'activité dans les mouvements de la vie, ou bien, au contraire, il est tombé dans la *faiblesse*, dans l'*abattement*, et alors les mouvements de la vie ont perdu de leur force, de leur activité naturelle. Or, selon qu'on se trouve dans l'une ou l'autre de ces conditions de santé, l'hygiène prescrit des boissons, des aliments, un air, des habitudes différents.

7. D. A quels signes reconnaît-on l'*échauffement* ou l'*irritation* du corps (1).

R. On reconnaît que le corps est échauffé aux signes suivants : la *langue* est ordinairement chargée, blanche au centre, et un peu rouge sur les bords ; la *bouche* est sèche, amère ou pâteuse, et l'on éprouve plus ou moins de soif ; l'*appétit* est moindre que dans la santé naturelle, et l'on n'aime que les aliments de haut goût, comme salades bien vinaigrées, cornichons, sauces piquantes, jambon, saucissons, etc. Les *digestions* sont accompagnées de pesanteur, de gonflement, de chaleur, d'aigreurs et de vents dans l'estomac. Les *aliments* et les *boissons* de nature lourde et échauffante augmentent l'irritation de l'estomac, et souvent même provoquent le vomissement, tandis que les aliments et boissons de nature douce et calmante, sont bien supportés et exercent une heureuse influence. Dans l'échauffement général du corps, on éprouve souvent *une petite toux sèche*, qui paraît provoquée plutôt par l'irritation

(1) Nous ne dirons pas ici ce qui distingue l'*échauffement* de l'*irritation ;* il faudrait entrer à cet égard dans des considérations physiologiques qui ne seraient point à la portée du monde auquel nous nous adressons. Il nous suffira de dire que ces deux conditions de la vie des organes existant presque toujours en même temps, on peut se servir indistinctement des mots *échauffement* et *irritation ,* pour désigner un surcroit d'activité morbide dans les phénomènes de la vie.

de l'estomac que par celle de la poitrine. Le *ventre est resserré*, les selles sont peu abondantes et les matières que l'on rend sont dûres, d'un noir plus ou moins foncé, et formées de petites boules séparées les unes des autres par des glaires recuites. Si l'échauffement est porté à un plus haut degré, il survient du dévoiement, avec ou sans coliques; quand il y a des coliques c'est que l'irritation est plus forte que lorsqu'il n'y en a pas. Les *urines* sont écumeuses, rouges, avec ou sans dépôt, et bien moins abondantes que dans l'état naturel. Le *sommeil* est léger, court et agité, et l'esprit participe à cette surexcitation du corps. Il survient souvent des *éruptions* de boutons à la peau, dans la bouche, aux lèvres, ou des *maux de tête* dans lesquels il survient des *saignements* par le nez. Si l'échauffement est considérable, on peut *rendre du sang dans les urines*, et quand on a la poitrine faible il survient des *crachements de sang*. Les *plaies* et les *cautères* s'engorgent, deviennent rouges et douloureux, et il s'en écoule du sang plus ou moins pur, au lieu de pus. Les *hémorrhoïdes* s'enflamment, s'engorgent et deviennent douloureuses. Quand l'échauffement est arrivé à un certain degré, il donne lieu à la fièvre et à toutes les inflammations et maladies aigues que l'homme est susceptible de contracter, comme inflammation d'estomac et d'intestins, de poitrine, du cerveau, d'yeux, fièvres typhoïdes, muqueuses, éruptives, rhumatismes nerveux ou inflammatoires, goutte, névralgies, etc.

8. D. Quelles sont les causes ordinaires de l'échauffement ?

R. L'échauffement peut tenir : 1° au tempérament. Il est des personnes qui sont toujours échauffées, quoiqu'elles suivent un régime propre à combattre cette disposition naturelle chez elles ; 2° aux températures extrêmes du chaud et du froid pendant les saisons d'été et d'hiver ; 3° à l'usage trop fréquent ou trop abondant des boissons et des aliments échauffants ; 4° aux fatigues excessives du corps et de l'esprit ; 5° aux préoccupations, aux chagrins qui tiennent l'âme dans une continuelle agitation ; 6° aux veilles prolongées ; 7° à une nourriture insuffisante ou de mauvaise qualité ; 8° à certaines professions sédentaires, dans lesquelles on est condamné à un repos continuel et à respirer un air malsain, etc.

9. D. Quels sont les signes qui caractérisent l'affaiblissement ou faiblesse du corps ?

R. Dans cette disposition du corps, la *langue* n'offre ordinairement rien de particulier ; cependant elle se présente plutôt pâle que rouge, large et humide que serrée et sèche, comme la chose a lieu dans l'échauffement. Quelquefois elle peut être chargée ; mais alors l'enduit qui la couvre est plutôt jaunâtre et glaireux que blanc. Il n'y a pas de *soif* plus que dans la santé parfaite ; l'*appétit* est généralement ordinaire, et ce qui est un fait tout particulier à l'état de faiblesse du corps, c'est que l'on éprouve souvent des besoins de

manger, pendant lesquels on ressent de la défaillance, jusqu'à ce que ces besoins soient satis-
faits. La grande faiblesse chez les vieillards et
chez ceux qui ont usé les forces de l'estomac par
des excès de boisson ou de nourriture trop échauffante, produit souvent un dégoût qui est mortel.
Les *digestions* peuvent s'effectuer régulièrement
quand on a pris une nourriture appropriée à l'état
de l'estomac, et en quantité convenable; mais
pour peu que les aliments soient trop lourds ou de
nature contraire, il y a des pesanteurs, des gonflements, des aigreurs et même des coliques d'estomac et d'intestins. Les aliments et les boissons
de *nature froide* donnent lieu aux accidents dont
nous venons de parler; ceux de nature *chaude,
légèrement tonique*, sont seuls bien supportés
lorsqu'ils n'ont qu'un degré convenable de force.
Nous avons vu que le contraire a lieu dans l'échauffement, comme dans l'irritation des entrailles; il
y a aussi production de vents; la cause directe de
ces vents étant opposée, on les combat aussi par
des moyens de nature différente (1). Les *selles*

(1) Aux vents, aux coliques d'estomac et d'intestins
produits par l'*échauffement* par l'irritation de ces organes, on n'oppose que des moyens rafraîchissants et
calmants, c'est-à-dire, 1° les infusions de violette, de
fleurs de mauves, de guimauve, de pavot, l'eau de
gomme, de veau, etc.; 2° les lavements adoucissants de
graine de lin, de son, de mauves, dans lesquels on fait
entrer de la tête de pavot; 3° les bains tièdes et les

sont quelquefois naturelles, mais il y a souvent
aussi du dévoiement; ce dévoiement se distingue
de celui qui est produit par l'échauffement, en
ce qu'il n'est presque jamais accompagné de coliques, et qu'il ne donne ni glaires épaisses, ni
sang, mais une eau plus ou moins jaune ou ver-
dâtre et écumeuse contenant des aliments non digérés; accident qui arrive presque constamment
quand, dans la faiblesse d'estomac et d'intestins,
on a mangé des fruits ou des légumes. Les *urines*
ne diffèrent pas des urines naturelles, ni pour la
composition, ni pour la couleur, ni pour la quantité; elles sont donc moins rouges et plus abondantes que celles que l'on rend dans l'échauffement. Le *sommeil* est plutôt facile et profond que
léger et agité comme dans l'état d'irritation. Les
personnes faibles éprouvent souvent le besoin de
dormir après leurs repas; le repos devient une
nécessité dans l'état de faiblesse; la marche, les

cataplasmes adoucissants sur le bas ventre après l'avoir
frictionné avec de l'huile de morphine, du Laudanum, etc.

Les vents et les coliques qui ont leur cause dans la
faiblesse, le *relâchement* de l'estomac et des intestins,
sont combattus par des moyens qui calment en fortifiant légèrement (anti-spasmodiques) : telles sont les
infusions de fleurs d'oranger, de camomille, de menthe,
de mélisse, le sirop d'écorce d'orange, l'éther, la chaleur
artificielle appliquée sur les parties souffrantes au
moyen de linge, de briques, de cruchons chauds, etc.

exercices et les travaux du corps et de l'esprit produisent une prompte et pénible fatigue. Les *plaies* et les *cautères* sont pâles et insensibles, au lieu d'être rouges et douloureux, comme la chose a lieu dans l'échauffement; leur suppuration se tarit aussi, et il n'en découle qu'un peu d'eau sanguinolente quand il ne sont pas entièrement secs. La *respiration* est courte et faible, etc.

10. D. Quelles sont les causes principales qui amènent la faiblesse du corps ?

R. La faiblesse du corps peut être une conséquence : 1º de la faiblesse et de la santé languissante des parents ; 2º de l'âge avancé; quelque fort que soit le tempérament, la vie finit toujours par s'épuiser avec le temps ; 3º les fréquents excès de boissons et d'aliments très-échauffants, qui, après avoir longtemps surexcité les mouvements de la vie, épuisent les forces qui les produisent, et amènent ainsi une faiblesse plus ou moins grande ; 4º une nourriture trop affaiblissante ou de mauvaise qualité; 5º les fatigues excessives et de longue main du corps et de l'intelligence ; 6º les chagrins profonds et les préoccupations d'esprit de longue durée; 7º le libertinage, l'ivrognerie et la plupart des habitudes vicieuses; 8º les maladies de long cours, etc. L'échauffement et la faiblesse du corps ayant chacun des degrés, tous les symptômes dont nous venons de parler, et qui caractérisent ces deux états différents, n'existent pas tous en même temps; il suffit d'en éprouver seulement quelques-uns pour savoir si le corps est dans un état d'échauffement ou de faiblesse relatif.

11. D. Quels sont les échauffements et les affaiblissements qui se produisent le plus fréquemment, et qui doivent, par conséquent, le plus fixer l'attention ?

R. Ce sont les échauffements, les irritations et les affaiblissements qui surviennent dans l'estomac, les intestins et les poumons. Ces organes éprouvent incessamment l'influence des boissons, des aliments et de l'air. Si ces agents exercent sur eux une trop forte ou trop faible action ou d'une nature malsaine, ils ne doivent pas tarder, en effet, à éprouver un dérangement dans leurs fonctions. C'est pour ce motif que nous ne perdrons jamais de vue l'état de ces organes, en traitant de l'influence que les divers agents de la nature exercent sur la santé.

12. D. Par quels moyens peut-on prévenir, en partie, les accidents qui occasionnent l'échauffement et la faiblesse du corps, ainsi que les maladies qui en sont la conséquence ?

R. C'est en suivant les préceptes d'hygiène que nous allons exposer. Il importe à tout le monde de les prendre pour règles de conduite, puis qu'en nous y conformant nous pouvons souvent nous conserver sains et saufs au milieu des nombreuses causes de maladies qui nous environnent en tous temps et en tous lieux,

SECTION PREMIÈRE.

De la nourriture.

13. D. Quelle est l'influence de la nourriture sur la santé ?

R. On ne doit jamais oublier que la nature et la quantité des aliments exercent une grande influence sur la santé, et que beaucoup de maladies ont leur cause dans la trop bonne ou trop mauvaise nourriture, ainsi que dans sa trop grande ou trop faible quantité. Ce sont, en effet, les aliments dont on se nourrit qui font que le sang et les autres humeurs sont plus ou moins doux ou âcres, pauvres ou abondants; que les nerfs sont plus ou moins irrités ou relâchés, forts ou faibles, et qu'ainsi nous sommes plus ou moins robustes ou maladifs.

14. D. La quantité et la nature des aliments doivent-elles être les mêmes pour tout le monde ?

R. Non; l'âge, le tempérament, le sexe, la profession, la saison régnante, le climat, les circonstances qui développent des maladies épidémiques, l'état de santé ou de souffrance, etc., exigent des différences sous ce rapport.

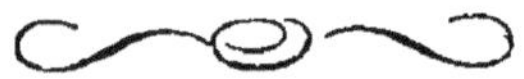

CHAPITRE PREMIER.

De la nature des aliments.

15. D. Quelle distinction établit-on entre les aliments?

R. On distingue les aliments : 1° en ceux tirés des plantes; 2° en ceux que fournissent les animaux.

16. D. De ces deux genres d'aliments, quels sont les moins nourrissants, et quelle est l'action de ceux-ci sur la santé ?

R. Ce sont les aliments fournis par les plantes qui nourrissent le moins : tels sont les fruits, les racines, les tubercules, les légumes secs et les herbes potagères. Ces aliments, lorsqu'on en fait habituellement la base de sa nourriture, ne soutiennent ni ne réparent suffisamment les forces; aussi leur usage longtemps continué finit par affaiblir le corps et surtout les intestins, dans lesquels il développe des vents, des acidités, des coliques et même le dévoiement, principalement chez les personnes faibles. Cependant, comme exception à la règle générale, il est quelques personnes qui se trouvent mieux de l'usage des aliments maigres que de celui des mets gras.

17. D. Dans quelles circonstances conviennent les aliments tirés des plantes ?

R. Les végétaux conviennent en général comme aliments : 1º lorsqu'on est échauffé par une nourriture habituellement trop succulente ; 2º Toutes les fois que tourmenté par la bile, les glaires ou le sang, on a besoin de vomir, d'être purgé ou saigné ; 3º lorsqu'on éprouve des renvois d'œufs pourris pendant la digestion, les végétaux, surtout ceux qui sont acides, conviennent beaucoup en cette circonstance ; 4º lorsqu'on a le scorbut, la goutte ; 5º aux enfants, aux jeunes gens chez lesquels la vie a besoin d'être tempérée plutôt qu'excitée par des aliments échauffants.

18. D. Quelles sont, en général, les personnes auxquelles ne convient pas la nourriture tirée des plantes ?

R. Ce sont : 1º celles qui ont des aigreurs, des acidités ou brûle-cou ; 2º celles qui sont sujettes aux vents par suite de la faiblesse de l'estomac et des intestins ; 3º celles qui éprouvent de fréquents besoins de manger, accompagnés de tiraillements et même de coliques d'estomac ; 4º les convalescents qui ont éprouvé une maladie de long cours ; 5º les vieillards délicats, et généra-

lement tous ceux qui sont d'un tempérament faible, quel que soit leur âge.

19. D. Quels sont les aliments les plus nourrissants, et quels sont leurs effets sur le corps ?

R. La chair des animaux forme la nourriture
la plus riche et la plus fortifiante ; aussi convient-
elle toutes les fois qu'on a besoin de réparer les
forces plutôt que de les diminuer. Mais, si on en
fait un usage trop abondant, elle augmente la
quantité du sang, de la bile, et de toutes les
humeurs ; rend le corps et l'esprit lourds et prépare une foule de maladies aigues, telles que
fièvres inflammatoire et putride ; elle dispose
aussi aux coups de sang, à la goutte, à la mélancolie ou humeurs noires, etc.

20. D. Dans quelles circontances convient-il
de se nourrir particulièrement de viande ?

R. C'est : 1º lorsqu'on a le brûle-cou, qu'il y a
dans la bouche des eaux aigres ; 2º lorsqu'on est
affaibli par l'âge, une longue maladie ou qu'on
est d'un tempérament très-délicat ; 3º quand on
éprouve des tiraillements d'estomac ou qu'on est
sujet aux vents par suite de faiblesse et non d'é-
chauffement des entrailles ; 5º toutes les fois qu'on
se trouve sous une influence épidémique dans
laquelle on a à redouter le relâchement et l'affaiblissement du corps, comme celle qui provient
du froid et de l'humidité de l'air, etc.

21. D. Dans quelles circonstances faut-il manger peu de viande ?

R. C'est : 1º lorsqu'on est échauffé, c'est-à-dire lorsqu'on va peu du ventre, que les urines sont moins abondantes, qu'on éprouve une soif non habituelle ; 2º lorsqu'ayant la bouche amère, la langue chargée, peu ou point d'appétit, des envies de vomir, tout annonce qu'il y a besoin d'être purgé ; 3º lorsqu'on est tourmenté par le sang, qu'on a des maux de tête, des saignements par le nez ou toute autre partie du corps, et que le pouls est plein et dur ; 4º quand on a une tendance à l'embonpoint ou à la goutte ; 5º lorsque, dans le jeune âge, on a beaucoup de sang et que le tempérament est très-fort ; 6º quand on est disposé aux humeurs noires (mélancolie).

22. D. Quels sont les effets de la mauvaise nourriture sur les forces du corps, le caractère et le travail de l'ouvrier, sur les jeunes enfants, les vieillards et les femmes enceintes ?

R. L'expérience a fait connaître qu'en soutenant et en augmentant les forces du corps, une bonne nourriture donne aussi de l'énergie aux passions, au caractère, à l'intelligence, et rend ainsi l'homme beaucoup plus propre à supporter toutes les fatigues du corps et de l'esprit. En même temps qu'elle détruit les forces physiques, une nourriture peu substantielle ou insuffisante rend, au contraire, l'homme timide, affaiblit chez lui l'impétuosité des désirs, ôte à l'imagination sa vivacité et à l'attention cette puissance qui lui est nécessaire pour s'appliquer avec fruit dans les travaux de l'intelligence.

On a observé dans les travaux publics, où un grand nombre d'ouvriers est employé, que ceux de ces ouvriers qui sont bien nourris, qui, à leurs repas, mangent du pain de bonne qualité, un peu de viande et boivent du vin, font beaucoup plus de besogne, et sont moins sujets aux maladies que ceux dont la nourriture consiste dans un mauvais pain d'orge ou d'avoine, dans des soupes, des bouillies, des gaudes, des pommes de terre et autres légumes. Les effets de cette mauvaise nourriture sont encore plus prononcés, s'il y a en même temps privation de vin.

La mauvaise nourriture a un effet plus marqué chez l'enfant et le vieillard que chez l'adulte. Chez les premiers, elle empêche le développement des organes, appauvrit les forces de la vie, et dispose à une foule de maladies, comme humeurs froides, inflammation des entrailles, carreau, pustules et autres maladies de la peau, etc. Chez l'homme avancé en âge, surtout s'il n'y a pas été habitué dans sa jeunesse, la mauvaise nourriture hâte la vieillesse et la décrépitude, en accélérant chez lui les effets d'une faiblesse générale dans toutes les fonctions. Chez les femmes enceintes et chez les nourrices la mauvaise nourriture nuit également au développement physique et moral de l'enfant.

23. D. Quel est le meilleur régime à suivre sous le rapport de la nature des aliments dont on se nourrit?

R. Il convient généralement à la santé de ne jamais se nourrir exclusivement soit de viande, soit de végétaux, mais que la nourriture habituelle se compose également de l'un et l'autre de ces deux genres d'aliments, autant que faire se peut. Cependant il est des personnes qui se trouvent mieux de manger plus de viande que de légumes, et d'autres chez lesquelles le contraire a lieu. C'est l'expérience de notre tempérament qui doit nous guider en cette circonstance.

24. D. N'est-il pas dangereux de changer subitement de nourriture ?

R. Oui, lorsqu'on passe subitement d'une nourriture pauvre à une autre plus substantielle, ou bien d'une alimentation succulente à une beaucoup moins nourrissante, ou même encore de l'usage habituel d'aliments malsains à celui d'aliments plus salubres, on doit toujours le faire par gradation ; car toute transition subite d'un régime à un autre qui est opposé, trouble les fonctions du corps et occasionne ordinairement des maladies plus ou moins graves, ou, tout au moins, un dérangement dans la santé.

25. D. N'est-il pas mauvais à la santé de s'astreindre à un régime trop régulier sous le rapport de la nourriture ?

R. Lorsqu'on a l'habitude de vivre d'une manière trop régulière, le moindre écart de régime suffit pour indisposer ou rendre malade. Il est donc bon, non seulement de varier autant que possible la nature de ses aliments, mais encore d'en prendre tantôt plus, tantôt moins, pourvu toutefois qu'on ne dépasse pas les bornes de la tempérance. Quoique la régularité dans l'heure des repas soit une excellente chose pour la santé, on ne doit cependant pas en être esclave. Il est bon, quand les circonstances l'exigent, de pouvoir avancer ou dépasser de quelques heures les instants de prendre de la nourriture.

26. D. Quelle règle doit-on suivre à l'égard des repas ?

R. Règle générale, il convient de n'avoir jamais l'estomac vide pendant longtemps; car lorsque cet organe ne contient plus d'aliments, il se resserre, et ses parois frottant l'une contre l'autre, s'irritent mutuellement et s'échauffent parce qu'il n'y a plus rien entre elles pour favoriser leur frottement. Il faut donc faire au moins trois repas par jour, lorsqu'on jouit d'une bonne santé; le déjeuner et le dîner doivent former les repas principaux, et le souper doit être le plus léger, parce qu'on digère moins bien pendant le sommeil que pendant la veille. Les soupers copieux sont même dangereux, surtout pour les personnes d'un certain âge, parce qu'ils favorisent l'afflux du sang dans le cerveau, où ce liquide a déjà une tendance à se porter par l'effet du sommeil; l'apoplexie est souvent l'effet de cette mauvaise habitude. En général, on fait des déjeuners trop légers, et les soupers trop copieux. Il est beaucoup de personnes qui se contentent de faire un seul repas, mais très-abondant, dans la journée. Cette habitude est peu convenable, parce qu'elle a l'inconvénient de fatiguer doublement l'estomac, c'est-à-dire : 1º par la digestion pénible qu'exige une grande quantité d'aliments; 2º par le jeûne trop prolongé qui succède à cette digestion et qui a pour effet d'affaiblir l'estomac.

27. D. N'est-il pas bon à la santé de bien mâcher les aliments ?

R. On ne doit pas ignorer que les mauvaises digestions viennent souvent de ce que l'on ne mâche pas suffisamment les aliments, surtout ceux qui sont de nature lourde. Il ne faut pas oublier que la première digestion se fait dans la bouche. Lorsque les aliments sont bien divisés, et qu'on leur donne le temps de bien s'imbiber de salive, on épargne à l'estomac un travail souvent difficile pour lui.

28. D. Quelles sont les personnes auxquelles convient une forte nourriture ?

R. Ce sont : 1º celles qui sont fortes et robustes, surtout si elles se livrent à des travaux où le corps fatigue beaucoup. Tels sont les cultivateurs, les charpentiers, les maçons, les forgerons, les menuisiers, les carriers et tailleurs de pierre, etc., et tous les artisans et ouvriers qui exercent une profession pénible, surtout quand ils travaillent en plein air. L'expérience prouve, en effet, qu'une nourriture trop légère et délicate est nuisible aux hommes forts, qu'elle finit par les affaiblir; 2° les enfants qui demandent à être nourris avec les aliments les plus lourds qu'ils peuvent digérer. Rien n'est plus contraire à leur santé que de leur donner habituellement une nourriture trop délicate et trop succulente.

29. D. Quelles sont, au contraire, les personnes qui doivent user habituellement d'une nourriture douce, légère et substantielle ?

R. Ce sont : 1° celles d'un tempérament délicat; 2° les convalescents et les vieillards qui ne peuvent digérer, sans en être incommodés, des aliments plus lourds; 3° tous les individus qui, pour cause d'infirmités ou de profession sédentaire, ne peuvent prendre l'exercice nécessaire à leur santé; cependant l'expérience de notre tempérament peut seule nous apprendre, d'une manière certaine, quels sont les aliments qui nous conviennent et quels sont ceux qui nous incommodent. Il est, en effet, des aliments très-faciles à digérer pour tout le monde, et que néanmoins ne supportent pas certains estomacs. On voit de même des estomacs délicats très-bien digérer des substances qui passent pour être d'une digestion pénible.

30. D. Quelles précautions doivent prendre les vieillards dans leurs repas ?

R. Ces précautions sont les suivantes : 1° ils doivent toujours éviter de se charger l'estomac, quelque légère que soit la nourriture dont ils font usage ; 2º lorsqu'ils n'ont plus de dents, mâcher longtemps les aliments, afin que si ceux-ci ne peuvent être broyés par les dents, ils soient ramollis par la salive, et par conséquent, faciles à digérer ; 3º se priver des aliments qu'ils savent être lourds pour leurs estomacs ; 4º user au contraire d'aliments légers, nourrissants et délayants, c'est-à-dire humides plutôt que secs ; 5º manger peu au repas du soir, et ne prendre à ce repas qu'une nourriture légère ; car c'est ordinairement à des soupers trop copieux ou composés d'aliments lourds, que les vieillards doivent de tousser et de ne pas dormir pendant la nuit.

31. D. N'est-il pas dangereux à la santé de se charger l'estomac d'une foule d'aliments de nature différente ?

R. Rien ne contrarie autant la digestion qu'uu mélange d'aliments de nature fort diverse, tels que viandes de boucherie préparées de différentes manières, boudin, saucisses, gibier, volailles, légumes, mets acides, mets sucrés, confiseries, dragées, vins rouges, vins blancs secs et mousseux, liqueurs, etc.

Il est surtout mauvais de se charger l'estomac d'aliments crus, de nature froide ou venteuse, comme choux, pois, haricots, salade, radis, melon, fruits verts ou mûrs, et surtout pendant les vives chaleurs. La plupart des fièvres et des irritations d'entrailles qu'éprouvent les ouvriers n'ont pas d'autre cause que le peu d'attention qu'ils mettent dans le choix de leur nourriture. En se chargeant l'estomac d'une foule d'aliments de mauvaise qualité, ils éprouvent de fréquentes indigestions qui occasionnent la plupart de leurs maladies.

32. D. Quels sont les effets des boissons aqueuses prises en trop grande quantité pendant les repas ou dans leur intervalle ?

R. Ces boissons, lorsqu'elles sont prises en trop grande quantité, ont pour effet, 1° de relâcher et d'affaiblir l'estomac ; 2° de précipiter les aliments avant qu'ils ne soient digérés et de faciliter ainsi les indigestions ; 3° de disposer à toutes les maladies qui ont leur cause dans le relâchement et la faiblesse des organes.

33. D. Comment agissent les aliments humides sur la santé ?

R. Les aliments humides ont sur le corps les mêmes effets que les boissons aqueuses lorsqu'ils ne sont pas mélangés à des principes stimulants, comme le sel, le poivre, le vin, le vinaigre, etc., car, dans ce cas, ils peuvent devenir excitants. L'usage des aliments aqueux, c'est-à-dire contenant beaucoup d'eau, conviennent : 1° dans les maladies d'échauffement et d'irritation, soit d'entrailles ou de toute autre partie du corps ; 2° quand on est habituellement altéré, qu'on va peu du ventre et que les urines sont rouges et peu abondantes ; 3° aux tempéraments secs, de nature nerveuse, dont le corps a toujours besoin d'être détendu et calmé. On doit éviter d'user habituellement d'aliments trop délayants quand on est disposé à l'embonpoint, ou lorsqu'on est faible, soit par suite d'une longue maladie, ou de fatigues excessives qui ont épuisé les forces, soit par une trop grande faiblesse naturelle des organes; car les aliments qui contiennent beaucoup d'eau augmentent la faiblesse du corps, gonflent l'estomac et les intestins quand ils manquent de sensibilité, produisent alors des vents dans ces organes et rendent les digestions pénibles.

34. D. Quels sont les effets des aliments secs sur le corps ?

R. Ces aliments irritent et déssèchent les organes, diminuent la quantité du sang et des autres humeurs, et disposent, lorsque leur usage est copieux et trop habituel, aux maladies d'échauffement, mais surtout à celles qui ont leur siége dans la poitrine, l'estomac et les intestins. Ce sont donc principalement : 1º les personnes maigres qui ont les nerfs irritables; 2º celles sujettes à la toux, au rhume et autres maladies de poitrine; 3º celles qui sont disposées aux inflammations des entrailles et autres organes du basventre; 4º les enfants, surtout quand ils sont jeunes, qui doivent éviter de faire habituellement usage d'aliments secs. La nourriture habituelle ne doit donc être ni trop sèche, ni trop humide.

35. D. N'est-il pas dangereux de faire usage d'aliments gâtés ?

R. Oui, on risque, en mangeant des aliments gâtés, de contracter des maladies plus ou moins graves. C'est ainsi que les fruits, les légumes, la viande et les boissons sont susceptibles d'éprouver des altérations dangereuses à la santé. Les grains gardés trop longtemps sont également sujets à fermenter et à subir une décomposition qui les rend malsains. Mais c'est principalement la viande des animaux atteints de maladies épidémiques qui règnent sur le bétail, qu'il est dangereux de manger; des affections très-graves, quand elles ne sont pas mortelles, peuvent être la suite de cette imprudence.

La police ne saurait donc exercer une surveillance trop active sur les boucheries pour empêcher la vente de pareille viande. Ne serait-il pas même à désirer qu'il ne fût permis de livrer à la consommation que la viande d'animaux dont la santé aurait été attestée préalablement par un vétérinaire expert?

36. D. Quelles sont les causes qui rendent malsaines la chair des animaux domestiques?

R. Ces causes sont : 1º le défaut d'exercice et d'air salubre. Lorsqu'on veut engraisser des animaux avant de les manger, tels que bœufs, cochons, volailles, etc., on les enferme ordinairement dans des lieux obscurs et privés d'air, et on a soin aussi qu'ils ne prennent aucun exercice afin qu'ils engraissent plus rapidement; mais l'embonpoint acquis dans de telles conditions donne une chair et des humeurs mal préparées, qui sont beaucoup moins saines que celles des animaux qui s'engraissent en plein air en prenant de l'exercice; 2° une nourriture de mauvaise qualité. L'expérience prouve, en effet, que la chair des animaux bien nourris est plus délicate, plus succulente et plus saine en même temps, que celle de ceux auxquels on n'a donné qu'une nourriture grossière et peu substantielle; 3° l'échauffement que l'on fait souvent éprouver au bétail avant de le tuer, en le soumettant à la fatigue d'une longue route, surtout pendant les grandes chaleurs; il arrive souvent, dans cette circonstance, que la fièvre se développe chez l'animal, que le sang malade se répand dans la chair, et qu'on livre à la consommation la viande d'une bête souffrante.

37. D. Pour faire cuire les aliments ne se sert-on pas souvent de vases et d'ustensiles de cuisine qui offrent du danger?

R. Les vases de cuisine dont on se sert habituellement sont en argile, en cuivre, en fer, en étain ou en poterie vernissée. L'argile, l'étain et le fer, étamés ou non, n'offrent aucun danger; mais il faut donner une grande attention aux vases et ustensiles en cuivre, surtout quand on y fait bouillir des substances qui contiennent un acide quelconque, comme vinaigre, jus de citron, d'orange, etc., parce qu'alors il y a formation de vert-de-gris ou d'un autre sel de cuivre, qui sont tous des poisons très-actifs. Le vernis de la poterie contient une préparation de plomb qui, sous l'action des acides, se sépare et forme aussi un poison.

Quand on nettoye les bouteilles avec des grains de plomb, il faut aussi avoir soin de n'en pas laisser dans leur intérieur, parce que le vin forme également avec le plomb un produit très-dangereux.

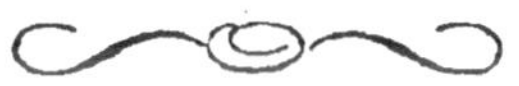

CHAPITRE II.

De la quantité des aliments qu'il convient de prendre.

38. D. Quelle est la quantité d'aliments qu'il convient de prendre dans ses repas ?

R. Pour les personnes en bonne santé, le besoin de manger doit leur indiquer la quantité de nourriture qu'elles doivent prendre. Cependant elles doivent faire attention que lorsqu'elles font usage d'aliments qui excitent l'appétit, elles en mangent souvent une plus grande quantité qu'il conviendrait de le faire; car, règle générale, il vaut mieux quitter la table avec un peu d'appétit, que de trop charger l'estomac. Ce conseil s'adresse particulièrement à ceux qui ont beaucoup d'appétit et dont l'estomac n'est pas très-fort. Les personnes qui se trouvent dans cette dernière condition doivent manger peu et à des intervalles plus rapprochées, en attendant, toutéfois, que la digestion des repas précédents soit bien achevée,

39. D. Quelles sont les personnes qui demandent une nourriture abondante ?

R. Ce sont : 1º les enfants et les jeunes gens à cause de leur accroissement qui exige de continuelles réparations ; 2º les ouvriers, les cultivateurs et toutes les personnes qui se livrent, en plein air surtout, à des travaux pénibles ou à un exercice violent qui épuise promptement les forces ; 3º les femmes grosses et les nourrices qui sont obligées de fournir les éléments nécessaires, les unes au développement de leurs enfants, les autres à la formation du lait. Pour toutes ces personnes il y aurait moins d'inconvénient de manger un peu plus qu'il ne convient de le faire, que d'avoir une nourriture insuffisante.

40. D. Quels sont, sur la santé des personnes qui ont besoin d'une nourriture abondante, les effets d'une alimentation insuffisante ?

R. Une nourriture insuffisante, surtout si elle est en même temps de mauvaise qualité, a pour résultats d'appauvrir le sang et de détruire les forces du corps. Ses effets sont donc : 1º de rendre les enfants et les jeunes gens faibles, valétudinaires, et de les disposer aux humeurs froides; 2º de faire contracter facilement aux ouvriers et à tous ceux dont le corps fatigue beaucoup, comme aux soldats en temps de guerre, des fièvres de diverse nature, des faiblesses d'estomac, d'entrailles et de poitrine, ainsi que des maladies de la peau, comme dartres, pustules, érysipèles, etc.; 3º de tarir le lait chez les nourrices; 4° d'empêcher le développement des enfants dans le sein de leurs mères, en sorte que les enfants viennent au monde faibles, délicats et vivent rarement.

41. D. Quels sont les effets du jeûne chez les jeunes gens, les enfants et les vieillards ?

R. Chez les jeunes gens et les enfants, le jeûne produit des effets semblables à ceux auxquels donne lieu une alimentation insuffisante (1). Beaucoup de jeunes gens, occupés dans les bureaux, dans les magasins, jeûnent fréquemment, en ne prenant leurs repas qu'à des époques trop éloignées l'une de l'autre, en sorte que la digestion s'effectuant chez eux dans deux ou trois heures, ils restent quelquefois encore trois ou quatre heures l'estomac vide. Des faiblesses, des crampes d'estomac, dont ils se ressentent pendant presque toute leur vie, sont la conséquence de cette abstinence trop prolongée. Le jeûne est plus funeste encore aux vieillards, car il leur occasionne des maux de tête, des étourdissements et même des défaillances qui peuvent être mortelles. Les morts subites, si fréquentes chez les personnes très-âgées, et que l'on attribue souvent à tort à l'apoplexie, ont le plus fréquemment leur cause dans une faiblesse occasionnée par un besoin de prendre de la nourriture. En général, les vieillards éprouvent de fréquents besoins de man-

(1) Voir le n° 40.

ger, ou de prendre quelque boisson fortifiante, comme vin pur, liqueur, etc. Ces besoins sont chez eux l'indice d'une grande faiblesse.

42. D. Quels sont les effets du jeûne sur les personnes robustes et d'une forte constitution ?

R. Ces personnes souffrent moins du jeûne que celles qui sont délicates, parce que leur forte constitution résiste facilement à une cause débilitante. Comme chez elles, les forces de la vie sont surabondantes; un certain degré d'affaiblissement est souvent utile pour empêcher les maladies qui sont un effet de l'exubérance de la vie, tels que fièvres inflammatoires, coups de sang, pleurésie, pneumonie, éruption de boutons à la peau, etc.

43. D. Les jeûnes, institués par l'Église pendant le carême, ne sont-ils pas utiles à la santé des personnes qui peuvent les supporter, sans que leur santé en souffre ?

R. En instituant le carême au commencement du printemps, l'Église s'est autant proposé un but de santé qu'un acte expiatoire pour les personnes robustes auxquelles seules ces jeûnes sont imposés. L'abstinence d'aliments nourrissants prolongée pendant quelque temps, est le moyen le plus sûr pour les jeunes gens, et tous ceux qui ont beaucoup de sang, de se préserver de la plupart des maladies inflammatoires qui règnent à cette époque de l'année. Lorsque, pendant les mois de l'hiver, ces personnes d'un fort tempérament ont

cessé leurs travaux fatigants et leur exercice accoutumé, et que, d'autre part, leur nourriture a
été souvent plus abondante que pendant les autres
saisons, chez elles le sang et toutes les autres
humeurs du corps augmentent de quantité, et
leur corps tend ainsi à engraisser plus ou moins.
C'est ce qui arrive à tout le monde, mais surtout
aux cultivateurs, aux charpentiers, aux maçons,
carriers, tailleurs de pierres, etc., et à tous les
ouvriers qui ont une profession fatigante et qui,
pendant l'hiver, cessent plus ou moins leur travail habituel. Dès que se font sentir les premières
chaleurs du printemps, l'excès de sang, de bile et
de glaires, etc., qu'ils ont acquis pendant l'hiver,
leur fait éprouver, surtout quand ils sont jeunes
et vigoureux, des lassitudes dans les membres,
des maux de tête, de l'amertume dans la bouche
avec envie de vomir; l'appétit disparaît plus ou
moins; il y a aussi de la soif, de la constipation
ou du dévoiement, etc. Tous ces signes sont l'indice d'une disposition à une des maladies aiguës
qui règnent ordinairement à cette époque de
l'année; aussi les personnes chez lesquelles ces
signes se manifestent, sont-elles obligées de se
mettre à la diète, de prendre des boissons rafraîchissantes et de se faire vomir, purger ou
saigner, pour prévenir la maladie dont elles sont
alors menacées. Or, ces personnes n'auraient pas
besoin des secours de la médecine, si, un peu
avant les premières chaleurs du printemps, elles

avaient eu soin de faire leur carême, c'est-à-dire de prendre peu de nourriture et de la choisir parmi les aliments maigres plutôt que gras. Ce régime aurait rafraîchi le sang et diminué sa quantité, et aurait ainsi prévenu les accidents qui font redouter une maladie d'échauffement.

Le jeûne institué pendant le carême, c'est-à-dire au commencement du printemps, est donc utile à la santé des personnes robustes qui le pratiquent; c'est ce que ne soupçonnent même pas toutes les personnes étrangères à la médecine et à l'hygiène. Dans nos contrées il conviendrait que le carême eût lieu du 15 avril à la fin de mai, parce que c'est alors que les premières chaleurs se font réellement éprouver. Dans les mois de mars et avril règnent souvent encore les froids de l'hiver. L'époque du carême, tel qu'il est institué, est convenable dans les pays chauds, comme en Orient, où dans les mois de mars et d'avril le soleil est déjà très-ardent.

44. D. Quelles sont les personnes auxquelles il convient de peu manger?

R. Ce sont : 1° les vieillards qui doivent éviter soigneusement de se charger l'estomac de nourriture, parce que chez eux les indigestions, même les plus légères, peuvent être funestes, tandis qu'elles n'offrent aucun danger chez les enfants et les jeunes gens; 2° les convalescents qui sortent de maladie. En voulant manger plus que ne le comporte les forces de leur estomac, beaucoup de ces derniers font des réchutes qui sont souvent mortelles; 3° les personnes délicates qui ont un mauvais estomac, et toutes celles qui, en raison de leur profession ou de leurs infirmités, ne peuvent prendre un exercice suffisant.

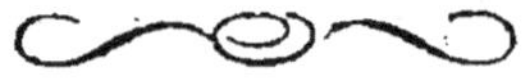

CHAPITRE III.

Des moyens de combattre les indigestions et l'ivresse.

45. D. Quels sont les accidents occasionnés par les aliments pris en trop grande quantité ou qui ne conviennent pas à l'estomac ?

R. Ce sont des indigestions plus ou moins graves, selon la nature et la quantité des aliments qui les produisent.

46. D. Considérée au point de vue des moyens qu'on doit leur opposer, les indigestions ne doivent-elles pas être distinguées les unes des autres ?

R. Oui, on doit distinguer les indigestions d'après la nature des aliments ou boissons qui les produisent, parce que chacune d'elles exige, pour être combattues, des moyens particuliers. C'est ainsi qu'on doit rattacher toutes les indigestions à deux espèces différentes : celles de la première espèce sont traitées par des moyens plus ou moins excitants; celles de la seconde espèce réclament, au contraire, des moyens doux et calmants.

47. D. Dites quels sont les aliments et les boissons qui donnent lieu aux indigestions de la première espèce?

R. Ce sont : 1° les aliments et les boissons de *nature froide.* Tels sont donc les fruits, le melon, les pêches, les prunes, les cerises, les fraises, les poires, les pommes, etc. ; parmi les légumes : la courge, les épinards, le potiron, les carottes, les côtes de bettes, les pommes de terre etc. ; parmi les liquides : le lait froid, les limonades, les sirops de groseille, de limon, d'orgeat, la bière, etc. (1).

Mais les indigestions de cette espèce, les plus dangereuses sont celles occasionnées par l'eau froide ou glacée, prise en certaine quantité, surtout quand on est en transpiration. Une mort prompte peut être la conséquence de cette imprudence, ainsi qu'on en voit de fréquents exemples.

2° Les aliments *gras* et *compacts*, qui ne contiennent que des principes adoucissants et pas d'irritants quand ils sont naturels. Tels sont les huiles, les viandes chargées de graisses, les gâteaux, les pâtisseries diverses, où il entre plus ou moins de beurre ou de sain-doux ; tous les mets préparés avec les pâtes de farine de blé, de riz, de seigle, de sarrazin, comme les nouilles, le macaroni, les crêpes, la brioche, etc. ; mais de

(1) Voir à l'article de chaque aliment et de chaque boisson, ceux qui sont de nature froide ou exitante.

ces dernières indigestions, c'est celle produite par le pain frais qui est la plus dangereuse.

48. D. Par quels moyens combat-on les indigestions de cette espèce ?

R. On combat les indigestions produites soit par les aliments de *nature froide*, soit par ceux de nature *grasse* et *compacte* : 1° par le vin pur généreux ou par un peu d'eau-de-vie sucrée, de liqueur aromatisée comme celle d'anisette, de menthe, de fleurs d'oranger; par l'eau des Carmes, l'élixir de Garus, la Chartreuse, etc. ; 2° Pour les personnes qui ne pourraient supporter l'action d'une boisson alcoolique, par les infusions chaudes et légères de café ou de plantes aromatiques quelconques, comme mélisse, camomille, thym, fleurs ou feuilles d'oranger; 3° par les pastilles de menthe, ou par quelques gouttes d'éther ou d'acétate d'ammoniaque, de 10 à 15 gouttes dans une verrée d'eau sucrée, prise en plusieurs fois; 4° par l'application de la chaleur sur l'estomac, qui se fait au moyen de linges, de serviettes pliées en plusieurs doubles qu'on a chauffés; mais ce qui convient mieux pour obtenir une chaleur prolongée, c'est un couvercle en fonte ou en terre cuite, en porcelaine, que l'on fait chauffer suffisamment, et qu'ensuite on enveloppe d'un linge avant de l'appliquer. Ce couvercle offre le double avantage de conserver longtemps sa chaleur, et de bien s'adapter à la forme du ventre en l'appliquant du côté creux; 5° la diète, prolongée quelquefois plusieurs jours, quand l'indigestion a offert une certaine gravité ; 6° quand l'indigestion est passée, il ne faut plus faire usage des moyens stimulants ci-dessus indiqués, mais se contenter, si l'on a soif, de boire de l'eau sucrée ou une très-légère infusion de thé ou de tilleul.

Nous ferons observer que, quant aux indigestions causées par les aliments gras et compactes dont nous venons de parler, on ne doit recourir aux moyens ci-dessus indiqués qu'autant que pendant le repas on aura bu que peu ou point de vin, ou toute autre boisson alcoolique ; car, si on avait largement usé de ces boissons, surtout si on éprouvait dans l'estomac un sentiment de chaleur et d'aigreur, il faudrait dans ce cas ne boire que de l'eau sucrée tiède, ou de l'infusion légère de thé ou de tilleul.

49. D. Quels sont les aliments et les boissons qui produisent les indigestions de la seconde espèce ?

R. Ce sont tous les aliments et toutes les boissons de *nature échauffante*, et qui, en même temps, peuvent être d'une nature plus ou moins lourde. Tels sont : 1° tous les aliments accommodés au vin, comme matelottes, meurettes, poissons cuits au bleu, les civets, les salmis, etc. ; 2° ceux qui sont fortement salés ou épicés, comme le lard, les différentes espèces de saucisses et de saucissons, le jambon, le bœuf séché et salé, appelé *Bresil*; 3° les mets cuits dans des sauces fortes où il entre beaucoup de sel ou d'épices, de condiments de tout genre, comme poivre, moutarde, cumin, jus de citron, cornichons, vinaigre, etc.; 3° les vins blancs et rouges, les liqueurs fortes de toute espèce, etc.

50. D. Quels sont les moyens à opposer à ces sortes d'indigestions ?

R. C'est simplement : 1° l'eau pure ou sucrée, tiède ou à la température de l'atmosphère.; 2° les infusions tièdes et sucrées de thé ou de tilleul. On peut ajouter à ces boissons quelque peu d'eau de fleurs d'oranger.

51. D. Ces moyens ne sont-ils pas insuffisants dans les indigestions graves ?

Qu'y a-t-il à faire de plus dans cette circonstance ?

R. Les moyens efficaces dans les indigestions simples deviennent insuffisants lorsque l'indigestion est accompagnée d'un profond assoupissement, de la perte de connaissance, et que le malade est menacé d'un coup de sang. Avant d'employer les moyens conseillés contre les indigestions ordinaires, il est urgent de faire vomir, le plus tôt possible, avec quelques centigrammes d'émétiques ou d'ipécacuanha en poudre (1). On

(1) On administre l'émétique à la dose de 5, 10, 15 centigrammes, et plus, selon l'âge, la force des personnes, la difficulté naturelle qu'elles ont à vomir et le degré d'assoupissement où elles se trouvent. Mais la

doit donner la préférence à l'ipécacuanha pour les femmes, les enfants et toutes les personnes qui ont les nerfs délicats ou l'estomac faible ou irrité. Il ne convient de leur administrer l'émétique qu'autant que l'ipécacuanha n'agit pas assez énergiquement pour produire le vomissement. Après que le malade a rendu les aliments qui lui chargeaient l'estomac, on se contente de le tenir bien chaudement dans un lit et de lui faire boire de l'eau sucrée tiède ou de l'infusion de thé ou de tilleul, également tiède. Si, après ces précautions prises, l'état du malade ne s'améliore pas, il faut appeler un médecin.

L'indigestion produite par les champignons exigeant un traitement particulier, nous renvoyons à l'article champignons où ce traitement est indiqué (1).

52. D. Que faut-il faire pour combattre l'ivresse produite par les boissons alcooliques, c'est-à-dire par le vin, l'eau-de-vie et les liqueurs fortes ?

R. On oppose d'abord à cette ivresse : 1° les infusions chaudes de café, de thé, de tilleul, de

---

dose ordinaire est de 10 centigrammes pour les adultes et de 5 pour les enfants, qu'on leur fait prendre dans une verrée d'eau tiède.

L'ipécacuanha en poudre se donne depuis 30 à 40 centigrammes jusqu'à un gramme et plus, que l'on administre également dans un verre d'eau tiède, prise en une seule fois.

(1) Voyez le n° 171.

camomille, de feuilles d'oranger, etc., où simplement de l'eau tiède sucrée ou non, prise en certaine quantité; 2° l'acétate d'ammoniaque pris à la dose de 20 à 30 gouttes et plus, dans une verrée d'eau sucrée; 3° l'éther, qui peut être employé à défaut d'acétate d'ammoniaque, à la dose de 10 à 15 gouttes dans l'eau sucrée; 4° une transpiration abondante provoquée par les moyens ci-dessus indiqués, auxquels on ajoute l'application de vêtements chauds, comme le lit, les couvertures, etc. Les habitants des campagnes combattent l'ivresse, si souvent mortelle, causée par l'eau-de-vie, en plaçant l'ivrogne au centre d'un gros fumier; la transpiration excessivement abondante qui s'établit alors, sauve ordinairement le malade.

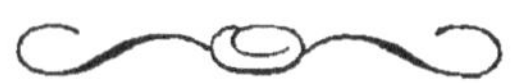

CHAPITRE IV.

Du Pain.

53. D. Quelles sont les différentes espèces de pain dont on fait usage ?

R. Les espèces de pain dont on fait usage en France, sont ceux de froment, de seigle, d'orge, d'avoine, de maïs ou blé de Turquie. Mais depuis l'établissement des chemins de fer, il est peu de contrées où l'on ne mange pas du pain de froment.

54. D. Ces différentes espèces de pain sont elles également bonnes à la santé ?

R. Tous ces pains, quand ils sont bien con-fectionnés et avec des farines de bonne qualité, forment une nourriture saine pour les personnes qui y sont habituées, et qui les digèrent bien. Cependant, tous, à l'exception de celui de fro-ment, sont lourds et peu nourrissants. Les ma-lades, les convalescents, et tous ceux qui ont l'es-tomac faible ou irrité, ne doivent donc faire usage que de pain de blé qui est un des meilleurs aliments pour l'homme. Les pains d'orge, d'avoine, de sarrazin et celui fait avec des gaudes et que, dans les campagnes, on appelle *millasse*, *flammus*, etc., ne sont bien digérés que par les hommes forts et robustes qui cultivent ou qui se livrent à tout autre travail fatigant.

55. D. Quels sont les pains les meilleurs à la santé après celui de froment?

R. Après le pain de blé, on doit donner la préférence : 1º à celui de seigle; 2º à celui d'orge; 3º à celui d'avoine. Ceux de sarrazin et de maïs ne doivent venir qu'en dernier lieu. Quand on est obligé de faire du pain avec ces différents grains, il faut tâcher, s'il est possible, d'y mêler un peu de farine de blé pour augmenter sa qualité et le rendre plus nourrissant.

56. D. Le pain très-délicat, dans lequel il n'entre que de la fleur de farine de blé, est-il bon à la santé ?

R. Ce pain, qu'on désigne à Paris sous le nom de pain *de gruaux*, est plus facile à digérer et plus agréable au goût que celui fait avec la farine ordinaire; mais il a pour inconvénient : 1º de rendre l'estomac paresseux, en sorte que les personnes habituées à ce pain ne pourraient en digérer facilement de plus lourd; 2º de favoriser la constipation, parce que lorsque la digestion est achevée, ce pain laisse peu de résidu pour la formation des matières fécales.

Le pain dans lequel on fait entrer une certaine

quantité de grosse farine, et même de petit son, favorise la liberté du ventre, et est un bon remède contre la constipation opiniâtre.

57. D. La qualité du pain ne dépend-elle pas, en partie, de la manière de préparer cet aliment?

R. Oui, le pain mal fait n'est ni aussi facile à digérer, ni aussi agréable au goût. Pour que cet aliment ait toute la qualité qu'il est susceptible d'acquérir, il faut : 1° qu'il soit bien pétri; 2° bien levé; 3° assez salé, car le sel le rend plus nourrissant et plus facile à digérer; 4° qu'il soit bien cuit. Le pain insuffisamment cuit est indigeste, et, de plus, moins nourrissant.

58. D. Que doit-on penser des mélanges que l'on fait souvent des farines de fèves, de haricots, de maïs blanc ou de pommes de terre à la farine de froment?

R. La farine de fève, ajoutée dans les proportions d'un dixième ou d'un huitième à celle de froment, fait renfler le pain, lui donne plus de blancheur et de délicatesse. Les farines de pois, de maïs et de haricots rendent le pain plus lourd, venteux et moins nourrissant. Comme le pain fait avec ces farines fermente facilement, il peut produire dans l'estomac des aigreurs, et, au bout de deux ou trois jours, il contracte une odeur et une saveur peu agréables. L'usage habituel de ce pain échauffe l'estomac, produit le brûle-cou et des vents, et, par conséquent, est peu salubre. Quand aux pommes de terre, elles rendent le pain plus lourd et plus résistant à l'estomac, mais aussi elles ont l'avantage de le maintenir frais bien plus longtemps, pendant sept ou huit jours au moins (1). Ce sont principalement les cultivateurs qui font ce mélange de la pomme de terre cuite ou simplement rapée avec la farine de blé.

59. D. Où convient-il de placer le pain pour le conserver ?

R. Dans un lieu ni trop sec ni trop humide, comme une cave, un cellier, où l'air circule librement. Il est bon aussi de le suspendre, autant que possible, sur un treillis, de manière à ce qu'il soit bien aéré dans toute sa surface. Il ne faut jamais tenir le pain enfermé dans une armoire ou un pétrin, ainsi que la chose se pratique ordinairement dans les campagnes; car étant ainsi privé d'air, il ne tarde pas à moisir et à contracter des qualités dangereuses, puisque le moisi consiste dans de petits champignons qui sont un poison plus ou moins malsain, s'il n'agit pas d'une manière vénéneuse.

60. D. N'est-il pas dangereux de manger du pain trop frais, surtout quand il est chaud ?

---

(1) Il y a deux manières de mélanger la pomme de terre à la farine de blé. La première manière est de faire cuire la pomme de terre, ensuite de la peler, de l'écraser et de la mêler à la farine.

La seconde manière et celle qui paraît préférable, d'après l'expérience, consiste à râper simplement les pomme de terres crues, et de les mettre ainsi dans la farine avant de la pétrir.

R. L'indigestion de pain chaud ou trop frais est la plus mauvaise de toutes les indigestions; elle est très-souvent suivie de mort si on ne peut faire vomir à temps la personne qui l'éprouve. Ainsi, lors même qu'on a bon estomac, il ne faut manger de ce pain qu'avec prudence, lorsqu'on ne peut s'en procurer d'autre; il importe aussi de le bien mâcher, afin qu'étant suffisamment divisé et bien imbibé de salive, il soit d'une digestion moins pénible. Quant aux personnes malades, ou convalescentes, ou qui digèrent difficilement, elles doivent, à plus forte raison, s'abstenir d'une nourriture aussi lourde.

61. D. Quelles précautions faut-il prendre, lorsque, par circonstance, on est obligé de se nourrir avec du pain lourd, auquel on n'est pas habitué?

R. Il faut avoir soin : 1° de ne manger qu'en petite quantité de ce pain, dans le principe, et de le mâcher longtemps de manière qu'il s'imbibe bien de salive. Il vaudrait mieux supporter un peu de faim que de se charger l'estomac d'un pain indigeste. Ce n'est qu'en augmentant peu à peu la quantité d'une nourriture lourde que l'estomac finit par s'y habituer; 2° de faire griller ce pain, de manière à lui enlever une partie de l'eau qu'il contient et qui contribue à le rendre indigeste.

62. D. Quelles sont les causes qui peuvent donner au pain des qualités dangereuses?

R. Ce sont : 1º certaines maladies que le froment et le seigle sont susceptibles d'éprouver; 2º des susbtances insalubres et même vénéneuses que l'on fait entrer dans le pain, dans le but de lui donner une plus belle apparence ou d'augmenter son poids.

63. D. Quelles sont les maladies du froment et du seigle qui peuvent donner à leurs farines des qualités malfaisantes ?

R. Le blé peut être altéré par l'humidité, la rouille, par des vers, des insectes de plusieurs espèces; mais la maladie la plus dangereuse qu'il est susceptible de contracter, et qu'il est utile de connaître, est celle appelée *charbon* ou *carie*, dans laquelle sa farine se convertit en une poussière noire qui est un véritable poison, et que l'on reconnaît à son odeur désagréable. Le grain du seigle est susceptible de prendre la forme d'un ergot de coq; c'est pour ce motif qu'on l'appelle alors *seigle ergoté*, ou bien *blé cornu* ou *clou*. Dans ce cas, le grain s'est changé en une poussière également noire comme du charbon, poussière qui est aussi dangereuse que celle du blé carié. Lorsque le pain contient une certaine quantité de scigle ergoté ou de blé charbonné, il peut donner lieu à tous les accidents d'un empoisonnement, c'est-à-dire à des douleurs de tête, à des vomissements, à des coliques, au dévoiement, et même à des convulsions. L'usage continué, pendant un certain temps, d'un pain contenant du seigle ergoté, peut produire, en outre, la paralysie des membres et même leur grangrèné (1).

64. D. Comment peut-on reconnaître que le pain contient du seigle ergoté où du blé charbonné ?

R. Quand ces substances ne sont pas en forte proportion, on ne peut soupçonner leur présence ni par une teinte plus foncée, ni par une odeur et une saveur particulières qu'elles pourraient communiquer au pain. Mais on doit soupçonner que le pain contient du seigle ergoté ou du blé cornu, lorsqu'après chaque repas, toutes les personnes qui en ont mangé éprouvent à la fois des étourdissements, des serrements d'estomac, des coliques, des vomissements, des crampes dans les membres et autres organes, et que l'on ne peut rapporter ces accidents aux autres aliments dont ces personnes ont fait usage dans leurs repas.

65. D. Quelles sont les substances insalubres que l'on fait entrer dans le pain, dans le but de le rendre plus lourd ou de lui donner plus d'apparence ?

____

(1) Il y a eu jadis en Europe plusieurs épidémies produites par l'ergot. La plus redoutable fut celle qu'on a appelée *mal des Ardents* ou *feu de Saint-Antoine.* Cette maladie déterminait la gangrène de tous les membres et faisait éprouver les douleurs les plus atroces, accompagnées de cris déchirants et de grincements de dents.

R. On augmente le poids des farines en y introduisant du plâtre, de la craie, des farines de fèves, de vesces, de haricots et de maïs; et, afin de faire mieux lever la pâte, de la rendre plus blanche, ou de favoriser la cuisson du pain, on y ajoute du sel de tartre, du blanc de fard, de l'alun, du sulfate de cuivre, du sous-carbonate de potasse et jusqu'à de la ceruse.

66. D. Peut-on reconnaître si le pain ou la farine contiennent les substances nuisibles dont il vient d'être question?

R. Au moyen de la chimie on peut reconnaître toutes les substances nuisibles à la santé qu'on peut introduire dans le pain. Mais comme nous nous sommes proposé de prescrire, autant que possible, la science de ce livre, afin de ne rien dire d'inintelligible pour les personnes auxquelles il est destiné, nous manquerions à notre but, si nous exposions ici les procédés employés pour arriver à cette découverte. Le moyen le plus sûr d'éviter le danger des falsifications dont le pain des boulangers et les farines du commerce peuvent être l'objet, est de faire son pain soi-même avec du blé qu'on a fait moudre sous ses yeux. Le pain est un aliment qui a tant d'influence sur la santé, qu'on ne saurait trop faire pour l'avoir avec toutes les qualités désirables de salubrité.

CHAPITRE V.

Des Soupes et des Potages.

67. D. La soupe est-elle un bon aliment?

R. La soupe est, en général, un excellent aliment pour tout le monde, mais surtout pour les enfants dont le tempérament exige une nourriture humide plutôt que sèche; en second lieu, pour les personnes qui se livrent à des travaux ou exercices qui échauffent le corps. Tels sont les cultivateurs et tous les ouvriers ou artisans, sujets à éprouver de la fatigue. C'est donc avec raison que tous les habitants des campagnes en font la base de leur nourriture.

68. D. Quels sont les avantages de cette nourriture?

R. La soupe est nourrissante, rafraîchit le sang, calme et adoucit l'estomac et les intestins, contribue à la liberté du ventre, et est généralement très-facile à digérer, en sorte qu'on peut en manger en grande quantité sans inconvénient.

C'est ce qui en fait un aliment précieux pour l'ouvrier, qui a besoin d'avoir l'estomac bien rempli lorsqu'il se livre à un travail pénible. Cette nourriture a encore le grand avantage d'être peu coûteuse.

69. D. Quelles sont les personnes auxquelles la soupe convient plus particulièrement?

R. Cette nourriture convient : 1º à la santé des personnes maigres, d'un tempérament sec et nerveux; 2º à celles qui, ayant peu de salive ont habituellement la bouche sèche, et sont sujettes à être altérées et échauffées; 3º à celles qui ont une irritation, une inflammation dans les entrailles ou qui toussent souvent, ce qui indique que la poitrine est faible chez elles; 4º les convalescents qui conservent toujours une disposition à l'échauffement après une maladie plus ou moins longue; 5º Les enfants, surtout dans le bas-âge; 6º les nourrices.

70. D. Quelles sont, au contraire, les personnes auxquelles la soupe ne convient pas, ou est moins bonne?

R. La soupe et tous les potages ou bouillies ne conviennent pas : 1º aux personnes menacées d'un embonpoint excessif; 2º à celles qui, ayant la bouche toujours humide, n'ont jamais soif; 3º à celles qui, ayant habituellement l'estomac rempli de glaires ou d'autres humeurs, ont besoin de vomir et d'être purgées souvent; 4º à celles dont le ventre èst naturellement très-relâché; 5º à celles enfin dont l'estomac ne supporte pas les nourritures fades, parce qu'il est naturellement trop relâché, et qui, pour cette raison, sont sujettes aux vents par faiblesse d'entrailles.

71. D. Dites quelles sont les soupes les meilleures à la santé ?

R. A l'exception de la soupe au lard, qui n'est pas bien digérée par tout le monde, et qui est échauffante, toutes les autres soupes ou potages sont bons à la santé; mais ceux au bouillon de bœuf, outre qu'ils sont les plus nourrissants, sont ceux aussi qui sont le mieux digérés; aussi doit-on leur donner la préférence pour toutes les personnes délicates et les convalescents. Cependant, comme exception à la règle générale, il est des individus qui se trouvent mieux des soupes ou potages maigres que de ceux qui sont au bouillon gras.

72. D. Quelle distinction établit-on entre les soupes et les potages ?

R. On distingue les soupes et les potages en *soupes grasses* et en *soupes maigres*, en *potages gras* et en *potages maigres*. Les soupes et potages gras sont ceux faits avec de la viande de bœuf, de mouton, de veau ou de cochon, etc.; dans les soupes et les potages maigres il entre des légumes verts ou secs, du beurre, du lait et de la crême, etc. Il y a encore les bouillies, le café au lait et le chocolat qui se rattachent à ce genre d'aliments.

ARTICLE PREMIER.

Des Soupes grasses.

73. D. Quelles sont les soupes grasses d'un usage ordinaire ?

R. Ce sont celles : 1º au bœuf; 2º au mouton; 3º au lard; 4º au veau et au poulet.

74. D. Quelles sont les propriétés de la soupe au bœuf et les personnes auxquelles elle convient particulièrement ?

R. La soupe au bœuf est celle dont l'usage est le plus étendu dans la classe aisée de la société. Quand elle est bien préparée avec de la viande de bonne qualité, elle est agréable au goût, excellente à la santé, et en même temps la plus nourrissante de toutes les soupes grasses ; aussi convient-elle à tous les tempéraments, aux convalescents, aux vieillards et aux personnes épuisées qui ont besoin d'un aliment qui répare les forces, sans échauffer.

Le bouillon gras, pris froid dans l'intervalle des repas, est aussi un excellent remède dans les faiblesses d'estomac ou de poitrine, ainsi qu'aux jeunes gens faibles, épuisés, lorsqu'ils croissent trop subitement à l'époque de la puberté, c'est-à-dire de la formation. On doit se priver des soupes et potages au bouillon de bœuf toutes les fois qu'on est atteint d'un échauffement, et, à plus forte raison, d'une inflammation aiguë, accompagnée de fièvre, et dans laquelle toute nourriture substantielle est interdite.

75. D. Quelle est l'influence de la soupe au mouton sur la santé ?

R. Cette soupe, dans laquelle on fait entrer des légumes, tels que choux, raves, panais, pommes de terre, est assez en usage dans la classe ouvrière, pour laquelle cette soupe est une bonne nourriture. Quoique moins nourrissante et moins grasse que la soupe au bœuf, elle est cependant d'une digestion plus difficile; de là vient qu'elle convient peu aux malades, aux convalescents et aux personnes qui digèrent péniblement; ils doivent s'en priver quand ils peuvent faire autrement. Si cependant les individus souffrants sont dans l'impuissance de se procurer de la viande de bœuf, ou de veau, ou de poulet, pour faire leur soupe, ils rendront le bouillon du mouton plus léger en n'y faisant entrer que des racines douces et sucrées, comme carottes et raves, et en évitant d'y mettre du chou, du panais et autres légumes venteux et échauffants.

76. Que pensez-vous de la soupe au lard comme aliment ?

R. La soupe au lard est presque la seule soupe dont les ouvriers des campagnes et une partie de ceux de la ville font usage les jours gras. On la prépare avec différents légumes verts ou secs, comme choux, pommes de terre, haricots verts, fêves et pois, etc.; ce qui fait qu'on l'appelle tour-à-tour, *soupe aux choux*, *soupe aux fèves*, *soupe aux pois*, etc. Avec les gruaux d'orge et d'avoine cuits avec du lard, on fait aussi une soupe agréable à manger et moins échauffante que celles préparées autrement.

Les soupes à la viande de cochon, surtout lorsqu'elle a été salée, sont les plus lourdes de toutes les soupes; étant, de plus, échauffantes, elles ne peuvent convenir qu'aux hommes ro-bustes des campagnes et aux ouvriers des villes qui s'occupent de travaux fatigants. Les ouvriers qui ont des professions sédentaires, comme les cordonniers, les tailleurs d'habits, les repas-seuses, etc., et tous ceux qui ne prennent pas un grand exercice, se trouvent généralement in-disposés de l'usage de la soupe au lard. Il est inutile d'ajouter que les malades, les convales-cents et toutes les personnes délicates doivent s'en priver.

La soupe au lard incommode surtout : 1º ceux qui ont la poitrine délicate, sujets à la toux; 2º ceux qui ont un échauffement des entrailles; 3º ceux qui ont des dartres ou autres maladies de la peau; 4º et tous ceux qui ont le sang âcre et échauffé.

77. D. Ne fait-on pas aussi des bouillons et des potages avec la chair de veau et celle de poulet?

R. Oui, on prépare également avec le veau et

le poulet des bouillons gras très-légers et très-adoucissants, que l'on peut convertir en soupes ou en potages en y ajoutant soit du pain, soit de la semoule, du vermicelle ou autres pâtes; mais ces potages ne sont réservés qu'aux malades et aux convalescents.

78. D. Quelles précautions faut-il prendre quand on fait cuire la viande destinée à faire du bouillon ?

R. Il faut avoir soin de mettre la viande dans l'eau froide et non dans l'eau bouillante, et d'élever peu à peu la température. De cette manière les principes nourrissants qui sont dans la viande se séparent facilement de celle-ci, ce qui est le contraire quand l'eau est bouillante. Alors, en effet, l'eau bouillante fait coaguler (c'est-à-dire fait durcir) à la surface de la viande un certain principe (1) qui forme alors une enveloppe qui empèche aux autres sucs de la chair de s'échapper pour se mêler à l'eau et faire un bouillon nourrissant.

79. D. Les bouillons faits avec les tablettes de gélatine qu'on vend dans le commerce, sont-ils bons à la santé ?

R. Ces bouillons n'ont rien d'insalubre, et à défaut d'autre bouillon gras, on peut en faire usage; mais ils ne sont ni aussi nourrissants, ni d'une digestion aussi facile que les bouillons faits avec une viande fraîche de bœuf ou de vache.

(1) Principe qu'en chimie on appele *albumine*, et dont le blanc d'œuf est presque entièrement formée.

ARTICLE II.

Des Soupes maigres.

80. D. Quelles sont les soupes maigres dont la classe ouvrière fait habituellement usage ?

R. Ces soupes sont celles : 1° aux haricots; 2° aux pois; 3° aux lentilles; 4° aux racines; 5° à l'oignon; 6° aux herbes; 7° au lait; 8° à la courge.

81. D. Quelles sont les manières d'agir de la soupe aux haricots sur la santé ?

R. On fait des soupes maigres, soit avec les *haricots secs*, soit avec les *haricots verts.*

La soupe aux *haricots secs* est agréable au goût, mais venteuse. Si elle est une bonne nourriture pour les personnes bien portantes, et surtout pour celles qui travaillent de force et prennent de l'exercice, elle contrarie la digestion chez les individus délicats, surtout chez ceux dont l'estomac et les intestins sont faibles, sujets aux vents ou échauffés. Les malades doivent toujours s'en priver, ainsi que les convalescents; ceux-là seuls qui ont une santé robuste doivent en user habituellement.

La soupe aux *haricots verts,* dans laquelle on fait souvent entrer des légumes sucrés, comme raves, carottes, pommes de terre, etc., est adoucissante, facile à digérer, nullement venteuse comme celle aux haricots secs; elle convient donc à tout le monde, même aux malades qui sont dans la position de prendre quelque aliment.

82. D. La soupe aux pois est-elle bonne à la santé ?

R. On prépare avec les pois secs et le cochon, soit salé, soit en porc frais, une purée ou une soupe qui est recherchée par beaucoup de personnes des campagnes; mais pour en faire usage, il faut jouir d'une bonne santé et avoir l'estomac bien disposé. Comme ce potage est lourd et venteux, il ne peut être une bonne nourriture que pour les ouvriers qui se livrent à des travaux pénibles et qui ont besoin d'une forte nourriture. On doit s'en priver quand on est souffrant ou qu'on ne digère pas facilement les aliments lourds.

83. D. La soupe aux lentilles est-elle une nourriture saine ?

R. La soupe aux lentilles a sur la santé une action à peu-près semblable à celle de la soupe aux haricots secs (1); cependant elle n'est pas aussi venteuse, ni aussi lourde; c'est pour ce motif que les convalescents et les personnes délicates peuvent s'en permettre un usage modéré. Cette soupe jouit de la réputation d'augmenter la quantité du lait chez les nourrices. Cette propriété appartient, au reste, à tous les aliments qui contiennent de la fécule, comme les pommes de terre, le riz, etc.

(1) Voyez le n° 81.

84. D. Que doit-on penser de la soupe aux racines comme aliment ?

R. La soupe aux racines que l'on fait avec des
raves, des carottes, des poireaux, des pommes
de terre, auxquels on ajoute souvent des haricots
ou des pois verts, est la soupe maigre la meilleure à la santé dont l'ouvrier puisse faire usage;
elle convient à tous les tempéraments, aux convalescents, comme à ceux qui jouissent d'une bonne
santé; les malades même peuvent faire usage
du bouillon de cette soupe. Les racines sucrées
que l'on emploie pour la faire, rendent cette
soupe calmante et très-adoucissante. Cependant
cette soupe est quelquefois venteuse pour les estomacs affaiblis ou relâchés, auxquels les aliments adoucissants ne conviennent pas.

85. D. La soupe à l'oignon est-elle bonne à la
santé ?

R. La soupe à l'oignon est d'un usage très-fré-
quent, tant à cause de la facilité et de la promp-
titude de sa préparation, que de son goût agréable,
qui fait qu'elle est généralement recherchée de
tout le monde, surtout après la fatigue d'une
veille prolongée ou après la débauche de table.
Cette soupe est bonne à la santé des personnes
bien portantes et qui la digèrent bien. Cependant
les oignons rissolés et le fromage qui entrent dans
sa composition, la rendent venteuse et indigeste
pour les estomacs délicats ou échauffés. Les personnes qui digèrent difficilement, celles qui sont

indisposées, et, à plus forte raison, celles qui sont malades, doivent s'en priver.

86. D. Dans quelles circonstances la soupe aux herbes est-elle bonne ou mauvaise à la santé ?

R. La soupe aux herbes dans laquelle il n'entre que des herbes potagères, de l'épinard, de la poirée ou feuilles de bettes, de l'oseille, des feuilles de bourrache, du cerfeuil, des feuilles de chicorée, de salade, etc., nourrit peu, mais est très-rafraîchissante et peut faire aller du ventre, prise en certaine quantité. Elle ne convient pas : 1° aux personnes qui ont des coliques ou le cours de ventre ; 2° à celles sujettes aux aigreurs, au brûle-cou ; 3° aux vieillards et aux nourrices ; 4° à ceux qui ne digèrent pas bien les aliments de nature froide, comme le melon, les pêches, les prunes, etc. ; 5° à ceux qui sont sujets aux faiblesses et aux crampes d'estomac.

La soupe aux herbes est bonne, au contraire, à la santé : 1° des enfants et des jeunes gens ; 2° des personnes d'un tempérament échauffé et allant difficilement du ventre ; 3° ceux qui ont peu d'appétit et auxquels une bouche amère et une langue chargée annoncent qu'ils ont besoin d'être purgés.

87. D. Qu'elles sont les personnes auxquelles la soupe à la courge ou au potiron est avantageuse à la santé, et celles auxquelles cette soupe ne convient pas ?

R. La soupe à la courge et au potiron, dans

laquelle on fait entrer du lait en grande quantité, est sucrée et très-adoucissante; elle est le meilleur aliment dont puissent faire usage les personnes 1° qui sont échauffées; 2° à celles qui ont une irritation dans les intestins, l'estomac, le foie, les poumons ou la vessie; 3° aux personnes nerveuses, que tout aliment un peu excitant irrite ou échauffe. Mais les qualités adoucissantes de cette soupe font aussi qu'elle gonfle l'estomac et donne des vents aux personnes faibles, déjà trop relâchées, et à toutes celles qui ont besoin d'une nourriture fortifiante ou qui sont habituées à une alimentation excitante ou aux boissons alcooliques.

Comme la soupe à la courge ou au potiron affaiblit l'estomac au lieu de lui donner des forces, elle convient peu aux ouvriers qui se livrent à un travail fatigant.

88. D. Que doit-on penser de la soupe au lait comme aliment?

R. La soupe au lait, qui se fait avec des oignons rissolés dans le beurre, auxquels on ajoute du lait pur, sans addition d'eau, a les mêmes propriétés que le lait chaud, c'est-à-dire qu'elle est adoucissante et assez nourrissante, bonne surtout aux personnes qui ont la poitrine délicate, qui contractent facilement le rhume et toutes les maladies d'échauffement ou d'inflammation. Comme le lait pur, cette soupe est un peu venteuse pour les estomacs affaiblis ou habitués à une nourriture moins relâchante.

L'usage habituel de cette soupe ne peut convenir qu'aux enfants et aux personnes oisives ou exerçant une profession sédentaire ; mais de même que la soupe à la courge, elle n'est pas une nourriture assez forte pour les ouvriers qui se livrent à des travaux de force.

89. D. Ne fait-on pas aussi avec les grenouilles un bouillon et des potages excellents à la santé ?

R. Oui, on fait avec les grenouilles, la carotte, la rave et le poireau un excellent bouillon qui, pour le goût, imite assez le bouillon de bœuf. Avec ce bouillon on fait une soupe et des potages à la semoule, au vermicelle, qui sont agréables, adoucissants et convenant dans toutes les convalescences et maladies où une nourriture légère est ordonnée.

90. D. Quelle différence y a-t-il entre la soupe et le potage, sous le rapport de la facilité de leur digestion ?

R. La soupe se fait avec un bouillon quelconque, auquel on ajoute du pain coupé en tranches. Dans le potage, au lieu de pain, on met du vermicelle, de la semoule, du tapioka, du gluten, etc. La seule différence qui existe entre la soupe et le potage, consiste en ce que les pâtes que l'on fait cuire dans le bouillon sont plus faciles à digérer que le pain que l'on y fait simplement tremper. Les potages au vermicelle, au tapioka, etc., doivent donc être préférés, pour ce motif, aux soupes, toutes les fois que la personne qui doit s'en nourrir à encore à redouter l'effet d'un aliment qui n'est pas aussi léger qu'un autre.

91. D. Que doit-on penser de l'habitude qu'ont, dans certains pays, les habitants des campagnes, de mettre un peu de vin dans le bouillon de leur soupe ?

R. Ce mélange est fortifiant et bon à la santé des ouvriers qui se portent bien; mais ils doivent s'en abstenir toutes les fois qu'ils sont indisposés ou qu'ils sont sous le poids d'une maladie d'échauffement. Ce mélange est moins irritant que le vin pur, parce que sa force est tempérée par le bouillon.

ARTICLE III.

Potages au lait et au beurre.

92. D. Quels sont les potages au lait, et qu'elle est leur manière d'agir sur le corps ?

R. On fait des potages au lait avec le riz, les gruaux d'orge et ceux d'avoine, avec la semoule, le vermicelle et une foule de pâtes. Tous ces potages sont très-nourrissants, mais un peu lourds et venteux. Ils sont un excellent aliment pour les personnes qui les digèrent bien, et principalement pour les enfants, les jeunes gens et tous ceux qui demandent une nourriture forte et non échauffante en même temps; mais les malades, les convalescents et les individus sujets aux vents, ceux qui ont l'estomac et les intestins faibles ou qui ont le dévoiement, doivent s'en priver.

93. D. Quelle est l'influence des potages au beurre sur la santé ?

R. Les potages dans lesquels il entre du beurre au lieu de lait, prennent les noms de *riz*, de *semoule*, de *vermicelle*, de *gruaux au beurre*. Ces potages sont légers et rafraîchissants, et un des premiers aliments que l'on permet aux malades lorsqu'ils entrent en convalescence. Tout le monde peut donc en faire usage. Ceux qui ont la poitrine ou les intestins malades peuvent en faire leur principale nourriture. Outre qu'ils sont faciles à digérer et très-adoucissants, les gruaux au beurre, sont, de plus, calmants, et, pour ce motif, le meilleur potage pour les personnes échauffées et celles qui éprouvent de la fièvre, de l'agitation, etc.

94. D. La panade est-elle un bon aliment ?

R. La panade se prépare avec du pain que l'on fait mitonner dans l'eau avec un peu de beurre et de sel. C'est un aliment aussi adoucissant que nourrissant qui convient : 1º aux jeunes enfants ; 2º à tous ceux qui ont un échauffement dans le ventre ou dans la poitrine ; 3º aux convalescents et même aux malades qui peuvent prendre une nourriture légère et rafraîchissante. Mais la panade, comme tous les aliments très-adoucissants, gonflent les estomacs froids ou relâchés, ou habitués à une nourriture excitante.

Lorsqu'on ajoute du lait à ce potage, il est encore plus nourrissant que lorsqu'il ne contient que du beurre; mais alors il est d'une digestion moins facile et même un peu venteux. Les personnes bien portantes doivent seules faire ce mélange.

Lorsqu'on fait de la panade pour un malade, il faut : 1° avoir du pain qui n'ait pas un goût d'aigre que lui communique souvent un levain trop vieux qui a longtemps fermenté, car cette aigreur ou acidité du pain se retrouve dans la panade et lui ôte ses qualités bienfaisantes; 2° que cette panade soit cuite sur un feu doux, et assez longtemps, pour que toutes les parties du pain soient tellement liées à l'eau dans laquelle elles cuisent, qu'on ne les distingue plus les unes des autres; 3° que la consistance de ce potage soit légère.

ARTICLE IV.

Des Bouillies.

95. D. Quelles sont les bouillies les plus en usage dans la classe ouvrière ?

R. Ce sont celles faites avec la farine : 1° de froment; 2° de maïs ou de blé de Turquie; 3° de sarrazin; 4° de pois.

96. D. Quelle est l'action de ces bouillies sur le corps ?

R. Ces aliments fermentent très-facilement; ils

ont pour effets sur le corps : 1° de relâcher et d'affaiblir l'estomac et les intestins ; 2° de donner lieu, par suite de cet affaiblissement, à des aigreurs, des vents, et même des coliques et le dévoiement. Cette nourriture qui est donnée habituellement aux jeunes enfants leur est très-nuisible.

97. D. Quels sont les mauvais effets des bouillies sur les jeunes enfants ?

R. Les bouillies faites avec des gaudes ou les farines de froment, de sarrazin et de pois, fermentent dans l'estomac et les intestins délicats de ces jeunes êtres, et y développent des acides irritants qui leur font éprouver très-souvent des coliques et le dévoiement. Selon beaucoup de médecins célèbres, cette nourriture, lorsqu'elle est exclusive et longtemps continuée, favorise le développement des *humeurs froides*, cause la *nouure* et toutes les infirmités dont les enfants sont atteints dans le bas-âge.

98. D. Quels aliments convient-il donc de substituer à ces bouillies pour la nourriture des jeunes enfants ?

R. La meilleure nourriture pour cet âge est la panade claire, le vermicelle, la semoule, la fleur de riz et toutes les pâtes préparées, cuites au beurre; et lorsque l'estomac de ces jeunes êtres peut digérer quelque chose de plus lourds, il faut leur donner toutes les soupes grasses et maigres (1), à l'exception de celle au lard et de celle

____

(1) Voyez n°s 73 et suivants.

aux herbes. Quand les enfants ont atteint leur septième ou huitième mois, on peut commencer à leur donner quelquefois des gaudes au beurre et non au lait. Si on veut rendre cette nourriture plus succulente en y ajoutant du lait, on ne doit faire cette addition qu'au moment de manger les gaudes et ne pas faire bouillir après; le lait ainsi mêlé aux aliments n'a pas les mêmes inconvénients que lorsqu'on le fait cuire avec eux. Dans cette dernière condition, ces aliments sont beaucoup plus lourds et plus venteux. Ce que nous disons du lait mélangé aux gaudes, est applicable à tous les autres potages faits avec du riz, des pâtes ou le tapioka.

99. D. Les gaudes, dont la classe ouvrière fait un grand usage dans plusieurs contrées, sont-elles un bon aliment?

R. L'usage modéré des gaudes est un bon aliment pour les personnes qui les digèrent bien; elles conviennent surtout aux enfants qui dépassent l'âge de trois ou quatre ans, ainsi qu'aux jeunes gens et à tous les ouvriers qui travaillent en plein air. Les ouvriers sédentaires, disposés aux échauffements d'entrailles, doivent en user avec plus de modération.

Les *gaudes à l'eau*, dans lesquelles il n'entre ni lait, ni beurre, ni sucre, sont relàchantes et favorisent la liberté du ventre; celles *au lait* sont plus nourrissantes, mais aussi plus échauffantes et plus venteuses. C'est, pour ce motif, qu'elles produisent facilement le brûle-cou chez les personnes qui ont l'estomac faible ou irrité. La meilleure manière de préparer les gaudes, quand on n'a pas l'estomac fort, est de les faire cuire au beurre, et d'y ajouter un peu de sucre qui les rend d'une digestion plus facile.

100. D. Quelles sont les personnes auxquelles les gaudes ne conviennent pas comme nourriture ?

R. Cette nourriture est nuisible : 1º aux personnes qui ont des aigreurs, c'est-à-dire le brûle-cou ; 2º à celles quî ont de l'irritation, de la chaleur dans les entrailles ; 3º à celles .qui ont le cours de ventre, et surtout, s'il y a en même temps des coliques ; 4º pendant les grandes chaleurs de l'été, parce que cet aliment est de nature échauffante plutòt que rafraîchissante ; 5º aux individus d'un tempérament mou, et dont l'intelligence est peu développée. L'observation a fait reconnaître que la nourriture par les gaudes, lorsqu'elle est trop habituelle, finit par affaiblir l'activité du corps et de l'esprit. Beaucoup de médecins célèbres attribuent la maladie de la peau, appelée *Pellagre,* à l'usage trop exclusif des gaudes.

101. D. Que doivent faire les personnes pauvres qui n'ont que des gaudes pour se nourrir, et qui les digèrent difficilement ?

R. Ces personnes doivent : 1º faire leurs gaudes au beurre et non au lait, ou simplement les faire cuire à l'eau, si elles ne peuvent se procurer du beurre; puis, au moment de prendre cet aliment, verser par dessus du lait frais; car lorsque le lait n'a pas bouilli avec les gaudes, celles-ci sont beaucoup plus légères et moins venteuses (1); 2º s'ils n'ont ni lait, ni beurre, remplacer ces substances par un peu de sucre, manière de préparer les gaudes, qui les rend plus délicates et moins dispendieuses que lorsqu'on se sert de lait ou de beurre; 3º avoir soin, avant de faire cuire les gaudes, de les faire griller légèrement, car lorsqu'elles ont subi cette opération, elles sont plus faciles à digérer et moins échauffantes qu'auparavant; 4º enfin, ne manger que peu de cette nourriture à chaque repas, et supporter plutôt un peu de faim que de s'en charger l'estomac.

ARTICLE V.

Du Café au lait et du Chocolat.

102. D. Le café au lait est-il une bonne nourriture, et quelles sont les personnes qui doivent s'en priver?

R. Cet aliment, dont les habitants des villes font surtout leur déjeuner de chaque jour, est très-léger et assez nourrissant quand il ne fait pas aller du ventre; mais comme il relâche les organes au lieu de leur donner des forces, son usage

(1) Voyez ce que nous avons dit à cet égard nº 98.

habituel ne convient pas aux personnes délicates. Les personnes qui doivent particulièrement se priver de café au lait, sont : 1º celles qui sont sujettes aux vents et au dévoiement ; 2º celles qui éprouvent des faiblesses, des crampes d'estomac ; 3º celles qui ont les humeurs froides ; 4º les filles et les femmes qui ont les pâles couleurs ou des fleurs blanches ; 5º ceux qui ont beaucoup d'embonpoint, dont les chairs sont molles et relâchées.

103. D. Quelles sont, au contraire, les personnes auxquelles convient le café au lait ?

R. Les individus qui éprouvent de bons effets du café au lait, sont, en général : 1º ceux d'un tempérament sec et fort, allant difficilement du ventre, et dont les intestins nerveux ont besoin d'être relâchés plutôt que resserrés ; 2º les personnes sujettes à la migraine ; 3º celles ayant la poitrine irritée ou naturellement délicate, et que tout aliment plus ou moins lourd et excitant, pris pour le déjeuner, fait tousser.

Le café au lait, dans lequel on fait entrer une certaine quantité de racine de chicorée, est moins relâchant et agite moins que celui au café pur.

104. D. Que pensez-vous du chocolat comme aliment ?

R. L'action fortifiante et échauffante du chocolat s'exerce sur tous les organes, mais particulièrement sur l'estomac et les intestins. Il convient, en général, à tous ceux qui doivent se priver de café au lait, et dont il vient d'être question (1). Mais l'usage de cet aliment suppose qu'il n'y a ni échauffement, ni irritation dans les entrailles, autrement il serait nuisible et augmenterait cette disposition maladive.

Le chocolat ne convient pas : 1° aux jeunes gens, ni aux enfants forts et robustes, qui sont naturellement portés à l'échauffement, aux saignements de nez, à des crachements ou vomissements de sang ; 2° à ceux d'un tempérament nerveux, irritable, qui sont habituellement altérés et vont difficilement du ventre ; 3° à ceux qui ont une irritation dans la poitrine, dans les intestins ou à la vessie, etc. Le chocolat *au lait* est plus nourrissant, mais aussi plus difficile à digérer que celui à l'eau.

(1) Voyez n° 105.

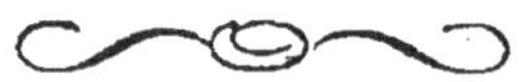

CHAPITRE VI.

Des Aliments gras.

105. D. Quelle distinction doit-on établir entre les chairs des différents animaux, considérées sous le rapport de leur influence sur la santé ?

R. On divise les chairs des animaux en deux genres, que l'on désigne sous les noms : 1° de *viandes blanches* ; 2° de *viandes noires* (1).

106. D. Quelles différences offrent ces viandes sous le rapport de leur influence sur la santé ?

R. Les viandes blanches sont plus légères, moins échauffantes, mais aussi moins nourrissantes que les viandes noires, à l'exception pourtant de celle de cochon qui, si elle est la plus succulente, est aussi la plus indigeste des viandes dont on fait ordinairement usage. La chair des oiseaux est aussi plus tendre, plus légère et plus

(1) Voyez ce que nous avons dit de la chair des animaux comme nourriture, n°s 19 et suivants.

substantielle que celle des quadrupèdes. C'est ainsi que parmi les viandes blanches, celles du poulet, du dinde, de la perdrix, etc., sont plus nourrissantes et plus faciles à digérer que celles de veau, d'agneau, de chevreau, etc., et qu'entre les viandes noires, celles de pigeon, de bécasse, de canard sauvage, de grive, etc., offrent les mêmes avantages sur celles de lièvre, de chevreuil, de sanglier, de mouton.

107. D. Comment reconnaît-on les viandes noires, et quels sont les animaux qui les fournissent?

R. Les viandes noires se reconnaissent à leur aspect plus foncé que celui des viandes blanches; leur saveur et leur odeur sont également plus prononcées. Les animaux à chair noire, et que l'on mange habituellement, sont, parmi les animaux domestiques : 1° *le Bœuf;* 2° *le Mouton;* 3° *la Chèvre;* 4° *le Canard;* 5° *l'Oie;* 6° *le Pigeon;* parmi les animaux sauvages on compte : 1° *le Cerf;* 2° *le Daim;* 3° *le Chevreuil;* 4° *le Sanglier;* 5° *le Lièvre;* 6° *la Grive;* 7° *la Bécasse;* 8° *le Ramier;* 9° *le Raille;* 10° *le Canard* et *l'Oie sauvages;* 11° *la Sarcelle,* et en général tous les oiseaux d'eau.

108. D. Quelles sont les personnes qui se trouvent bien de l'usage des viandes noires ?

R. L'usage modéré des viandes noires est bon à la santé : 1° de ceux qui sont épuisés par des excès ou par de grandes fatigues; 2° de ceux qui ont le tempérament froid, et dont le sang est pauvre et peu abondant; 3° de ceux qui ont les écrouelles ou humeurs froides ; 4º de ceux qui ont les chairs molles, bouffies et qui éprouvent une grande faiblesse; 5º de ceux dont l'estomac et les intestins, par suite d'un épuisement de longue main, ont contracté une insensibilité qui ne leur permet pas de digérer les aliments doux ou rafraîchissants. Ces derniers aliments sont venteux pour ces personnes, parce qu'ils ne sont lourds et pas assez excitants pour elles.

109. D. Quelles sont les personnes auxquelles les viandes noires ne conviennent pas ?

R. Les viandes noires ne conviennent pas : 1º aux nourrices, parce que ces viandes les échauffent et ne sont pas favorables à la formation du lait; 2º à ceux qui sont habituellement échauffés, allant difficilement du ventre, ou qui sont altérés; 3º à ceux qui sont travaillés par le sang ou la bile, c'est-à-dire qui ont souvent des maux de tête, des saignements par le nez ou toute autre partie, ou qui ont la bouche amère, avec une langue chargée, etc.; 4º aux femmes hystériques; 5º à ceux qui sont portés aux humeurs noires, c'est-à-dire à la mélancolie; 6º aux enfants et aux jeunes gens et à tous ceux qui, comme eux, ont un tempérament chaud et irritable; 7º à tous ceux qui se trouvent indisposés, et, à plus forte raison, aux personnes malades qui ont la fièvre.

110. D. Quels sont les animaux dont la chair est blanche ?

R. Les animaux à chair blanche que l'on mange sont : 1º parmi les animaux domestiques, *le Veau, l'Agneau, le Chevreau, le aLpin, le Poulet, le Dinde, la Pintade, le Paon;* 2º parmi les animaux sauvages : *le blaireau, le hérisson, l'écureuil* et les différentes espèces de rats; ensuite la *Perdrix, la Gelinotte, le Coq de bruyère, la Caille, le Roi de cailles,* ou *Râle de genets, l'Alouette, le Becfigue,* et en général presque tous les oiseaux qui ne vivent que de grains, appelés pour ce motif granivores, et qui sont très-nombreux.

111. D. A quelles personnes convient particulièrement l'usage des viandes blanches ?

R. Les viandes blanches sont généralement les meilleures à la santé de tout le monde pour l'usage habituel, mais elles conviennent surtout : 1º aux personnes échauffées, ou qui sont, par leur tempérament, portées à l'échauffement; 2º à celles qui prennent peu d'exercice; 3º aux nourrices, aux enfants, aux jeunes gens; 4º aux convalescents et aux malades qui peuvent prendre un peu de nourriture; 5º à ceux qui ont de l'irritation, de la chaleur dans l'estomac et les entrailles, et sujettes, pour cette raison, aux acidités ou brûle-cou; 6º à tous ceux, enfin, qui digèrent difficilement les aliments lourds.

112. D. La manière de nourrir les animaux n'a-t-elle pas une grande influence sur les qualités de leur chair ?

R. Il est reconnu que tous les animaux auxquels on a toujours donné une bonne nourriture, ont une chair bien plus succulente, de bien meilleur goût et plus salubre que celle des animaux qui ont été mal nourris et avec des substances de mauvaise qualité. Les animaux, surtout ceux qu'on engraisse avec des restes de boucherie, et souvent même, comme la chose a lieu dans les grandes villes, avec des viandes corrompues d'équarrisage et de voierie, ont une chair mauvaise au goût et très-mal saine.

113. **D.** La manière d'apprêter les viandes n'at-elle pas une grande influence sur la facilité ou la difficulté de leur digestion ?

R. Oui, car la même viande est indigeste ou, au contraire, légère à l'estomac, selon qu'elle est cuite d'une manière plutôt que d'une autre. Ainsi, par exemple, toutes les viandes, en général, même les viandes noires cuites simplement à l'eau avec un peu de sel, sont douces et émollientes et ne peuvent jamais produire d'échauffement; mais si on les fait mariner dans du vin avec beaucoup d'épices et condiments de tous genres, si on les fait cuire dans des sauces fortes, ou si, en les mangeant, on a recours à la moutarde, au poivre, etc., alors tous ces mets inoffensifs et salubres, quand ils n'ont subi qu'une simple cuisson, deviennent échauffants et malsains pour beaucoup de personnes délicates. Il en est de même du poisson qui, cuit simplement dans le beurre ou dans l'eau avec un peu de sel, est un aliment très-facile à digérer pour tout le monde, mais qui devient échauffant lorsqu'il est en meurette, en matelotte ou au bleu, parce qu'alors il contracte les propriétés irritantes du vin et des assaisonnements avec lesquels on l'a fait cuire.

114. D. Quelles sont les différentes manières de faire cuire les viandes qui rendent celles-ci plus ou moins faciles à digérer ?

R. On peut généralement classer dans l'ordre suivant les modes de cuisson qui rendent les viandes d'une digestion plus facile : 1° viandes bouillies dans l'eau ; 2° viandes en gelée ; 3° viandes rôties ; 4° viandes cuites dans leur jus ; 5° viandes en ragoût ; 6° viandes grillées ; 7° viandes en pâté ; 8° viandes cuites dans les épices, ou salées.

ARTICLE PREMIER.

Des Viandes bouillies.

115. D. Quelles sont les viandes que l'on fait simplement bouillir dans l'eau avant de les manger ?

R. Ce sont : 1° le bœuf et la vache ; 2° le mouton ; 3° le porc, ou frais ou salé ; 4° les vieux coqs et les vieilles poules, avec lesquels on fait d'excellents bouillons, ou que l'on met en gelée ; 5° le dinde, le veau, etc.

116. D. Que faut-il faire pour avoir une viande succulente quand on la fait cuire dans l'eau ?

R. Il faut : 1º faire le contraire de ce qui doit avoir lieu quand on veut obtenir un bouillon succulent (1), c'est-à-dire qu'il faut avoir soin de mettre la viande dans l'eau toute bouillante, parce que, comme nous l'avons dit en parlant du bouillon gras, la chair contient un principe appeté *albumine*, qui se durcit aussitôt qu'il éprouve l'action de la chaleur de l'eau bouillante, et la couche épaisse qu'il forme alors à la surface de la viande s'oppose à la dissolution dans l'eau des autres principes nourrissants qui restent ainsi dans la chair et la rendent plus succulente ; 2º que l'eau bouille lentement et à petit feu ; 3º que le vase dans lequel on la fait cuire soit clos ; 4º que la viande ne soit pas noyée dans une trop grande quantité d'eau, parce que, dans cette condition, l'eau prend à la viande une plus grande quantité de sucs. De là vient que la viande et le bouillon sont d'autant meilleurs l'un et l'autre, qu'il y a plus de viande et moins d'eau.

117. D. Le bœuf bouilli est-il un bon aliment ?

R. Le bœuf bouilli, lorsqu'il est de bonne qualité, constitue un aliment sain, agréable au goût, nourrissant, et généralement bien digéré, sans produire d'échauffement; aussi est-il une viande des plus salubres qui convient à tous les tempéraments et à tous les états de santé, à moins qu'on ne soit malade; car les personnes dont l'estomac

(1) Voyez nº 78.

est faible, trouvent cet aliment un peu lourd. Elles doivent donc s'en priver ainsi que tous les malades ou convalescents auxquels on ne permet qu'une nourriture légère.

118. D. Le mouton cuit dans la soupe est-il une viande saine ?

R. Le mouton cuit dans le bouillon d'une soupe quelconque, est moins échauffant que préparé de toute autre manière. Cependant, comme toutes les viandes noires et compactes, il est toujours d'une digestion un peu difficile. On ne doit donc en faire sa nourriture que lorsqu'on est bien portant et qu'on n'éprouve aucun dérangement dans les digestions. Les malades et les convalescents ne doivent jamais en faire usage.

119. D. Que pensez-vous du porc frais et du porc salé comme aliment ?

R. Le porc frais ou salé, cuit dans une soupe, est presque la seule chair dont fassent usage, dans certaines contrées, les ouvriers des villes et des campagnes. L'usage modéré du lard et du porc frais, cuit avec beaucoup de légumes, est un aliment qui convient aux habitants des campagnes et à tous les ouvriers qui suent beaucoup par suite des travaux pénibles auxquels ils se livrent. Quoique peu saine par elle-même, cette chair n'a pas d'inconvénients pour eux, parce qu'ils en mangent peu à chaque repas, et qu'elle est la seule partie nourrissante de leur alimentation, qui ne se compose guère que de légumes et de pain. D'un autre côté, comme les personnes qui se livrent à un travail fatigant suent beaucoup, la transpiration enlève aux humeurs et au sang l'âcreté et autres qualités malsaines que la chair de cochon, salée ou non, peut leur communiquer.

La chair de cochon, et principalement le lard, ne convient pas : 1° aux personnes privées d'un grand exercice du corps, et pour ce motif elle n'est pas salubre pour les ouvriers qui ont une profession sédentaire, comme les cordonniers, tailleurs, etc.; 2° à celles qui digèrent lentement et difficilement; 3° à celles qui sont échauffées, qui ont le brûle-cou ou le dévoiement, ou qui, au contraire, sont constipées; 4° aux habitants des pays chauds, et à ceux de toutes les contrées pendant les grandes chaleurs de l'été; 5° à celles qui sont atteintes de dartres et autres maladies de la peau; 6° à celles qui sont sujettes à la toux, qui ont la poitrine délicate; 7° enfin à tous les malades et à tous les convalescents sans exception.

120. D. La chair de poulet, de poule, de dinde et de veau bouillie, est-elle un aliment facile à digérer ?

R. La chair de ces animaux, lorsqu'elle est cuite dans l'eau dans le but d'en obtenir du bouillon, est très-légère. Les convalescents et tous les malades auxquels on permet quelque aliment solide peuvent en manger, pourvu qu'on n'y ajoute pas de sauces lourdes ou irritantes, comme sauce à

l'huile et au vinaigre, sauce aux tomates, etc.
Les malades et les convalescents doivent manger
cette viande cuite au naturel, avec un peu de sel
seulement. Toutes les chairs cuites à l'eau sont
moins nourrissantes que lorsqu'elles ont été sou-
mises à toute autre mode de cuisson, parce qu'alors
elles ont cédé la plus grande partie de leurs sucs
à l'eau.

ARTICLE II.

Des Viandes en gelée.

121. D. Quélles sont les viandes que l'on met
en gelée ?

R. On ne met en gelée que certaines viandes
blanches : ce sont celles de veau, de poulet, de
poule, de dinde, de cochon de lait, etc.

122. D. Les viandes ainsi préparées sont-elles
un bon aliment ?

R. Les viandes en gelée sont très-tendres,
agréables au goût, nourrissantes et de facile digestion ; aussi les prescrit-on, ainsi préparées,
surtout la gelée de ces viandes, qui est encore plus
légère qu'elles-mêmes, aux personnes faibles,
épuisées par la maladie ou les excès, lorsque
l'estomac ne peut supporter aucun autre aliment
un peu substantiel. La chair de cochon de lait, que
l'on mange souvent en gelée, est seule indigeste,
ainsi que sa gelée, qui n'est un bon aliment que

pour les personnes bien portantes, mais jamais pour les personnes souffrantes.

Il ne faut pas oublier que l'on ne mange les viandes en gelée que froides; qu'en conséquence, il n'y a que les personnes qui ont l'estomac chaud qui peuvent en manger en certaine quantité, tandis que celles qui digèrent lentement et demandent des aliments tièdes plutôt que froids, tels que les vieillards, les convalescents, ne doivent en prendre que peu à la fois; autrement ils pourraient se refroidir l'estomac et avoir une indigestion.

ARTICLE III.

Des Viandes rôties.

123. D. Quelles précautions demandent les viandes pour être rôties à point et être ainsi meilleures au goût, plus tendres et plus faciles à digérer ?

R. Il faut : 1º que toutes les parties de la viande reçoivent également l'action du feu; 2º que le feu ne soit pas trop vif, autrement la surface du morceau de viande grille et brûle avant que l'intérieur ne soit cuit; 3º ne pas laisser trop cuire, parce qu'alors tous les sucs s'échappent de la viande, et celle-ci devient sèche, coriace et indigeste.

124. D. Quelles sont les viandes rôties les meilleures à la santé ?

R. Les rôts de viandes blanches, c'est-à-dire celles de veau, de poulet, de dinde, de perdrix, de caille, de chevreau, etc. (1), sont moins échauffants et d'une digestion plus facile, mais aussi moins nourrissants que ceux de viandes noires (2); aussi conviennent-ils mieux que ces derniers à la santé de tout le monde, même à celle des personnes robustes, lorsqu'on fait un usage fréquent de cette espèce de nourriture. On ne permet jamais aux personnes qui sortent de maladies, et à tous ceux qui digèrent difficilement, que les rôts de poulet, de veau, de perdrix, d'alouette, de becfigue; ceux d'agneau, de chevreau, de caille, sont beaucoup plus lourds, mais moins cependant que les rôts de viandes noires. Néanmoins les constitutions affaiblies par les excès, les tempéraments délicats, ainsi que les personnes qui ont peu de sang ou les humeurs froides, se trouvent bien de l'usage des rôts de viandes noires, parce que ces viandes réparent mieux les forces et enrichissent davantage le sang que les viandes blanches. Les rôts trop chargés de graisses sont plus lourds que ceux qui n'en ont que peu. On ne doit pas oublier non plus que les rôts de cochon sont les plus indigestes de tous, et que la chair des oiseaux rôtis est plus légère, plus tendre et plus succulente que celle des quadrupèdes dont la viande est cependant de même nature.

(1) Voyez quelles sont les viandes blanches, n° 110.
(2) Voyez quelles sont les viandes noires, n° 107.

ARTICLE IV.

Des Viandes cuites dans leur jus.

125. D. Quelles sont les qualités des viandes qu'on appelle vulgairement *cuites dans leur jus,* ou à l'étouffée ?

R. Cette manière de faire cuire la viande lui conserve tous ses sucs, la rend ainsi nourrissante et de plus agréable au goût. Cependant, ainsi préparée, elle est moins facile à digérer que lorsqu'elle est rôtie ou bouillie. Toutefois, quand cette viande est tendre et de nature légère, comme celle de jeune poulet, de veau, etc.; elle convient même aux convalescents et aux personnes dont l'estomac est faible. Le mouton cuit de cette manière, prend le nom de *mouton braisé;* le bœuf et le sanglier, celui de *daube.* Ces chairs noires, ainsi préparées, ne sont un bon aliment que pour les personnes bien portantes qui ont l'estomac fort; toutes celles qui sont malades ou convalescentes doivent s'en priver.

On ajoute souvent aux viandes cuites dans leur jus différents légumes, comme oseille, épinards, carottes, pommes de terre, haricots verts et secs; c'est ainsi que le veau, dont on a mêlé le jus à l'oseille ou aux épinards, prend le nom de *fricandeau;* le mouton dont on fait servir le jus à l'assaisonnement des haricots ou des pommes de terre, est le *mouton aux haricots verts* ou *secs;* le *mouton aux pommes de terre*, etc.

Le jus de la viande rend les légumes moins lourds et moins venteux, tandis que ceux-ci ne changent en rien la qualité de la viande, qui demeure légère ou indigeste, selon sa nature. Le jus de cochon, que l'on mélange ordinairement avec des oignons, des haricots, des pommes de terre, etc., rend ces légumes plus lourds qu'ils ne le sont dans l'état naturel, parce que ce jus contient alors beaucoup de graisse. Tous les malades, et ceux qui sont dans un état de souffrance, doivent se priver de légumes ainsi accommodés.

ARTICLE V.

Des Viandes grillées.

126. D. Que pensez-vous des viandes grillées comme aliment ?

R. Les viandes grillées sont plus nourrissantes que préparées de toute autre manière; mais comme elles ne sont jamais cuites qu'imparfaitement, elles sont d'une digestion plus difficile que rôties ou cuites dans leur jus, surtout quand elles ont été desséchées par une cuisson trop prolongée. Les personnes bien portantes doivent seules faire usage des viandes grillées, tandis qu'on doit s'en abstenir quand on est indisposé ou qu'on a l'estomac faible. Mais les individus robustes, qui prennent beaucoup d'exercice, trouvent dans les viandes grillées une nourriture saine et très-substantielle qui soutient et répare bien les forces.

127. Dites ce que vous pensez des grillades ou charbonnées qui sont le plus en usage ?

R. La *grillade de cochon* est la plus indigeste de toutes les charbonnées. Les personnes bien portantes et qui ont bon estomac, doivent seules en manger ; mais tous ceux qui éprouvent une indisposition quelconque doivent s'en priver, surtout si le siége de leur souffrance est dans l'estomac ou dans les intestins.

Le *bifteck*, quand il est fait avec du bœuf tendre, est agréable au goût, très-nourrissant et facilement digéré par les personnes en bonne santé. Les personnes qui ont l'estomac très-faible ou irrité, ainsi que les malades et les convalescents auxquels on ne permet qu'une légère nourriture, doivent s'en priver.

Les *côtelettes de veau et de mouton* cuites sur le gril, surtout quand elles ne sont pas trop desséchées, constituent un aliment succulent et beaucoup moins lourd que le bifteck. Quoiqu'on permette quelquefois l'usage des côtelettes grillées à certains convalescents, on ne doit pas perdre de vue que cet aliment n'est qu'imparfaitement cuit, et par conséquent toujours un peu lourd quand la viande est dure et de mauvaise qualité ; dans ce cas, il ne faut qu'avaler le jus de la chair et rejeter le parenchyme, c'est-à-dire la chair privée de ses sucs quand on l'a mâchée. Lorsqu'on est souffrant, il faut aussi se garder d'assaisonner cette chair grillée avec de la moutarde, du poivre, et autres assaisonnements échauffants.

ARTICLE VI.

Des Viandes en ragoût.

128. D. Les viandes en ragoût sont-elles un aliment sain ?

R. Dans le but d'exciter l'appétit en donnant aux viandes un goût plus prononcé et plus agréable, on fait cuire celles-ci dans des sauces plus ou moins échauffantes et indigestes, dans lesquelles il entre beaucoup de graisse et une foule d'assaisonnements irritants. Cette manière de préparer les viandes est la moins salubre pour tout le monde, sans exception, mais surtout pour les malades, les convalescents et tous ceux qui sont déjà échauffés.

129. D. Quelle distinction doit-on établir entre les ragoûts, considérés sous le rapport de leur influence sur la santé ?

R. On peut rattacher tous les ragoûts qu'a inventés l'art de la cuisine à deux genres. Le premier genre comprend toutes les sauces de haut goût et connues sous les noms de *sauces piquantes*, de *sauces noires*, de *sauces vertes*, de *sauces au beurre noir*, de *sauce infernale*, ainsi que les *sauces des civets*, *des salmis*, *des matelottes*, etc.

7

Les ragoûts du second genre sont ceux dans lesquels il entre une *sauce blanche* adoucie par un peu de lait ou de crême, et peu assaisonnée. Telles sont les sauces de la *fricassée de poulet,* de la *blanquette de veau,* des grenouilles à la sauce blanche, etc., et encore la sauce tournée ou blanche, que l'on mange avec les asperges, les artichauts et les œufs à la tripe.

130. D. Quelle est l'action des sauces noires sur la santé ?

R. Toutes les sauces dans lesquelles il entre en certaine quantité du vin, de l'ail, de l'oignon, de l'échalotte, du poivre, de la moutarde, des acides, c'est-à-dire du vinaigre, du jus de citron, du verjus, etc., mettent le feu dans les entrailles et le sang, et irritent violemment les nerfs ; leur usage habituel agit comme un véritable poison sur la santé. Il est inutile de dire que si ces sauces sont nuisibles aux personnes les plus robustes et bien portantes, toutes celles qui sont délicates ou indisposées doivent s'en priver à plus forte raison.

131. D. Quelle est la manière d'agir des sauces blanches sur la santé ?

R. Les sauces blanches sont quelquefois lourdes pour les estomacs faibles, mais non irritantes comme les sauces de haut goût, en sorte qu'elles sont loin d'avoir les mêmes inconvénients. Les personnes bien portantes, lors même qu'elles sont délicates, n'ont rien à craindre de leur usage, si leur estomac les supporte bien. Comme ces sauces sont un peu lourdes pour les personnes indisposées, il est prudent de leur part de s'en abstenir.

ARTICLE VII.

Des Viandes salées et épicées.

132. D. Les viandes conservées au moyen du sel, des épices, de l'huile d'olives, etc., sont-elles une nourriture saine ?

R. Toutes ces viandes sont aussi échauffantes que les épices au moyen desquelles on les conserve. Ayant pour but d'exciter l'appétit plutôt que de le satisfaire, elles ne peuvent être, dans aucun cas, un aliment sain, même pour les personnes robustes et jouissant d'une bonne santé, qui ne doivent en faire qu'un usage modéré ; d'ailleurs ces chairs étant privées de sucs et très-compactes, sont lourdes, peu nourrissantes et les plus malsaines de toutes celles dont on fait usage. Les personnes souffrantes doivent toujours s'en priver.

133. D. Quelles sont les viandes salées et épicées dont on fait le plus communément usage ?

R. Ce sont : le bœuf et la vache desséchés et salés, connus sous le nom vulgaire de *brésil* (1) ;

______

(1) Dans plusieurs pays, entre autres dans les montagnes de la Franche-Comté, on fait grand usage du bœuf et de la vache salés et séchés à la cheminée. Cette chair est peu nourrissante, malsaine, et est loin de valoir le cochon salé et fumé.

les *saucissons* de différentes espèces, de *Lyon*, de *Bologne*, etc.; le *thon mariné*, les *sardines*; les *anchois*, les *harengs salés* ou *fumés*. On peut comprendre encore dans cette catégorie plusieurs viandes de charcuterie, tels que jambons, fromages de cochon, langues fourrées, etc., dont nous parlerons à l'article des viandes de charcuterie.

ARTICLE VIII.

Des Viandes dites de petite boucherie.

134. D. Les viandes dites de petite boucherie sont-elles bonnes à la santé ?

R. On entend par viandes de petite boucherie tous les organes contenus dans l'intérieur des animaux, c'est-à-dire la cervelle, le cœur, le foie, les poumons, l'estomac et les intestins, les rognons, le sang même. Toutes ces parties du corps des animaux sont très-nourrissantes, mais, en général, difficiles à digérer.

135. D. Entrez dans quelques détails sur l'action de chacune de ces viandes sur la santé ?

R. Le *sang de mouton* ou de *bœuf*, que l'on vend contenu dans des boyaux et déjà cuit dans l'eau bouillante, est un aliment lourd, mais très-nourrissant. Les ouvriers qui exercent des professions sédentaires, ainsi que toutes les personnes qui prennent peu d'exercice, doivent en manger avec modération et pas trop souvent. Pour peu qu'on soit indisposé ou malade, il faut s'en priver. Le sang de mouton ou de bœuf est, au contraire, un très-bon aliment pour tous ceux qui travaillent de force et qui ont bon estomac, car, outre qu'il est adoucissant, il est encore très-nourrissant.

136. La *fraise de veau* est très-nourrissante et adoucissante, mais d'une digestion difficile pour les personnes qui ont l'estomac délicat ou malade; tous ceux qui la digèrent bien trouvent en elle un bon aliment. Les malades et les convalescents doivent toujours s'en priver, quelle que soit la manière dont elle est accommodée; fricassée à la sauce blanche, elle est moins irritante que lorsqu'on la mange à la vinaigrette.

137. Les *cervelles de veau*, de *mouton* et de *bœuf*, etc., sont un aliment succulent, léger et adoucissant, dont les convalescents, les personnes d'une santé délicate, même celles qui ont de l'échauffement, de l'irritation dans la poitrine ou les entrailles, peuvent en faire usage, pourvu qu'on n'y ajoute pas de sauce irritante ou du vinaigre, de la moutarde, etc.

138. Le *mou de veau et celui de cochon*, c'est-à-dire les poumons de ces animaux, cuits dans une sauce douce, sont faciles à digérer, adoucissants, mais peu nourrissants. Ils sont un bon aliment pour tout le monde, surtout pour ceux qui ne peuvent prendre de nourriture lourde ou irritante; seulement quand ce sont des convalescents

qui doivent en faire usage, il faut avoir soin de ne pas faire entrer de lard dans sa préparation, mais seulement du beurre frais. On ne doit s'abstenir des différentes espèces de moux que dans les maladies ou indispositions dans lesquelles il est défendu de prendre des aliments.

On fait avec le mou de veau un bouillon très-adoucissant, plus léger que le bouillon préparé avec les autres parties du veau ou avec la chair de poulet. Ce bouillon est très-bon dans les maladies de poitrine ou de l'estomac et des intestins.

139. Les *riz ou blancs de veau* sont un aliment nourrissant et très-léger, et souvent conseillés comme tels aux convalescents et aux personnes dont l'estomac est faible. On donne quelquefois pour garniture au riz de veau, soit l'oseille, soit l'épinard, ou autres légumes relâchants ou venteux, dont les personnes indisposées ne doivent pas user lorsqu'elles mangent le riz de veau qui leur est associé.

140. *Le foie, le cœur et les rognons* de veau, de mouton, de cochon et de bœuf, sont de tous les viscères ou organes internes des animaux les plus difficiles à digérer; leur chair compacte ne peut être supportée que par les estomacs forts et exempts de toute souffrance. Il est donc inutile de dire que toute personne malade ou indisposée doit s'en abstenir. Tous ceux qui exercent une profession sédentaire ou qui ne prennent que peu de mouvement, ne doivent en manger que peu et ne jamais s'en charger l'estomac.

141. Les *langues de veau et de bœuf*, lorsqu'on ne les mange pas à la sauce piquante ou après avoir été marinées, sont une chair tendre, succulente et assez facile à digérer. Cependant cet aliment est encore un peu lourd pour les convalescents et les valétudinaires; il est prudent de leur part de s'en priver. Les personnes en parfaite santé doivent seules se permettre de manger de ces langues quand elles sont accommodées avec des sauces fortes.

142. Les *têtes de veau et de mouton* sont un aliment rafraîchissant, assez nourrissant et qui adoucit l'estomac et les intestins, mais qui est capable de faire aller du ventre lorsqu'on en mange en certaine quantité. Cet aliment, froid et un peu lourd, ne convient pas aux malades, ni à ceux qui ont le ventre relâché, tandis qu'il exerce une salutaire influence sur les personnes d'un tempérament échauffé, qui vont difficilement du ventre. On ne doit pas oublier que toutes les parties du veau donnent le dévoiement, lorsque cet animal est trop jeune.

143. Les *pieds de mouton et ceux de veau* se mangent, après les avoir fait cuire dans l'eau, soit en sauce blanche, soit en sauce verte, ou simplement avec de l'huile d'olives et du vinaigre. Cet aliment est d'assez facile digestion. Les personnes robustes et jouissant d'une bonne santé, peuvent en manger, quel que soit leur mode de préparation; mais celles qui ont à redouter un

mets irritant ne doivent en faire usage qu'accommodés à la poulette, c'est-à-dire, à la sauce
blanche.

144. Le *gras-double*, qui est l'estomac du bœuf
préparé par les tripiers, est un mets recherché
par beaucoup de personnes, car il passe pour
être délicat quand il est bien accommodé. Cependant on le considère comme un aliment difficile
à digérer; mais ce mets n'est lourd que parce
qu'il est toujours cuit dans une graisse où il bai-
gne, dont il s'imbibe, et qu'on y ajoute du vinaigre, du jus de citron et autres condiments plus ou
moins irritants. Par sa nature, la chair du gras-
double est peut-être plus légère que celle des
autres parties du bœuf; car quand elle est bien
cuite, elle n'est pas plus consistante que le bifteck,
et peut-être beaucoup moins. Toutefois cette
chair ne peut convenir qu'aux personnes d'une
parfaite santé, et digérant bien les aliments de
toute nature.

ARTICLE IX.

Des Viandes de charcuterie.

145. D. Quelle est, en général, l'influence des
viandes de charcuterie sur la santé ?

R. Dire que toutes les viandes préparées qui
portent le nom de charcuterie viennent du cochon, c'est énoncer que toutes sont échauffantes,

difficiles à digérer, et ne peuvent convenir qu'aux individus robustes et bien portants ; tandis que tous les malades, les convalescents, ainsi que toutes les personnes dont l'estomac est délicat, doivent s'en priver.

146. D. Dites ce que vous pensez des principales préparations de la charcuterie ?

R. Le *boudin*, qu'on prépare avec du sang, de la graisse de cochon, de la crême, des épices etc., est un des mets les plus indigestes parmi ceux dont l'homme fait sa nourriture. On doit donc s'abstenir de cet aliment, pour peu qu'on ait l'estomac délicat, ou qu'on soit indisposé.

147. Les *petites saucisses* se mangent simplement rissolées, ou bien avec une sauce piquante ou cuites avec des légumes. C'est un mets assez échauffant et assez difficile à digérer pour les personnes qui ont l'estomac faible ou irrité ; il n'est une bonne nourriture que pour ceux qui sont robustes et bien portantes, qui même ne doivent jamais en faire un usage trop fréquent, ni trop copieux.

On prépare, surtout dans les campagnes, des *saucisses de ménage* plus lourdes encore que les petites saucisses de charcutier ; car étant généralement plus épicées que ces dernières, elles ne sont mangées que lorsqu'elles sont desséchées, soit en ragoût avec des oignons, des pommes de terre ou autres légumes, soit après avoir été cuites dans une soupe aux choux, aux haricots, aux pois, etc.

148. L'*andouille préparée* avec les boyaux de cochon, et que l'on mange après l'avoir fait cuire dans une soupe soit au choux, soit aux fêves ou aux pois, est un aliment excessivement lourd, qui n'est bien digéré que par les estomacs robustes qui ne craignent pas les mets plus ou moins indigestes ; les personnes délicates ou souffrantes ne doivent donc jamais en manger. Il en est de même de l'*andouillette* que les charcutiers préparent avec la fraise de veau.

149. Les *pieds de cochon, au naturel* ou *farcis,* et que l'on fait cuire sur le gril avant de les servir sur la table, sont également un mets indigeste. Quoique plus légers en *gelée* que préparés de toute autre manière, ils ne sont cependant encore qu'un aliment exclusivement réservé aux personnes en bonne santé. Tous ceux qui ont l'estomac faible ou souffrant, ou qui éprouvent toute autre indisposition, doivent s'en abstenir.

150. Le *fromage de cochon, la langue fourrée et le saucisson* ordinaire des charcutiers, ont sur la santé une action semblable à celle de toutes les autres préparations de la chair de cochon dont il vient d'être question, c'est-à-dire que ces aliments ne conviennent qu'aux individus en bonne santé, et jamais à ceux qui sont malades, indisposés ou valétudinaires.

151. Le *jambon,* quand il est peu salé, est de toutes les viandes de charcuterie la meilleure à la santé ; c'est-à-dire qu'il est moins échauffant

ét moins difficile à digérer qu'aucune d'elles ;
cependant c'est toujours un aliment lourd qui ne
convient qu'aux personnes n'éprouvant aucune
indisposition et douées d'un bon estomac. On doit
toujours s'en priver quand on est indisposé ou
qu'on digère difficilement.

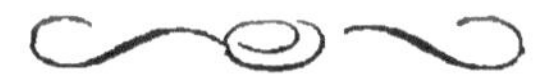

CHAPITRE VII.

Des Aliments maigres.

152. D. Quelles distinctions peut-on établir entre les aliments maigres ?

R. On peut diviser ces aliments : 1º en ceux tirés des plantes; 2º en ceux que fournissent les animaux quadrupèdes, c'est-à-dire qui marchent sur quatre pieds ou pattes; 3º en ceux provenant des poissons et d'autres animaux d'eau.

ARTICLE PREMIER.

Des Mets maigres tirés des plantes.

153. D. Quels sont les mets fournis par les plantes ?

R. Ce sont : 1º ceux provenant des *herbes potagères ;* 2º ceux que donnent les *tubercules* et les *racines ;* 3º ceux que l'on obtient des *graines sèches* ou *vertes.*

§ I.

Des herbes potagères.

154. D. Quelles sont les herbes potagères dont on fait ordinairement usage comme nourriture ?

R. Ce sont : 1° l'oseille; 2° l'épinard; 3° la poirée, dite vulgairement côtes de bette; 4° le pourpier; 5° la chicorée; 6° l'endive; 7° la laitue; 8° le chou; 9° le chou-fleur; 10° le cresson; 11° l'asperge; 12° l'artichaut; 13° les champignons, et, en un mot, toutes les plantes dont on mange les feuilles, les tiges ou les fleurs.

155. D. Dites quelle est la manière d'agir de chacune de ses herbes sur la santé ?

R. L'*oseille*, surtout en été et en automne, se distingue des autres herbes potagères par une acidité très-prononcée, qu'elle conserve quand elle est cuite; assaisonnée au gras ou au maigre, elle est rafraîchissante et favorise la liberté du ventre; aussi est-elle un aliment qui convient aux personnes robustes, aux jeunes gens et aux enfants. Au contraire, de quelque manière qu'elle soit préparée, l'oseille est nuisible : 1° aux individus qui ont l'estomac et les intestins faibles; 2° à ceux qui ont des aigreurs, le brûle-cou, des chaleurs d'estomac ou le cours de ventre; 3° à ceux qui ont la poitrine délicate, surtout s'il y a de la toux; 4° aux nourrices, parce que cette herbe acide donne des coliques aux enfants qu'elles allaitent. L'oseille, quand elle est accommodée au gras, au jus de viande, est plus facile à digérer et moins irritante que celle au maigre.

156. L'*épinard*, diversement assaisonné, est un aliment sain, adoucissant et relâchant le ventre. Les estomacs faibles le trouvent quelquefois un peu lourd. Il convient à toutes les personnes qui le digèrent bien, surtout à celles qui ont besoin d'une nourriture rafraîchissante. On ne doit s'en priver que lorsqu'on a le dévoiement, et toutes les fois qu'une nourriture relâchante est nuisible, ou qu'on a besoin d'aliments fortifiants plutôt qu'affaiblissants. Ainsi que l'oseille, l'épinard au gras est plus facile à digérer que celui au maigre.

157. La *chicorée, la laitue, l'endive, l'escarolle*, cuites au gras ou au maigre, sont excellentes à la santé; elles sont adoucissantes, calmantes et faciles à digérer, et moins relâchantes que l'oseille et l'épinard; aussi, conviennent-elles à tous les estomacs, même à ceux qui sont irrités ou affaiblis, surtout quand elles sont accommodées au gras. Mais il n'en est pas de même lorsque ces légumes sont mis en salade (1); ainsi préparés, ils ne sont un bon aliment que pour les personnes en bonne santé et dont l'estomac n'éprouve aucune souffrance, tandis que celles qui digèrent

---

(1) Voyez l'article des salades.

mal, où qui sont convalescentes, et, à plus forte raison, malades, doivent s'en priver.

158. Le *pourpier* cuit, soit au gras, soit au maigre, est très-rafraîchissant, excellent à la santé et moins relâchant que l'oseille et l'épinard. Il est cependant quelquefois un peu lourd pour les estomacs faibles qui doivent alors s'en abstenir. Le pourpier en salade est très-difficile à digérer ; on ne doit jamais essayer d'en manger quand on a l'estomac faible, lors même qu'on éprouverait aucune indisposition.

159. Les *côtes* ou *cardes de bette* sont fades, mais douces, légères et très-rafraîchissantes, sans avoir l'inconvénient de relâcher trop le ventre, comme la plupart des herbes potagères ; aussi, lorsqu'on n'y mêle rien d'irritant, conviennent-elles à tous les tempéraments, surtout aux personnes échauffées et à toutes celles qui, étant souffrantes, ont besoin d'une nourriture adoucissante et facile à digérer.

160. Le *chou-fleur* est sain, agréable au goût et d'assez facile digestion, mais un peu venteux. Il peut être mangé même par les convalescents et les personnes dont l'estomac est faible ou irrité, mais seulement quand il est accommodé au gras ; alors il est bon aussi de ne prendre que la fleur et non le tronc qui la supporte, parce qu'il est moins léger qu'elle.

Le chou-fleur à la sauce blanche ou en gratin, dans lequel on fait entrer du fromage, est beaucoup plus lourd que celui au jus de viande; aussi doit-on toujours s'en abstenir dès qu'on est indisposé ou qu'on éprouve un dérangement quelconque dans les fonctions de l'estomac.

161. Les *choux* de toutes les espèces, soit celui de *Milan*, soit le gros *chou blanc*, soit le *chou-rave*, etc., dont les ouvriers, des campagnes surtout, font une grande consommation pendant l'hiver et l'automne, après l'avoir fait cuire pour faire la soupe au lard, sont tendres, sucrés, mais en même temps lourds et très-venteux; ils ne sont donc un bon aliment que pour les personnes robustes et bien portantes, et qui, en même temps, prennent beaucoup d'exercice ou se livrent à un travail pénible. Mais cet aliment ne convient pas : 1° à ceux qui exercent une profession sédentaire et à tous ceux qui prennent peu de mouvement; 2° à ceux qui ont l'estomac délicat ou souffrant; 3° aux nourrices qui doivent toujours s'en priver à cause des enfants qu'elles allaitent (1); 4° à tous ceux qui éprouvent une indisposition quelconque, et, à plus forte raison, s'ils sont malades.

162. La *choucroute* est un aliment échauffant et lourd pour les estomacs faibles; cependant elle est moins venteuse que le chou vert, et généralement d'une digestion plus facile. Néanmoins toutes les personnes auxquelles le chou ne convient pas doivent s'en priver (2). On attribue à la

(1) Voyez régime des nourrices.
(2) Voyez le n° 161.

choucroute la propriété de préserver du scorbut; mais pour qu'elle produise cet effet, son usage doit être à peu-près journalier.

163. Le *cresson* ne se mange que vert, soit en garniture, soit en salade; c'est un aliment très-échauffant, qui ne peut être bien supporté que par les individus dont l'estomac est fort et qui n'éprouvent aucune indisposition quelconque; lors même qu'on peut en manger, on doit toujours n'en faire qu'un usage peu fréquent et modéré.

En médecine, on conseille le cresson comme aliment dans certaines altérations du sang, et notamment dans le scorbut où il est très-utile. Mais beaucoup de personnes, s'imaginant avoir le scorbut aussitôt qu'elles voient leurs gencives engorgées et saignantes, s'empressent de mâcher et de manger du cresson dans le but de combattre cet accident. Comme cet engorgement est bien plutôt l'effet d'un échauffement général, ou bien du tartre qui se trouve à la racine des dents, que du scorbut, elles augmentent le mal au lieu de le guérir. Dans cette circonstance, il ne faut, en effet, rien d'irritant : l'eau d'orge, le lait frais, et toutes les décoctions ou infusions douces et calmantes prises en boissons et en gargarismes, conviennent seules pour combattre l'échauffement. Si l'engorgement des gencives provient de la présence du tartre sur les dents, il faut se faire nettoyer la bouche par un dentiste.

164. L'*asperge* mangée avec modération, est

un aliment agréable et salubre, dont les malades
et les convalescents, auxquels on permet quelque
nourriture, peuvent faire usage; cependant cet
aliment finit par échauffer si on en mange trop
souvent et en trop grande quantité; après avoir
resserré le ventre et augmenté la quantité des
urines, il donne lieu au dévoiement, imprime aux
urines une teinte très-foncée, et peut même produire le pissement de sang. Des médecins, bons
observateurs, pensent aussi que l'usage excessif
de l'asperge accélère et augmente les accès de
goutte; on doit donc se priver de ce légume lorsqu'on est échauffé, et que, par suite de cette indisposition, on va peu du ventre, ou, au contraire,
qu'on a le dévoiement et que les urines sont rouges et peu abondantes; on doit surtout s'en abstenir si on éprouve de la fièvre, et dans toutes les
maladies inflammatoires. Comme l'asperge a pour
effet particulier d'exciter la fonction des reins, et
par là d'augmenter la quantité des urines, on en
obtient souvent un effet salutaire dans certains cas
d'hydropisie où il y a suppression, plus ou moins
complète des urines.

165. L'*artichaut*, mangé à la croque-au-sel, est
indigeste comme toutes les crudités, pour les estomacs faibles et malades; c'est d'ailleurs un
aliment peu nourrissant; mais quand il est cuit,
il devient tendre, assez nourrissant et de facile
digestion; les convalescents même peuvent en
manger, pourvu qu'on n'y ajoute pas de sauce ou

d'assaisonnements irritants. L'usage exagéré de l'artichaut a pour effet d'empêcher le sommeil. Le *cardon* est d'un usage peu étendu; on ne le voit guère que sur la table des gens aisés; c'est un aliment tendre, assez semblable à l'artichaut par ses propriétés et sa manière d'agir sur la santé.

166. La *courge* et le *potiron*, et toutes les espèces de *citrouille* (1) avec lesquels on fait de la soupe et que l'on fricasse, sont un aliment excessivement doux, très-facile à digérer, mais peu nourrissant; leur usage est très-avantageux dans les chaleurs et les irritations d'entrailles, c'est-à-dire dans les inflammations ou irritations de l'estomac et des intestins, du foie, de la vessie, etc., ainsi que dans la toux et toutes les maladies des poumons. Tous les malades, les convalescents et les personnes seulement échauffées, trouvent dans ces fruits un excellent aliment, quelle que soit la manière dont on les prépare, car on n'y mêle jamais que du lait, des graisses et du sucre, qui sont des substances adoucissantes. Il n'y a que les personnes qui ont besoin d'une nourriture fortifiante plutôt qu'affaiblissante qui doivent s'en priver; telles sont : 1° celles qui ont le cours de ventre ou qui ont des vents par suite du

(1) Quoique ces fruits, ainsi que les champignons, ne soient point des herbes potagères, nous les plaçons ici parce qu'ils ne trouveraient pas mieux leur place parmi les graines et les légumes.

relâchement et non de l'irritation des intestins;
2º celles affaiblies par une maladie de long cours;
3º les vieillards en général, parce que cette
nourriture n'est pas assez fortifiante pour eux;
4º à ceux qui ont l'habitude des boissons alcooliques ou d'une nourriture échauffante et substantielle.

Les fleurs de courge et de potiron, prises en
infusion, sont un excellent remède dans la dyssenterie et toutes les inflammations; elles sont non-
seulement adoucissantes comme la mauve, la guimauve et la graine de lin, mais, en outre, calmantes, ainsi que le pavot. On donne aussi avec
l'infusion de ces fleurs des lavements pour calmer
les coliques d'intestins.

167. D. Que pensez-vous des champignons
comme aliment ?

R. Les champignons, bons à manger, sont tous
excessivement lourds, en sorte qu'ils occasionnent
facilement des indigestions plus ou moins graves
chez les personnes qui n'ont pas les intestins très-
forts; ceux qui sont indisposés ou malades n'en
doivent jamais manger. D'ailleurs les champignons reconnus les meilleurs à manger, peuvent,
dans certaines circonstances, contracter des qualités dangereuses; c'est ce qui arrive : 1º quand
on les récolte trop tard, qu'ils ont déjà subi un
commencement de fermentation, ou bien, lorsqu'après les avoir récoltés, on les laisse longtemps sans les faire cuire et qu'on leur donne

également le temps de s'altérer; 2º lorsqu'ils ont cru dans des lieux trop humides.

Il faut donc avoir soin de récolter le champignon avant qu'il soit parvenu à son entier développement, car c'est alors que sa chair a la saveur la plus agréable, qu'elle est tendre, et est la plus facile à digérer.

168. D. A quels signes reconnaît-on les mauvais champignons ?

R. Il n'y a que les caractères botaniques qui soient des indices certaines des bonnes et des mauvaises espèces de champignons, en sorte que les personnes qui les ont étudiés d'une manière particulière, sont seules sûres de faire un bon choix. Il est cependant encore d'autres signes qui, sans offrir la même certitude que les caractères botaniques, ne doivent pas être dédaignés. Ces signes sont les suivants :

On doit considérer comme suspects les champignons : 1º qui ont une odeur désagréable et une saveur âcre, amère, poivrée ou très-acide, et qui, quand on les mâche et qu'on les avale, font éprouver un resserrement plus ou moins prononcé dans le gosier; 2º ceux dont la chair est dure, qui ont une consistance semblable à celle du liége ou d'un bois tendre; 3º ceux qui croissent dans des lieux très-humides et ombragés, ou sur des troncs d'arbres pourris, ou encore sur des matières animales corrompues; 4º ceux dont la chair est très-molle et contenant beaucoup d'eau, car ces champignons se gâtent très-facilement; 5° ceux dont le suc change promptement de couleur et prend une teinte bleue; 6° la plupart de ceux dont le suc blanc, couleur de lait, a une saveur âcre et astringente.

169. D. N'est-il pas des signes faux qu'admet la croyance populaire, comme propre à reconnaître les bons et les mauvais champignons?

R. Ces signes erronés sont au nombre de deux; ainsi le vulgaire croit: 1° que l'eau dans laquelle on fait cuire des champignons dangereux noircit l'argent qu'on met en contact avec elle; 2° que les champignons, sur lesquels on trouve des limaces et des vers, sont innocents. Ces opinions sont entièrement fausses, et pourraient faire manger avec confiance des champignons dangereux qui ne noircissent nullement l'argent, et qui sont la proie de certains animaux qui peuvent probablement les manger impunément. Il est donc de la plus haute importance de ne pas ajouter foi à ces signes trompeurs.

170. D. Lorsqu'on veut manger des champignons dont l'espèce est douteuse, n'est-il pas une précaution à prendre pour en diminuer le danger?

R. Lorsqu'on n'est pas sûr de l'espèce de champignons dont on veut faire usage, il faut avoir la précaution de les tenir quelque temps dans l'eau fortement vinaigrée; car on a remarqué que le vinaigre a la propriété de dissoudre les principes vénéneux de plusieurs mauvais champignons (1) dont on peut manger ensuite sans inconvénient. Mais quand il s'agit d'accidents aussi graves que l'empoisonnement occasionné par les champignons, la prudence veut que l'on n'emploie que les espèces dont on est bien sûr.

171. D. Que faut-il faire quand on est empoisonné par les champignons ?

R. Dans l'empoisonnement par les champignons il faut : 1° faire vomir, le plus tôt possible, avec l'émétique ou l'ipécacuanha (2); 2° provoquer des selles plus ou moins abondantes, au moyen de lavements purgatifs (3); 3° on donne

(1) Entre autres de l'Amanite bulbeuse et de la fausse Oronge.

(2) On administre l'émétique et l'ipécacuanha de la manière que nous l'avons indiquée pour les indigestions, n° 51, note 1.

(5) Quant aux lavements purgatifs, on les prépare avec 10 à 12 grammes de follicules de séné et 15 ou 20 grammes de sel d'Epsom ou de Glauber, que l'on fait bouillir dans l'eau d'un lavement et que l'on passe ensuite dans un linge avant d'en remplir la seringue. On peut remplacer ce lavement purgatif par une foule d'autres que nous ne pouvons indiquer ici.

Les doses ci-dessus prescrites de séné et de sel purgatif sont pour les adultes. On doit savoir qu'au dessous de 5 ans, la dose d'un médicament ne doit être que de un cinquième ou de un sixième de celle de l'adulte, de un quart à un tiers de cinq à dix ans, et de moitié de dix à quinze ans. Dans tous les cas, il faut avoir égard à la vigueur de l'enfant, comme à celle des grandes personnes.

ensuite au malade des boissons mucilagineuses et adoucissantes, telles que les décoctions de graine de lin, de racine de guimauve, le lait, l'eau de veau; 4° toutes les deux ou trois heures on administre une cuillerée d'huile d'olives ou d'amendes douces; 5° dans chaque verrée de boisson adoucissante, dont il vient d'être question, on met quatre à cinq gouttes d'éther. Si, malgré l'emploi de ces moyens, qui doivent être administrés le plus promptement possible, le malade ne va pas mieux, il faut appeler un médecin.

172. D. Quelles sont les herbes dont on se sert le plus habituellement comme assaisonnement, et quelle est leur action sur la santé?

R. Ce sont: le persil, le cerfeuil, l'estragon, les tiges d'oignon, d'ail, d'échalotte, le romarin, le tym, les feuilles de laurier-sauce, etc.; mis dans les potages, les ragoûts et autres mets, dans le but de leur donner une saveur plus active, ces assaisonnements leur communiquent leurs qualités plus ou moins échauffantes (1). Lorsqu'on prépare quelque aliment pour une personne souffrante ou convalescente, il faut avoir soin de ne les y faire entrer qu'en faible quantité, s'il n'y a pas possibilité de s'en passer entièrement.

(1) Voyez quelle est la manière d'agir des assaisonnements chauds sur la santé.

§ II.

Des racines et des tubercules.

173. D. Quels sont les tubercules et les racines qui servent à notre nourriture ?

R. Ce sont : 1° la pomme de terre ; 2° la truffe ; 3° la rave et le navet ; 4° le radis et la petite rave ; 5° la carotte ; 6° le poireau ; 7° la betterave ; 8° l'oignon ; 9° la scorsonère et le salsifis ; 10° le céleri ; 11° le topinambour ; 12° le panais.

174. D. Dites quelle est la manière d'agir de ces légumes sur la santé ?

R. La pomme de terre bien mûre, soit cuite dans sa peau, c'est-à-dire en *robe de chambre,* soit *fricassée au lait,* ou *sauté au beurre,* soit mise en *garniture* autour d'un morceau de veau, de mouton ou de cochon, ou en *gratin,* est assez nourrissante, calmante et non relâchante, comme la plupart des racines douces ; elle est, en outre, facile à digérer, surtout quand elle est cuite simplement dans son enveloppe, sans aucun assaisonnement. Préparée de cette dernière manière, elle est agréable au goût, et peut être mangée en grande quantité par les personnes bien portantes, sans avoir à redouter d'indigestion. Les convalescents, et même les malades auxquels une nourriture légère est permise, peuvent en faire un usage modéré ; ce qu'ils ne pourraient faire si ce tubercule était accommodé avec de la graisse, du fromage ou autres substances lourdes.

Les pommes de terre *frites*, et toutes les préparations qu'on fait subir à cet aliment, et dans lesquelles il entre beaucoup de graisse, d'épices, d'acides, de substances venteuses, comme l'oignon, la graisse de cochon, le vinaigre, etc., sont indigestes et ne peuvent être une bonne nourriture que pour les personnes jouissant d'une bonne santé et ayant l'estomac robuste. Tous ceux qui sont indisposés ou malades, ou qui digèrent difficilement, doivent s'en priver. Base de la nourriture des habitants des campagnes qui sont habitués à une nourriture peu substantielle, la pomme de terre serait insuffisante pour soutenir les forces des habitants des villes qui ont toujours fait usage d'aliments plus succulents; l'ouvrier même, qui se livre à des travaux fatigants, ne doit pas se contenter d'une nourriture aussi légère que peu fortifiante.

L'usage trop abondant et trop exclusif de la pomme de terre, surtout si en mangeant on ne boit pas de vin ou autre boisson fermentée, relâche beaucoup le corps, rend les chairs molles, bouffies, et dispose aux maladies qui viennent de la faiblesse, comme fièvres intermittentes, engorgements, infiltrations des tissus, etc. Il ne faut jamais manger la pomme de terre avant qu'elle ne soit arrivée à une complète maturité, autrement elle est indigeste et malsaine.

La *fécule de pomme de terre*, mise dans un potage, est l'aliment le plus léger qu'on puisse donner aux malades et aux convalescents, dès qu'il leur est permis de prendre de la nourriture. On prépare encore de bons potages, d'une très-facile digestion, avec des pommes de terre que l'on fait sécher après les avoir fait cuire, puis émiettées ou coupées en petits morceaux. La pomme de terre fournit aussi *un sucre* et *un alcool* qui, s'ils n'ont pas les qualités du sucre de la canne et de la betterave, ni de l'alcool de vin, agissent néanmoins de la même manière sur le corps.

175. La *truffe* est un aliment de luxe, très-recherché des gourmands, mais indigeste et échauffant; lors même qu'on a assez bon estomac pour le bien digérer, on ne doit toujours en manger qu'avec modération et à des intervalles assez éloignés. Les personnes souffrantes ou seulement échauffées, ou éprouvant la moindre indisposition, doivent toujours s'en interdire l'usage.

176. La *rave* et le *navet* se mangent cuits dans la soupe, ou dans un ragoût de mouton, de cochon, etc., ou fricassés soit au gras, soit au maigre. Ces racines sont peu nourrissantes, mais sucrées, rafraîchissantes, font uriner et adoucissent les intestins. On prépare avec elles des bouillons excellents pour les personnes échauffées; cependant elles sont venteuses, et ne conviennent pas aux estomacs affaiblis, auxquels il faut une nourriture fortifiante plutôt que relâchante.

177. Le *radis* et le *raifort* ne se mangent que crus, coupés en tranches, sur lesquels on met un peu de sel; il sont l'un et l'autre un aliment peu nourrissant, indigeste et très-échauffant, qui ne peut être supporté que par les estomacs les plus robustes. Il est inutile de dire qu'on doit s'en priver dès qu'on éprouve une indisposition quelconque ou qu'on a l'estomac délicat.

179. Les *petites raves* se mangent également crues avec un peu de sel; mais elles sont moins lourdes et moins échauffantes que le radis et le raifort. Cependant les personnes en bonne santé, et auxquelles elles ne donnent pas de renvois, doivent seules s'en permettre l'usage, car elles sont toujours trop indigestes pour ceux qui sont indisposés, ou dont l'estomac et les intestins ne fonctionnent pas régulièrement.

179. La *carotte*, que l'on accommode également au gras et au maigre, est la racine la plus salubre dont l'homme puisse faire usage; aussi douce et rafraîchissante que la rave et le navet, elle a sur ces légumes l'avantage de ne pas être venteuse; d'une digestion très-facile, elle est un excellent aliment pour tous ceux qui ont le sang échauffé, les intestins et l'estomac irrités, et le foie malade. L'eau de carotte est une très-bonne boisson dans les maladies inflammatoires, ainsi que dans la jaunisse.

180. Le *poireau* a les mêmes propriétés que la carotte; comme elle, il est très-adoucissant sans

être venteux; on peut donc en faire usage dans les mêmes circonstances (1). On fait aussi avec le blanc de poireau des cataplasmes que l'on applique avec succès sur le bas-ventre, dans les rétentions d'urine causées par l'échauffement de la vessie, ou par la contraction nerveuse (spasme) du col de cet organe. C'est un accident qui se présente assez fréquemment chez les jeunes enfants, et tous ceux qui ont des maladies de vessie.

181. La *betterave* se mange soit fricassée, soit en garniture autour d'un morceau de viande, soit en salade. Ainsi que toutes les racines sucrées, la betterave est très-bonne à la santé; elle a l'avantage d'être adoucissante et rafraîchissante; mais comme sa chair est très-compacte, elle est, pour ce motif, un peu lourde pour les estomacs faibles et toutes les personnes indisposées qui doivent s'en priver.

182. *L'oignon* se mange cru dans les pays chauds, où il est sucré et beaucoup moins âcre que dans les climats tempérés et ceux du nord; mais quelque doux qu'il soit, il est toujours trèséchauffant, mangé de cette manière. Cuit au gras ou au maigre, ce bulbe est aussi sucré que venteux, et donne des renvois à beaucoup de personnes qui ne peuvent le digérer. Les personnes délicates, qui digèrent péniblement, doivent s'en priver, ainsi que toutes celles qui sont convalescentes ou malades.

(1) Voyez n° 179.

L'oignon a pour effet particulier de porter aux urines et à la peau, et son usage, trop abondant et longtemps continué, paraît ne pas être sans danger. Plusieurs bons observateurs croient avoir remarqué qu'il produit le dérangement de l'esprit.

183. La *scorsonère* et *le salsifis* se ressemblent beaucoup par leur apparence et leurs qualités alimentaires. Leurs racines sont un aliment doux, sucré et bon à la santé; cependant comme elles sont un peu venteuses et échauffantes, il ne faut pas en faire un usage trop fréquent. Les personnes indisposées, celles qui sont sujettes aux vents, ou vont difficilement du ventre, ou éprouvent un échauffement quelconque, doivent s'en priver ou en manger peu.

Avec les racines torréfiées de la scorsonére, on fait une décoction assez semblable à celle de café, sous le rapport de l'odeur et du goût.

184. Le *céleri*, comme toutes les plantes qui ont une odeur forte, est échauffant; on le mange ordinairement en salade, soit seul, soit mélangé à la laitue, à l'endive, ou à la doucette ou mâche. Cette salade n'est bien digérée que par les individus bien portants, et qui ont l'estomac vigoureux; tous les valétudinaires, les malades et ceux dont l'estomac est faible, doivent s'en interdire l'usage. Cuite au gras ou au maigre, cette racine est beaucoup plus facile à digérer; comme alors elle conserve encore son arôme, qui est le principe qui la rend échauffante, on doit toujours en

manger modérément lorsqu'on est en bonne santé, et s'en priver complètement dans le cas de maladie ou seulement d'indisposition.

Le céleri est bon dans le scorbut, et l'eau dans laquelle on l'a fait bouillir augmente la quantité des urines; on peut donc boire de cette eau dans certains cas d'hydropisie, c'est-à-dire toutes les fois que la suppression des urines n'est due qu'à la faiblesse des organes où se forme l'urine, et non à leur inflammation ni à une maladie organique du cœur ou de tout autre organe.

185. Le *topinambour*, dit vulgairement *tartoufe* ou *poire de terre*, se mange accommodé au gras ou au maigre; c'est un aliment très-sucré et bon à la santé des personnes bien disposées; mais son odeur forte plaît à peu de personnes. L'arôme prononcé de ce tubercule, assez semblable à celui de l'artichaut, annonce assez qu'il est échauffant, et qu'il est prudent de s'en priver ou d'en manger très-peu dès qu'on est indisposé.

Le topinambour est très-recherché du bétail, des bœufs, des vaches, et surtout des moutons lorsqu'il est cuit, parce qu'alors sa saveur est douce et très-sucrée. Cultivé en grand, comme on le fait au Brésil et dans plusieurs autres contrées, ce tubercule remplacerait avantageusement la pomme de terre et la betterave pour engraisser le bétail. Son principe aromatique, très-prononcé, le rend fortifiant et non relâchant, comme la betterave, la carotte et la pomme de terre qui donnent la diarrhée, dans maintes circonstances, aux bêtes à cornes. La nourriture par le topinambour pourrait donc être un préservatif contre plusieurs épizooties qui ont leur principe dans la faiblesse des animaux, faiblesse occasionnée par des causes souvent inappréciables.

Le topinambour présente, en outre, l'avantage de croître dans les terrains les moins fertiles, de ne pas demander une plantation annuelle, et de n'exiger qu'une culture peu dispendieuse.

186. Le *panais* est aussi une racine aromatique, et, par conséquent, un peu échauffante. Les ouvriers des villes et des campagnes font cuire le panais dans la soupe, avec du choux, des pommes de terre, des haricots verts, ou bien en ragoût avec un morceau de viande de veau ou de mouton. Les estomacs robustes, habitués à une forte nourriture, peuvent seuls s'accommoder de cet aliment, qui, du reste, est très-sain pour quiconque le digère bien. Les malades, les convalescents, et tous ceux qui redoutent une nourriture un peu lourde et échauffante, doivent s'en abstenir.

§ III.

Des grains secs et des grains verts.

187. D. Quels sont les grains secs et verts dont l'homme fait sa nourriture ?

R. Ce sont : 1º les pois ; 2º les haricots ; 3º les

lentilles; 4° les fêves, que l'on accommode de différentes manières.

188. D. Quelle est la manière d'agir de chacun de ces légumes sur la santé?

R. Les *pois verts*, préparés au maigre ou au gras, sont d'un usage très-répandu et recherchés de presque tout le monde, parce qu'ils sont très-agréables au goût, et d'une digestion assez facile pour qu'on permette aux convalescents et aux personnes dont l'estomac est délicat d'en manger. Quoiqu'un peu venteux, les pois verts le sont cependant beaucoup moins que les pois secs. Les pois verts accommodés *au lard* sont plus difficiles à digérer que ceux *au sucre;* c'est pour ce motif que ces derniers conviennent beaucoup mieux aux personnes indisposées ou qui ont la digestion pénible.

189. Les *pois secs* sont employés, dans la classe ouvrière, à faire la soupe au lard, à laquelle ils communiquent un goût agréable, et qu'ils rendent plus épaisse et plus nourrissante; mais cette soupe est lourde, et n'est une bonne nourriture que pour les ouvriers robustes. On prépare encore avec les pois secs d'excellentes *purées,* que l'on mange soit seules, soit en garniture autour d'un morceau de viande de porc ou de veau; mais cette préparation est toujours un aliment venteux, d'une digestion difficile pour les estomacs mal disposés. Les convalescents et les malades n'en doivent jamais manger.

190. Les *haricots* sont d'un usage très-répandu, et le principal mets maigre des ouvriers des campagnes; on les mange, soit lorsqu'ils sont *verts*, c'est-à-dire en cornets, soit quand ils sont *secs*.

Les *haricots verts* se rapprochent des herbes potagères, quant à leur manière d'agir sur l'économie; c'est un aliment tendre, agréable au goût et facile à digérer, mais peu nourrissant; les estomacs faibles ou irrités peuvent même le supporter, mais la manière dont il est préparé fait aussi qu'il est plus ou moins léger. Comme ce légume tient une place importante dans l'alimentation de la classe ouvrière, nous allons entrer dans quelques détails sur ses modes de préparations les plus généralement employés.

Les *haricots verts, cuits dans la soupe au lard,* se mangent sans autre préparation qu'un peu de sel qu'on y ajoute; apprêtés de cette manière, sans être réellement indigestes, les haricots verts sont cependant plus lourds que lorsqu'ils ont été cuits dans une soupe maigre, ou simplement à l'eau, et assaisonnés ensuite avec un peu de beurre frais ou de jus de viande. En effet, la graisse et l'âcreté que toute viande salée communique au bouillon et aux légumes qu'on y fait cuire, rendent ceux-ci plus ou moins lourds et irritants pour les estomacs délicats ou malades.

Les *haricots verts au jus de viande* que l'on met autour d'un gigot, ou de tout autre viande cuite à l'étouffée, sont agréables au goût, et de facile digestion. Les convalescents et tous ceux qui ont l'estomac délicat, peuvent même en manger avec modération.

Les *haricots verts, sautés au beurre frais*, sont un aliment sain, qui convient même aux valétudinaires, et à tous ceux qui ont besoin d'une nourriture légère et non échauffante. Les personnes qui ont la fièvre ou toute autre maladie, ou indisposition qui ne comporte pas une nourriture solide, doivent s'en priver.

Les *haricots verts à la sauce blanche*, c'est-à-dire accommodés au lait, sont également d'une digestion assez facile, mais cependant moins que les haricots au jus ou sautés au beurre frais.

Les *haricots verts à l'huile et au vinaigre*, que l'on a fait cuire préalablement à l'eau, sont une des salades dont la digestion est la plus facile à digérer; cependant toutes les personnes souffrantes auxquelles les salades, quelles qu'elles soient, ne conviennent pas, doivent s'en abstenir (1).

191. Les *haricots secs*, accommodés soit au *vin*, soit au *lait frais*, sont venteux, donnent des aigreurs aux estomacs faibles ou irrités, et même des coliques et le dévoiement à ceux qui ont les intestins souffrants; ils ne sont donc un bon aliment que pour les personnes robustes qui prennent un grand exercice, ou qui se livrent à un

(1) Voyez l'article des salades.

travail pénible; tous ceux qui ont une profession sédentaire, ou qui sont condamnés au repos par une infirmité, se trouvent presque toujours incommodés de l'usage de ce légume sec. Les nourrices doivent s'en priver à cause de leurs nourrissons, ou au moins en manger avec beaucoup de modération.

Les *haricots secs au gras ou au jus de viande,* tels que ceux que l'on mêle au jus d'un gigot braisé, sont moins venteux et plus nourrissants que les haricots secs, cuits au vin ou au lait (1). Cependant, quoique plus facilement supportés par l'estomac, ils ne sont encore une bonne nourriture que pour les personnes en bonne santé et qui ont l'estomac fort. Les malades et tous ceux qui ressentent une indisposition quelconque, doivent s'en interdire l'usage. On met aussi les haricots secs en salade (2).

192. Les *lentilles* ne se mangent que sèches, accommodées soit au gras, soit au maigre. Comme tous les légumes secs, elles sont venteuses, mais moins cependant que les haricots mûrs, dont nous venons de parler; elles sont également d'une digestion plus facile. Néanmoins les malades, les convalescents, et tous ceux qui souffrent de l'estomac et des intestins, doivent s'en abstenir. La *soupe aux lentilles* convient aux nourrices dont elle augmente le lait; les lentilles se mangent

______

(1) Voir le n° 191.
(2) Voyez l'article des salades.

aussi en salade (1). On fait avec ce légume cuit et réduit en pulpe des cataplasmes émollients, que l'on emploie lorsqu'on veut adoucir la partie malade, sans la relâcher trop. Nous devons ajouter que la réputation dont jouit dans le peuple la décoction de la lentille comme propre à favoriser les éruptions à la peau, telles que la rougeole, la petite verole, etc., n'est point fondée et ne mérite aucune confiance.

193. Les *fèves vertes*, qui n'ont acquis que le tiers ou le quart de leur grosseur, et assaisonnées soit au gras, soit au maigre, sont un bon aliment, quoiqu'un peu venteuses, ainsi que les pois verts. Les personnes même un peu délicates, dont l'estomac n'est pas très-fort, peuvent en faire usage, car elles n'ont pas l'inconvénient d'échauffer et de resserrer le ventre comme les fèves mûres.

Les *fèves sèches* sont un aliment plus grossier que les pois, les lentilles et les haricots; aussi ne sont-elles bien digérées que par les habitants robustes des campagnes, qui les font cuire ordinairement avec du cochon frais ou salé, pour en faire de la soupe dite *soupe aux fèves* (2). La fève jouit de la propriété de resserrer le ventre, aussi son usage trop fréquent peut produire une constipation opiniâtre; c'est pour ce motif que la *purée* de fèves arrête le dévoiement provenant de la seule faiblesse des intestins, c'est-à-dire ledé-

(1) Voyez l'article des salades.
(2) Voyez soupe aux fèves, n° 76.

9

voiement qui n'est point accompagné de coliques et ne donnant que des matières claires, ne contenant ni sang, ni glaires. L'usage trop habituel des fèves rend les chairs molles, enfle le ventre et fait engraisser; la stupidité et les songes fâcheux sont aussi un effet de cet usage exagéré de ce légume. On fait avec la farine de fèves des cataplasmes dits *résolutifs*, c'est-à-dire qui font disparaître certains engorgements et enflures.

L'eau de fèves, soit pure, soit mélangée à l'hydromel, fait uriner; elle est très-bonne dans les maladies de foie, dans la toux, les crachements de sang et autres maladies de poitrine.

ARTICLE II.

Des Aliments maigres tirés des animaux.

194. D. Quels sont les animaux qui fournissent des aliments maigres ?

R. Ce sont : 1º les quadrupèdes, c'est-à-dire les animaux à quatre pieds ou quatre pattes; 2º les oiseaux; 3º les poissons.

§ I.

Des Aliments maigres fournis par les animaux.

195. D. Quels sont les aliments maigres provenant des quadrupèdes ?

R. Ce sont : 1º le lait; 2º la crème; 3º le beurre; 4º les fromages de différentes espèces.

Du Lait.

196. D. Le lait est-il une bonne nourriture ?

R. Oui, le lait est un excellent aliment; il est sucré, adoucissant, nourrit bien et est très-bon à la santé; mais il relâche l'estomac et les intes- tins, et ne convient pas, pour ce motif, toutes les fois qu'une nourriture rafraîchissante et affai- blissante est nuisible.

197. D. Quelles sont les personnes auxquelles le lait convient comme nourriture ?

R. Le lait est bon à la santé : 1º des enfants; 2º des personnes d'un tempérament vif, sec et nerveux, qui ne peuvent supporter les boissons et les aliments irritants; 3º de ceux qui ont l'es- tomac tellement sensible et délicat, par suite de sa faiblesse, qu'ils ne peuvent supporter toute autre nourriture qui est lourde pour eux; 4º des individus qui sont amaigris, épuisés par les ex- cès; le lait de chèvre ou d'ânesse est tout à la fois le meilleur médicament et la nourriture la plus convenable qu'ils puissent prendre; 5º de ceux qui ont la poitrine faible ou malade; 6º de ceux qui éprouvent une fièvre lente, entretenue par l'inflammation chronique, c'est-à-dire ancienne, de quelque organe; 7º de ceux qui ont l'estomac et les entrailles irrités, lorsque, toutefois, ce liquide ne s'aigrit pas dans l'estomac; accident qui survient fréquemment à cause des acides ou de la forte chaleur qui se développe dans cet organe par le fait de son irritation ; 8° de ceux enfin qui habitent des lieux où règne habituellement un air vif et sec, comme est celui des hautes montagnes.

198. D. Quelles sont, au contraire, les personnes auxquelles le lait est nuisible ?

R. Ce sont : 1° les individus gras, qui ont beaucoup d'humeurs et de glaires dans l'estomac ; 2° ceux qui ont les chairs bouffies et relàchées ; 3° les vieillards, qui ont généralement l'estomac trop froid pour supporter cet aliment relàchant et rafraîchissant. Cependant il est beaucoup de personnes âgées qui se trouvent très-bien de l'usage du lait ; ce sont celles qui ont l'estomac chaud et nerveux, et qui ne peuvent supporter le vin plus ou moins pur, et toutes les liqueurs alcooliques ; 4° les personnes robustes, obligées de se livrer à des travaux pénibles, et auxquelles il faut une forte nourriture ; 5° ceux qui ont la langue blanche, la bouche amère et des envies de vomir, signes qui indiquent qu'ils ont besoin d'être purgés ou de prendre un vomitif ; 6° ceux qui ont la fièvre intermittente, ou tout autre fièvre qui a sa cause dans la faiblesse générale du corps, et non dans l'irritation ou l'inflammation d'un organe ; 7° ceux qui ont éprouvé un refroidissement, et qui doivent éviter soigneusement toutes les boissons ou aliments rafraîchissants qui empêchent la vie de se reporter à la peau, d'où elle a été refoulée par l'action du froid ; 8° ceux qui sont exténués par la fatigue, et auxquels il faut une nourriture qui relève les forces épuisées, plutôt que relâchante ; 9° ceux qui sont dans une grande transpiration ; ils doivent bien prendre garde de boire du lait froid, une mort prompte peut être la conséquence de cette imprudence ; le lait chaud n'aurait pas les mêmes inconvénients dans cette circonstance ; 10° ceux enfin qui habitent des pays bas et humides, où il y a des marais, des étangs et où l'air est relâchant.

199. D. Quels sont les animaux dont le lait est le plus difficile à digérer ?

R. Les animaux dont le lait est le plus difficile à digérer, sont ceux qui donnent le plus nourrissant. On peut classer les laits les plus lourds dans l'ordre suivant : 1° le lait de chèvre et celui de brebis, qui sont les plus riches en fromage et en beurre ; 2° celui de vache, qui contient, après celui de chèvre et de brebis, le plus de beurre et de fromage, et qui, pour ce motif, peut être encore d'une digestion assez difficile pour certains malades ; 3° celui de jument, d'ânesse et de chamelle, qui sont l'un et l'autre très-léger et conviennent mieux aux malades et aux convalescents, auxquels cet aliment est utile ; 4° celui de la femme, qui est plus léger encore que celui de jument et d'ânesse.

On doit remarquer que le lait des animaux qui vivent dans les pays marécageux où les herbes sont dépourvues d'arôme, ne donnent qu'un lait clair, sans saveur, et peu nourrissant, tandis que celui des animaux qui paissent dans des lieux secs et élevés, où les pâturages ont des herbes très-aromatiques, est gras, très-nourrissant et d'un goût exquis.

200. D. Le lait n'est-il pas sujet à des falsifications ?

R. La fraude exercée sur le lait se réduit : 1º à la soustraction d'une partie de la crême ; 2º à l'addition d'une certaine quantité d'eau ; 3º à la coloration qu'on lui fait subir, afin de lui rendre cette teinte jaunâtre que lui ont fait perdre la soustraction de la crême et l'addition de l'eau ; 4º à l'introduction de substances étrangères, propres à lui rendre sa densité qu'elle a perdue en l'étendant d'eau.

201. D. Quelles sont les substances étrangères que l'on introduit dans le lait pour cacher la fraude ?

R. 1º On augmente l'*épaisseur* ou la densité du lait, soit par des *émulsions d'amandes douces* ou *de graines de chenevis*, soit par *la gomme*, soit par *l'amidon* ou *la farine* ; 2º on rend au lait sa couleur jaunâtre au moyen soit d'un peu de *caramel*, ou de *jaune d'œuf* bien délayé, ou de *jus de carotte*, ou une légère infusion de *safran* ou de *fleur de soucis* ; 3º on restitue au lait sa saveur sucrée qui lui a été enlevée en partie par l'eau et l'écrêmage, au moyen d'un *peu de sucre*.

De la Crême et du Beurre.

202. D. Que pensez-vous dè la crême et du beurre comme aliment?

R. La *crême* est un aliment doux, très-nourrissant, agréable au goût et très-bon à la santé; mais comme toutes les substances grasses, elle est quelquefois un peu lourde pour certains estomacs faibles. Il convient de s'en priver quand on a l'estomac dérangé, lorsqu'on a le dévoiement, ou qu'on est atteint de fièvre aiguë et autres maladies où les aliments lourds sont défendus.

203. D. Le *beurre* est plus nourrissant encore que la crême, et est un aliment très-sain pour les personnes en bonne santé lorsqu'il est *frais*. En vieillissant il se rancit et acquiert une âcreté irritante qui peut déterminer des coliques d'estomac, si cette âcreté est portée à un certain degré. Le *beurre fondu* se conserve longtemps, mais alors il est moins agréable au goût, moins salubre qu'à l'état frais, et ne peut plus servir que comme assaisonnement; en fondant le beurre, celui-ci donne un résidu épais, d'un jaune brun, appelé *crachée* dans plusieurs pays. Cette substance, que l'on mange sur des tartines de pain ou mélangée à quelque aliment, est âcre et échauffante; elle donne facilement des aigreurs et le brûle-cou à ceux qui ont l'estomac faible ou disposé à l'irritation. Les personnes malades, ou seulement in-

disposées, ne doivent jamais manger de beurre en tartine; on ne doit même faire entrer cette substance qu'en faible quantité dans les aliments qu'on leur prépare. Quant à la *crachée*, elle ne peut convenir qu'aux individus bien portants et ayant bon estomac.

Des Fromages de différents genres.

204. D. Quels sont les différents genres de fromages?

R. On distingue deux genres de fromages qui sont : 1° les *fromages fermentés*, ainsi appelés parce qu'ils ont subi une fermentation qui leur donne une odeur forte et peu agréable, à laquelle on les reconnaît; 2° les *fromages non fermentés*, qui n'ont presque pas d'odeur, et que l'on prépare en mêlant simplement au fromage, récemment séparé du petit lait, de la crême et un peu de sel, de poivre et autres assaisonnements.

205. D. Quels sont les fromages fermentés les plus connus, et quelle est leur action sur la santé?

R. Les fromages fermentés, dont l'usage est le plus répandu, sont ceux de *Brie, de Gruyère, de Géromany,* appelé *Tête de moine, de Marolles, de Roquefort, de Hollande, de Septmoncel, de Chester, de Livaro, de Parmesan,* etc., et celui de ménage, appelé *fromage fort.* On doit ranger dans la même classe les fromages dits de *crême*, comme ceux de *Langres*, du *Mont-d'Or*, qui sont liquides, plus doux et moins échauffants que les premiers.

Tous les fromages fermentés excitent l'appétit et les fonctions de l'estomac, mais tous sont aussi plus ou moins échauffants, et, pour cette raison, ne conviennent qu'aux personnes bien portantes, qui même ne doivent en manger qu'avec modération, pour qu'ils soient bons à la santé; mais les malades, et toutes les personnes indisposées doivent s'en priver entièrement. Pour être salubre, le fromage fermenté ne doit être ni trop nouveau, ni trop vieux; trop nouveau, il est d'une digestion difficile; trop vieux, il a une odeur désagréable, est très-échauffant, et empêche spécialement la liberté du ventre. On doit préférer le fromage mou à celui qui est dur, serré et compact. Le fromage de bonne qualité ne doit être ni trop gluant, ni trop sec, être modérément salé, et ne point produire de renvois.

206. D. Quelles sont les personnes auxquelles conviennent, et celles auxquelles sont nuisibles les fromages fermentés ?

R. Mangés en quantité modérée, les fromages fermentés sont avantageux, surtout après le repas, aux estomacs froids qui ont besoin d'être excités pour bien digérer; ils sont encore un bon aliment pour le déjeuner et le goûter des ouvriers qui travaillent de force et qui ont bon estomac, car

tous ces fromages sont un aliment très-nourrissant.

L'usage habituel des fromages fermentés ne
convient ni aux enfants, ni aux femmes, ni à
ceux qui ont beaucoup de sang ou de bile, ni à
ceux qui vont difficilement du ventre, ni à ceux
qui sont atteints de la pierre ou de la gravelle,
ni à ceux sujets à la tristesse ou humeurs noires,
ni aux femmes hystériques, ni, en général, à
toutes les personnes délicates qui doivent en
user rarement et avec beaucoup de modération.
Les personnes qui ont la fièvre ou une indisposition quelconque, celles dont la poitrine et les
entrailles sont irrités, doivent s'en priver entièrement.

207. D. Quels sont les fromages non fermentés, et quelle est leur action sur la santé?

R. Le fromage *blanc* ou à la *pie*, et le fromage de *Neufchâtel*, appartiennent à la classe
des fromages non fermentés. Ces fromages sont
de nature froide, et, par conséquent, difficiles à
digérer pour les personnes dont l'estomac est
paresseux ou affaibli, et qui demandent une
nourriture plus excitante. Les estomacs chauds
se trouvent très-bien, au contraire, de l'usage
des fromages non fermentés, qui sont pour eux
un excellent aliment qui les calme et les rafraîchit; en général, les fromages blancs et de Neufchâtel conviennent à tous ceux auxquels les fromages fermentés sont nuisibles, c'est-à-dire aux

enfants, aux femmes, aux tempéraments sanguins et bilieux, qui sont très-irrascibles (1); mais les malades, les convalescents et les vieillards, en général, n'en doivent pas manger.

§ II.

Des Aliments maigres provenant des oiseaux.

208. D. Quels sont les aliments maigres fournis par les oiseaux, et quelle est leur action sur la santé ?

R. Les *œufs* sont le seul aliment maigre que fournissent les oiseaux ; nous ne parlons point ici des oiseaux d'eau, comme la sarcelle, le rougeot, le pluvier, le plongeon, etc., que l'"on considérait autrefois comme des mets maigres. Tous ces oiseaux ont une chair noire ; ils ont sur la santé la même action que les viandes noires dont il a été question (2).

Il y a une infinité de manières de les préparer qui les rendent plus ou moins faciles à digérer. On peut dire que, par sa nature, l'œuf est nourrissant, agréable au goût, adoucissant et facile à digérer quand il n'est pas cuit dur ; aussi quand il est mollet et peu assaisonné, est-il une nourriture précieuse pour les malades, les convalescents et les valétudinaires ; cependant il faut s'en priver

(1) Voyez le n° 206.
(2) Voyez les n°s 107, 108 et 109.

quand on a la fièvre, et toutes les fois qu'on a besoin d'être évacué par le haut ou par le bas; ce qui se reconnaît quand on a la bouche amère, la langue chargée et des envies de vòmir, accompagnées de maux de tête et de faiblesse dans les jambes.

209. D. Comme les œufs sont la base de la cuisine maigre, entrez dans quelques détails sur les diverses manières de les préparer?

R. Les *œufs cuits durs* sont indigestes, échauffants et resserrent le ventre; c'est surtout le blanc, lorsqu'il est dur, qui est difficile à digérer. On doit éviter, en bonne santé, de se charger l'estomac d'œufs cuits durs, et n'en jamais manger lorsqu'on est malade ou indisposé. Nous devons signaler ici, pour la condamner, l'imprudence dont périssent victimes des personnes qui ont l'estomac très-fort, en gageant de manger, sans boire, une ou plusieurs douzaines d'œufs cuits durs; une mort très-prompte, occasionnée par une indigestion des plus graves, est ordinairement le résultat de cette fanfaronnade.

210. Les *œufs dits mollets, à la coque* ou à la *mouillette,* sont adoucissants, très-légers et nourrissent bien. Ils conviennent à tout le monde sans exception, même aux malades qui peuvent prendre quelque nourriture; c'est le premier aliment solide qu'on leur permet.

211. Les *œufs au beurre* ou *au miroir,* lorsqu'ils ne sont pas trop cuits, sont un excellent

aliment dont tout le monde peut faire usage. Cependant, en raison du beurre dans lequel on les fait cuire, ils sont moins légers que les œufs à la coque; c'est, pour ce motif, qu'ils conviennent moins aux malades et aux personnes indisposées.

212. Les *œufs en omelette*, surtout quand on y fait entrer du lard, mets très en usage chez les ouvriers des villes et des campagnes, sont un très-bon aliment pour les personnes en bonne santé, mais d'une digestion difficile pour ceux qui ont l'estomac faible; les malades et les convalescents n'en doivent jamais manger; il en est de même des *crêpes*, appelées dans le peuple *crâpés, matte-faim*, qui ne sont que de la farine délayée dans un peu d'eau ou de lait avec un œuf ou deux. Comme cette pâte n'éprouve qu'une cuisson de quelques minutes dans la poële, avec un peu de beurre ou de sain-doux, son intérieur est toujours peu cuit et très-lourd; aussi la crêpe est-elle encore plus indigeste que l'omelette.

213. Les *œufs brouillés*, sont très-faciles à digérer, de quelque manière qu'ils soient préparés, c'est-à-dire soit au bouillon gras ou au jus de viande, soit à la crême, soit qu'on ajoute au jus de viande, dans lequel on a fait cuire les œufs, des pointes d'asperges, de la laitue, de la chicorée, etc. Les personnes auxquelles tout aliment solide est interdit, doivent seules s'en priver.

214. Les *œufs brouillés au fromage*, dans

lesquels, outre le fromage, on fait entrer de l'ail, du poivre, de la muscade, etc., sont un mets échauffant et lourd qui ne peut convenir qu'aux personnes jouissant d'une bonne santé et dont l'estomac est robuste.

215. Les *œufs au vin ou en meurette*, c'est-à-dire cuits dans une sauce dans laquelle il entre du vin, des herbes hachées et de la crême, sont un mets très en usage chez les cultivateurs et les ouvriers des villes, pour lesquels il est un bon aliment; mais comme tous les mets où il entre du vin, les œufs, ainsi apprêtés, sont un peu échauffants et ne conviennent point aux malades et à tous ceux qui sont indisposés.

216. Les *œufs à la tripe, les œufs farcis, les œufs frits*, étant toujours cuits durs, sont, pour ce motif, d'une digestion difficile pour toute personne qui souffre de l'estomac ou qui a cet organe délicat. Les personnes bien portantes et qui ne redoutent point un aliment un peu lourd, doivent seules s'en permettre l'usage.

217. Les *œufs au jus de viande* sont très-nourrissants et de facile digestion; ils sont un excellent aliment pour les personnes faibles, épuisées, qui ont besoin d'une nourriture légère et succulente en même temps, pour relever leurs forces. Les convalescents et les valétudinaires trouvent donc dans les œufs au jus de viande un aliment précieux.

218. Les *œufs sur le plat*, qui ne diffèrent des

œufs au miroir ou au beurre, qu'en ce qu'on y ajoute un peu de crême avec des petites herbes et un filet de vinaigre, sont plus lourds que les œufs au miroir. Les convalescents et tous ceux qui souffrent de l'estomac devront s'en priver, en raison du vinaigre qui est toujours irritant pour eux.

219. Les *œufs au lait*, *les œufs à la neige*, et les différentes espèces de *crêmes* dans lesquels on fait entrer des œufs, sont des mets nourrissants et très-légers, dont tout le monde peut faire usage, même les convalescents et les valétudinaires. Ceux qui ont la fièvre ou une maladie aiguë, dans laquelle toute nourriture est interdite, doivent seuls s'en priver. On doit remarquer, toutefois, que les crêmes se mangent toujours froides, et que les personnes qui ne sont pas à même de digérer un aliment qui n'a que la température de l'air, doivent se priver de cet aliment ou le faire un peu chauffer avant de le manger.

220. Le *lait de poule et le chaudeau* sont d'une digestion encore plus facile que les œufs au lait et les crêmes. Ils sont un aliment exclusivement réservé aux malades et aux personnes très-faibles ou indisposées.

221. D. Ne fait-on pas avec les œufs différents objets de pâtisserie et de confiserie ?

R. On fait avec les œufs, le sucre et autres substances, les préparations suivantes :

Les *biscottes*, qui sont un aliment très-léger et nourrissant, que l'on fait entrer dans les potages des personnes souffrantes, lorsque leur estomac ne peut supporter d'aliment plus substantiel. La biscotte est mangée également en guise de pain par ceux pour qui ce dernier aliment est trop lourd.

222. Le *biscotin* est aussi d'une digestion facile, mais moins cependant que les autres biscuits, en raison des amendes qu'on y fait entrer; c'est pour ce motif que les personnes auxquelles tout aliment lourd est interdit, doivent s'en priver ou en manger avec modération.

223. Les *biscuits* de différentes espèces, en *caisse*, de *Savoie*, à la *fleur d'oranger*, *manqué*, etc., sont tous très-légers, et il n'est personne qui n'en puisse manger, à moins de maladie avec fièvre, où toute autre nourriture est interdite; mais le biscuit dont la digestion est la plus facile, et que l'on permet même à la plupart des malades, est le biscuit *à la cuillère*. Quand on mange une certaine quantité de biscuits, de quelque espèce qu'ils soient, il faut avoir soin de boire par dessus, soit de l'eau, soit un peu de vin ou autre boisson; sans cette précaution, le biscuit qui, par sa nature, est facile à digérer quand il est humide, devient lourd quand l'estomac ne peut lui fournir les sucs dont il a besoin pour être digéré.

224. Les *meringues*, qui ne sont que du blanc d'œuf battu avec du sucre et un principe aroma-

tique qui les rend agréables au goût, sont encore plus faciles à digérer que les biscuits; les estomacs faibles peuvent en manger sans inconvénient.

225. Les *bonbons à la fleur d'oranger, à la vanille, au citron* et à plusieurs essences agréables au goût et à l'odorat, sont non seulement d'une digestion très-facile, mais favorisent même les fonctions de l'estomac, lorsque cet organe est trop chargé de nourriture. Cependant, comme c'est en vertu de leurs propriétés stimulantes qu'ils agissent ainsi, ils sont échauffants et ne conviennent à la santé qu'autant qu'on en mange avec modération et peu souvent. Dans tous les cas, les bonbons de toutes les espèces ne peuvent que nuire aux malades et aux convalescents.

§ III.

Des Aliments maigres provenant des poissons et autres animaux d'eau.

226. D. Les poissons sont-ils une bonne nourriture pour la santé ?

R. A quelques exceptions près, tous les poissons ont une chair assez nourrissante, facile à digérer et non échauffante, quand elle n'est pas cuite avec des assaisonnements irritants; en sorte que cette chair est un excellent aliment, même pour les personnes délicates, les convalescents et tous ceux qui peuvent prendre une nourriture solide. En général, les poissons, dont la chair est la plus compacte et la plus grasse, sont les plus difficiles à digérer, mais aussi les meilleurs au goût et les plus délicats.

227. D. Quelle distinction principale établit-on entre les poissons ?

R. On distingue les poissons en trois classes, c'est-à-dire : 1° *en poissons d'eau douce*, 2° *en poissons de mer*, 3° *en poissons* qui habitent également la mer, les fleuves et les rivières.

A. *Poissons d'eau douce.*

228. D. Quels sont les poissons d'eau douce, et quelle est l'influence de chacun d'eux sur la santé ?

R. La *truite*, que l'on ne trouve que dans les rivières et les ruisseaux dont l'eau est vive, et dont le fond et les bords sont formés par des bancs de sable, de graviers ou de roche, a une chair ferme, rosée, d'un goût exquis et très-recherchée ; mais sa nature compacte et succulente fait qu'elle est lourde et souvent indigeste pour les estomacs faibles ou malades, et qu'elle n'est un bon aliment que pour les personnes bien portantes.

229. Le *brochet* se trouve dans toutes les eaux douces où il y a d'autres poissons dont il puisse faire sa proie ; mais ceux qu'on pêche dans les rivières, les lacs et les fleuves, sont bien préféra-

bles à ceux qui habitent les étangs et les mares, où l'eau est bourbeuse et croupissante. La chair blanche, compacte et un peu sèche de ce poisson, est bien moins recherchée que celle de la truite, quoiqu'elle soit encore très-délicate et moins indigeste; toutes les personnes en bonne santé peuvent en manger sans inconvénient, ainsi que les convalescents et les personnes dont l'estomac est faible, pourvu qu'elle ne soit pas accommodée avec des assaisonnements échauffants.

Les *œufs* de brochet sont mauvais à manger, et ont le grave inconvénient de faire vomir et de purger.

230. La *carpe* habite également les eaux courantes et les eaux dormantes; mais celle de rivière ou de fleuve est bien meilleure que celle d'étang. C'est dans les mois de mars, de mai et de juin que ce poisson a le plus de qualité; sa chair n'est d'une digestion difficile, pour les personnes dont l'estomac est délicat, que lorsqu'elle est trop grasse; mais lorsqu'elle est maigre, elle devient assez légère pour que les convalescents et les valétudinaires puissent en faire usage, pourvu qu'elle soit cuite d'une manière convenable pour eux, c'est-à-dire sans assaisonnements échauffants. La partie la plus délicate de la carpe, et que l'on doit donner de préférence aux personnes indisposées, est la *laitance* ou *blanc* de la carpe, qui est très-légère, et, en même temps nourrissante et d'un gout agréable. Les *œufs* de la carpe sont

bons à manger, mais moins nourrissants et plus lourds que les autres parties de ce poisson; quant aux *tripes*, que l'on mange aussi, elles ont un certain goût de venaison qui les fait rechercher par queleques personnes.

231. Le *barbeau* a une chair blanche, peu compacte, molle et presque sans goût, lorsque ce poisson est jeune; mais cette chair acquiert de la consistance et devient savoureuse avec l'âge; en sorte que le barbeau est un excellent poisson quand il a acquis une certaine grosseur, et qu'il est un peu gras; la tête passe pour la partie la plus délicate de ce poisson. Les personnes dont l'estomac est faible, les convalescents, les valétudinaires, peuvent en faire leur nourriture, si l'assaisonnement employé pour le faire cuire n'est pas trop fort. On doit savoir que, comme ceux du brochet, les œufs du barbeau purgent fortement.

232. La *perche* de rivière a une chair blanche, très-délicate et facile à digérer, quoiqu'elle soit ferme. La perche des marais, des étangs a beaucoup moins de qualité, parce qu'elle est sujette à sentir la vase et qu'elle est bien moins savoureuse. Ce poisson convient aux convalescents qui commencent à prendre quelque nourriture. Les œufs de la perche, qui se mangent ordinairement rôtis sur le gril, après avoir été cuits dans le court-bouillon, sont un met délicat.

233. La *lotte* a une chair compacte, savoureuse, nourrissante et salubre; ces qualités font qu'elle

est très-estimée et qu'elle constitue un aliment excellent pour les personnes en bonne santé, mais un peu lourd pour celles qui éprouvent une indisposition quelconque. Le foie de la lotte est vanté comme un des mets les plus exquis que l'on puisse manger. « *Les femmes vendraient leur cotte pour manger du foie de lotte*, dit le proverbe populaire. »

234. L'*anguille* a une chair grasse, viqueuse, très-nourrissante et excellente au goût, mais, en même temps, d'une digestion très-difficile; l'usage de ce poisson ne doit donc être réservé qu'à ceux dont l'estomac est robuste et n'éprouvant aucun dérangement dans la digestion; pour peu que l'on soit indisposé on doit s'en priver. Lorsqu'il est cuit sur le gril, ce poisson est moins difficile à digérer que préparé de toute autre manière.

235. La *tanche* est un poisson peu estimé, en raison de la mollesse, de la fadeur et de la viscosité de sa chair, qui est peu nourrissante et d'une digestion peu facile; ce poisson est, en outre, sujet à sentir la bourbe dans laquelle il s'enfonce fréquemment pour y trouver sa nourriture ou éviter ses ennemis. La tanche est donc un aliment qui ne convient pas aux personnes qui ont besoin d'une nourriture légère, substantielle et saine. La meilleure manière de la préparer pour qu'elle soit moins lourde, est de la faire frire ou griller; cuite dans une sauce, elle est d'une digestion plus difficile.

236. Le *goujon* d'eau douce et celui de mer ont une chair peu nourrissante, peu compacte, mais d'un goût agréable et d'une très-facile digestion ; ce poisson est donc un excellent aliment pour tout le monde ; les personnes souffrantes peuvent même en faire usage dès qu'on leur permet quelque nourriture.

237. L'*ombre* est une espèce de truite et un des meilleurs poissons d'eau douce ; comme la truite, elle habite les eaux vives et limpides et se nourrit des mêmes aliments ; si sa chair est un peu moins savoureuse que celle de ce dernier poisson, elle a, en compensation, l'avantage d'être plus délicate et d'une digestion si facile, qu'on en permet l'usage même aux personnes souffrantes qui peuvent prendre quelques aliments solides.

B. *Poissons de mer*.

238. D. Quels sont les principaux poissons de mer qui servent de nourriture, et quelle est la manière d'agir de chacun d'eux sur la santé ?

R. La *raie* offre deux espèces que l'on mange habituellement, et qui sont également estimées. Telles sont : 1° La *raie bouclée ;* 2° la *raie de Turbot* ou *grosse raie.* La chair de ces poissons est un mets assez recherché, tant à cause de son goût agréable, que de la facilité de sa digestion ; à l'encontre des autres poissons, et principalement de ceux de mer, qui demandent à être mangés frais, lorsqu'ils viennent d'être pêchés; la raie est meilleure lorsqu'elle est un peu faite. Quoique formant un aliment léger, salubre et assez nourrissant pour les personnes en bonne santé, la chair de ce poisson est néanmoins encore trop résistante pour les personnes souffrantes qui doivent s'en priver. D'ailleurs, les deux manières les plus usitées de préparer la raie, c'est-à-dire : 1º à la *sauce blanche*, quand elle est fraîche; 2º au *beurre noir*, lorsqu'elle est plus faite, rendent ce poisson peu convenable aux convalescents et à toutes les personnes qui ont à redouter une digestion pénible.

239. Le *merlan* est un aliment salubre, et celui de tous les poissons connus dont la chair est la plus facile à digérer. On a vu plusieurs personnes en manger avec excès, sans éprouver la moindre indisposition. Ce poisson doit les qualités qui le font rechercher à sa chair dépourvue de sucs visqueux, peu serrée, et si peu résistante à l'estomac, qu'elle y demeure à peine; aussi est-elle peu nourrissante.

L'usage de ce poisson convient donc parfaitement aux convalescents, aux valétudinaires, et même aux malades auxquels on permet une nourriture solide, pourvu que la manière dont il est accommodé ne le rende pas échauffant.

240. La *sole* est un poisson très-recherché à cause des qualités de sa chair, qui est ferme,

délicate et nourrissante, et cependant facile à digérer. La sole a encore, sur la plupart des autres poissons de mer, l'avantage de se conserver assez longtemps sans perdre ses qualités, de sorte qu'on peut la transporter au loin, surtout si on a eu la précaution de la vider. Plus que tout autre, ce poisson est susceptible de prendre un goût de vase; quand on le pêche dans des endroits bourbeux, il conserve une saveur peu agréable. Quoique les valétudinaires et les convalescents puissent faire usage de la sole, ils n'oublieront pas que le merlan est d'une digestion encore plus facile.

241. La *limande* est un poisson dont la chair est blanche, molle, peu serrée, peu nourrissante et d'une saveur peu prononcée; mais elle est assez légère pour que les personnes qui redoutent les aliments lourds, puissent en faire usage. Comme ce poisson s'imbibe de beaucoup de graisse quand on le fait frire, il est, pour ce motif, moins sain et plus difficile à digérer que lorsqu'il est grillé ou rôti, et accommodé ensuite avec une sauce douce. Les convalescents, et tous ceux qui ont l'estomac faible ou souffrant, doivent donc donner la préférence à cette dernière manière de le faire cuire.

242. Le *maquereau*, ou *poisson d'avril*, est recherché pour son bon goût; mais sa chair très-serrée et nourrissante est peu salubre et d'une digestion difficile à cause d'une certaine quantité

d'huile qu'elle contient. Cet aliment ne convient qu'aux personnes fortes, qui ont bon estomac, tandis que toutes celles qui digèrent péniblement ou qui éprouvent la moindre souffrance, doivent s'en interdire l'usage.

Le maquereau que l'on sale, afin de le conserver, est encore plus lourd et plus échauffant que celui qui est frais; il a d'ailleurs un goût peu agréable.

243. *L'éperlan* est ainsi appelé parce qu'il est couleur de perle; la chair de ce poisson a pour caractère tout particulier, qui n'appartient à celle d'aucun autre, d'avoir un goût de violette qui la rend très-délicate; elle est, en outre, très-facile à digérer, mais peu nourrissante. Ce poisson convient donc à tout le monde, même aux personnes qui ont l'estomac faible et aux convalescents. C'est vers la fin de l'été et au commencement de l'automne qu'il a le plus de qualité.

244. Le *rouget*, appelé aussi *grelot* dans certains pays, se distingue des autres poissons par sa couleur rouge, son corps long et charnu et sa grosse tête; ce poisson se gâte facilement et n'est d'un bon goût que lorsqu'il est cuit frais; sa chair peu consistante, nourrit peu, mais est d'une très-facile digestion. Cet aliment peut donc servir de nourriture aux estomacs délicats et aux convalescents.

445. Le *turbot* est un des meilleurs poissons de mer, à cause de sa délicatesse; sa chair a été

comparée à celle du faisan, avec laquelle elle a quelque ressemblance; elle est, en outre, des plus nourrissantes, des plus tendres, très-saine et d'une digestion extrêmement facile. Quand il est convenablement accommodé, les convalescents et les estomacs délicats peuvent en faire usage.

246. Le *hareng* se mange soit frais, soit salé, soit fumé.

Le *hareng frais*, que l'on mange aussitôt qu'il est pêché, a une chair tendre, peu serrée, non visqueuse, agréable au goût, très-salubre et se digérant aisément; ce poisson est donc un aliment excellent pour tout le monde. Les convalescents ne doivent même pas craindre d'en faire leur nourriture.

Le *hareng salé* est malsain, excite la soif, donne des rapports désagréables et échauffe beaucoup; lorsqu'il est bien dessalé, il perd en partie ses qualités malsaines; mais alors il est toujours encore un aliment inférieur, privé de sucs, et les estomacs forts et robustes peuvent seuls s'en accommoder. Comme tous les aliments conservés au moyen du sel, le hareng salé incommode surtout : 1º les personnes d'un tempérament chaud, tels sont les enfants et tous ceux qui ont beaucoup de sang et de bile; 2º ceux qui ont la poitrine faible, de la toux et de l'oppression; 3º ceux qui ont les intestins échauffés, ou bien encore des dartres ou autres maladies de la peau; 4° enfin les convalescents et les malades qui doivent s'en interdire soigneusement l'usage.

Le *hareng* séché à la fumée, et qu'on appelle *sor*, ou *saur*, ou *soret*, étant encore plus sec, plus âcre et plus échauffant que le hareng salé, les personnes auxquelles ce dernier est insalubre, doivent, à plus forte raison, s'en priver.

247. La *morue* se mange fraîche ou salée. La morue *fraîche* est, dit-on, un mets assez délicat, mais qui ne peut être mangé que dans les pays où se fait la pêche de ce poisson; quant à la morue *salée* ou *verte*, elle est d'un usage fort répandu pendant l'époque du carême; c'est un aliment d'une digestion assez difficile et échauffant comme toutes les chairs conservées au moyen du sel; cependant quand elle a été suffisamment dessalée, elle est un aliment assez bon et sain pour les personnes bien portantes, dont l'estomac ne redoute pas les aliments lourds; mais les personnes souffrantes doivent s'en priver. La morue salée au beurre frais, comme on l'accommode le plus ordinairement, est moins lourde qu'en ragoût, et que lorsqu'on la fait frire ou rôtir.

248. La *merluche* ou *merlue*, appelée aussi morue *sèche* ou *parée*, n'est que la morue ordinaire, mais salée et préparée différemment pour la conserver; elle est plus dure, plus sèche et plus compacte que la morue verte, et, par conséquent, plus indigeste; les estomacs forts, doivent seuls en faire leur nourriture. Quand on a eu

soin de bien battre la chair de la merluche, et qu'elle est apprêtée comme il faut, soit au beurre frais, soit à l'huile, on trouve en elle un mets encore passable.

249. La *dorade*, appelée aussi *brême* ou *brame de mer*, à cause de sa ressemblance avec la brême, est un poisson délicat, qui a une chair ferme, blanche, savoureuse, d'une digestion facile, et dont les pesonnes souffrantes, auxquelles l'usage des aliments solides est permis, peuvent en faire usage, pourvu que son apprêt ne soit pas trop échauffant ou lourd à l'estomac.

150. Le *thon* a une chair qui approche de celle du veau, surtout quand elle est marinée. Le thon frais a une chair grossière et beaucoup moins agréable au goût que le thon mariné; mais de quelque manière que ce poisson soit préparé, il ne convient, et encore faut-il qu'elles n'en fassent qu'un usage modéré, qu'aux personnes robustes qui ne redoutent point les aliments lourds.

251. La *sardine* se mange, soit fraîche, soit conservée dans le beurre, dans l'huile ou le vinaigre.

La sardine *fraîche* est un mets très-délicat et d'une digestion si facile, que les convalescents et tous ceux dont l'estomac est faible, peuvent en manger; mais sa chair se corrompt si promptement qu'il est impossible de la transporter à des distances un peu éloignées; c'est, pour ce motif, que les sardines que l'on vend, comme étant fraîches, dans les pays qui sont à une grande distance des lieux de leur pêche, ont déjà été saupoudrées de sel, et, par conséquent, moins bonnes et moins légères que celles qui sortent récemment de l'eau.

La sardine au *beurre* ou à l'*huile d'olives*, est la meilleure; elle forme, dans les repas, un hors-d'œuvre estimé, parce qu'elle conserve, en partie, les qualités qui la font rechercher; mais comme, ainsi préparée, elle est beaucoup moins légère que la sardine fraîche, les personnes indisposées doivent s'en priver.

La sardine au *vinaigre*, et principalement celle qui est *salée*, est bien moins bonne au goût, et beaucoup plus échauffante que celle au beurre ou à l'huile. Les individus ayant l'estomac fort et robuste, doivent seuls en manger.

252. *L'anchois* a une chair très-ferme, compacte et rosée, dont la digestion est assez difficile, même lorsqu'on le mange *frais*, ce qui arrive assez rarement. Ce n'est guère que comme assaisonnement et conservé dans la saumure, que l'on fait usage de ce poisson. L'anchois se met aussi dans les salades et les sauces, ou bien se mange avec de l'huile, du vinaigre et du poivre. Cet aliment ne peut convenir, et encore en faible quantité, qu'aux personnes jouissant d'une parfaite santé; tous ceux qui éprouvent une indisposition quelconque doivent s'en priver.

C. *Poissons qui habitent également la mer et l'eau douce.*

253. D. Quels sont les poissons que l'on trouve également dans la mer et dans l'eau douce, et qui servent à notre nourriture ?

R. Ce sont : 1º la lamproie; 2º la brême; 3º le saumon; 4º l'alose; 5º l'esturgeon.

254. D. Dites quelle est la manière d'agir de chacun de ces poissons sur la santé ?

R. La *lamproie* n'est bonne à manger qu'au printemps; alors elle est tendre, savoureuse et assez délicate, tandis que dans les autres saisons elle est maigre, coriace, et a peu de goût; la chair de ce poisson est très-nourrissante, mais elle contient des sucs visqueux et des parties huileuses qui la rendent difficile à digérer. Cet aliment, dans la préparation duquel on fait entrer du vin, des aromates et autres substances plus ou moins échauffantes, ne convient donc qu'aux personnes qui ne craignent point les mets un peu lourds. Dans le peuple, la lamproie passe pour donner les écrouelles; c'est un préjugé sans fondement; mais en supposant même que ce poisson eût cette propriété, il faudrait en faire un usage fréquent pour qu'il produisît l'effet qu'on lui attribue.

255. La *brême* a la chair blanche, molle, peu serrée, maigre et d'une digestion assez difficile; cependant beaucoup de personnes la trouvent

bonne et la préfèrent à la carpe dont elle se rapproche. Les convalescents, et les personnes mal disposées, doivent s'en priver ou en manger peu.

256. Le *saumon* naît dans la mer et remonte les fleuves au printemps ; mais il maigrit et perd sa saveur dans l'eau douce, lorsqu'il y séjourne longtemps. La chair de ce poisson est rouge, très-délicate, rassasie beaucoup et se digère assez difficilement, surtout le ventre et la tête, qui sont les parties les plus grasses. Le jeune saumon est plus tendre, un peu moins nourrissant et moins lourd que celui qui a acquis une certaine force. Dans tous les cas, les personnes qui ont à redouter les aliments d'une digestion difficile, doivent s'en priver.

257. *L'alose*, connue dans certains pays sous le nom de *coulac*, quitte la mer au printemps et en été, pour remonter les fleuves et les rivières où elle s'engraisse. Tant qu'il habite la mer, ce poisson est sec et peu succulent, mais son séjour dans l'eau douce le rend plus savoureux et beaucoup plus léger. Les convalescents et toutes les personnes indisposées, auxquelles les aliments solides sont permis, peuvent en faire usage.

258. *L'esturgeon* est un poisson qui acquiert aussi beaucoup de qualité en abandonnant la mer pour remonter les fleuves, où il s'engraisse et acquiert un volume considérable, jusqu'à 150 kilogrammes. L'esturgeon qui fournit la colle de poisson (ichtyocolle) ne se mange guère ; mais il en est

une autre variété qui est un mets très-estimé, surtout la laitance, c'est-à-dire les blancs. Ce poisson, qui contient beaucoup d'huile, a un très-bon goût et est le plus nourrissant de tous les poissons connus; aussi est-il d'une digestion extrêmement pénible. Les gens forts, robustes, ayant bon estomac et prenant beaucoup d'exercice, doivent seuls s'en nourrir.

L'esturgeon salé est encore plus lourd que celui qui est frais. On donne le nom de *caviare* aux œufs de l'esturgeon conservés dans le sel, le poivre et des oignons qu'on laisse fermenter. Cet aliment, très-recherché dans les contrées du nord, l'est moins en France, à cause de son goût peu agréable; comme il est très-échauffant, tous ceux qui sont indisposés ou qui ont l'estomac délicat, doivent s'en priver.

D. *Animaux d'eau douce qui ne sont pas des poissons, et dont la chair est considérée comme un aliment maigre.*

259. D. Les poissons sont-ils les seuls animaux dont la chair est considérée comme un aliment maigre ?

R. Non, outre les poissons, on mange encore comme mets maigres : 1º la grenouille; 2º la moule; 3º l'huître; 4º l'écrevisse; 5º le homard, la crevette, la langouste; 6º l'escargot, que nous placerons ici, quoiqu'il ne soit pas un habitant des eaux, parce que nous ne voulons pas faire une catégorie particulière pour ce seul animal.

250. D. Que pensez-vous de chacun de ces animaux comme nourriture ?

La *grenouille* est peu nourrissante et très-légère. Les médecins la conseillent aux malades aussitôt que ceux-ci peuvent prendre quelque nourriture; mais il y a plusieurs manières d'apprêter cet aliment, qui le rendent d'une digestion plus ou moins facile pour les malades. La préparation la meilleure, pour les personnes souffrantes qui veulent faire leur nourriture de la grenouille, est de la passer simplement au *beurre frais*. Quand elle est à la *sauce blanche*, elle est plus lourde qu'au beurre frais; cependant les convalescents et les estomacs faibles peuvent encore la manger apprêtée ainsi, mais ils doivent s'abstenir des grenouilles qu'on fait *frire* après les avoir saupoudrées de farine ou trempées dans une pâte claire.

Le bouillon de grenouilles est le plus léger de tous les bouillons; on le donne même dans la fièvre et la plupart des maladies aiguës.

261. L'*huître* est assez nourrissante, rafraîchissante, excite l'appétit, et est, en même temps, d'une digestion si facile, qu'elle peut être mangée en très-grande quantité par certaines personnes, sans aucun inconvénient. Quelques convalescents même la digèrent très-bien; néanmoins ceux-ci n'en doivent manger que quelques-unes, et ne

pas s'en charger l'estomac, parce que cet aliment étant de nature froide, exige qu'on boive un peu de vin, plus ou moins pur, quand on en a mangé une certaine quantité. Il y a plusieurs manières d'apprêter les huîtres, mais la plus ordinaire, qui consiste à les manger crues en y ajoutant soit un peu de sel, de poivre ou de jus de citron, est encore la meilleure, parce qu'elle leur conserve mieux le goût qui les fait rechercher.

262. L'*écrevisse*, le *homard*, la *crevette* et la *langouste*, sont des animaux du même genre et se ressemblent tellement par leurs manières d'agir sur le corps, que nous n'avons pas cru devoir donner à chacun d'eux un article séparé. La chair de ces animaux est très-compacte, peu riche en sucs, et à un goût particulier qu'elle doit à une huile balsamique qui, seule, la fait rechercher, car autrement cette chair est dure, échauffante et d'une digestion difficile. Les assaisonnements irritants que l'on fait presque toujours entrer dans la cuisson de ces animaux, en fait un aliment peu convenable aux estomacs faibles ou souffrants. Le homard est de tous ces animaux le plus lourd à l'estomac.

263. La *moule*, soit de mer, soit de rivière, mais surtout cette dernière, est un aliment peu agréable, d'une digestion très-pénible qui ne peut convenir qu'aux individus bien portants et ayant un bon estomac; d'ailleurs, cet animal est sujet à une maladie qui donne à sa chair des qualités

malfaisantes, et dont l'effet est de produire des vomissements, des coliques et une éruption de boutons à la peau.

264. L'*escargot* cuit, soit en fricassée de poulet, soit en tourte ou frit, est un aliment visqueux, compact, dont la digestion est très-pénible, même pour les personnes qui ont l'estomac fort et bien disposé. Il est donc inutile de dire que les malades, et tous ceux qui sont indisposés, doivent s'en priver complètement.

Influence qu'exercent sur la santé les différentes manières de faire cuire le poisson.

265. D. Les différentes manières d'apprêter le poisson et autres animaux d'eau, n'ont-elles pas une influence diverse sur la santé ?

R. Oui, car des poissons, très-légers de leur nature, deviennent indigestes et échauffants quand on les fait cuire d'une manière plutôt que d'une autre. Il y a trois manières de préparer le poisson, c'est-à-dire qu'on le fait *frire*, ou *bouillir*, ou *rôtir.*

Le *poisson frit*, soit au beurre, soit à l'huile, est un peu difficile à digérer pour les personnes délicates ou souffrantes, en raison de la grande quantité de graisse dont il s'imbibe; en second lieu, ce qui le rend, en outre, irritant, dur et desséché, c'est lorsque la graisse dans laquelle on le fait cuire bout trop fortement; dans cette circonstance, une trop forte chaleur décompose la graisse et lui fait contracter une âcreté qui la rend irritante. Quand on fait cuire dans la graisse du poisson ou tout autre aliment, comme pommes de terre, salsifis, cervelles de veau ou de mouton, grenouilles et autres substances dont on fait des *bégnets* en les trempant préalablement dans une pâte-claire, il ne faut donc jamais élever la chaleur au point de faire bouillir fortement. Les aliments qui baignent dans une graisse, seulement assez chaude pour les faire cuire doucement, se pénètrent lentement de cette graisse, s'attendrissent, et sont ainsi plus nourrissants et beaucoup plus agréables au goût que ceux qui ont été desséchés, et qui ont contracté une âcreté désagréable dans une graisse décomposée par la chaleur.

Le *poisson bouilli*, soit à l'étuvée, soit au court-bouillon, soit de toute autre manière, est plus convenable à la santé de ceux qui sont indisposés ou qui ont l'estomac délicat, que celui qui a été frit, pourvu, toutefois, qu'il n'y entre pas ou très-peu d'assaisonnements échauffants, comme vin, vinaigre, oignon, ail, lard, etc., ainsi que la chose se pratique lorsqu'on met le poisson en *matelotte*, en *meurette*, au *bleu*, etc. Pour les personnes souffrantes, le poisson bouilli ne doit avoir d'autres assaisonnements que du beurre, un peu de sel et de persil, etc.

Le *poisson rôti*, soit sur le gril, soit à la broche,

soit dans un four, avec un peu de beurre, de sel, est celui qui convient le mieux à la santé des convalèscents et de tous ceux qui éprouvent quelque indisposition, surtout dans l'estomac et les intestins ou la poitrine.

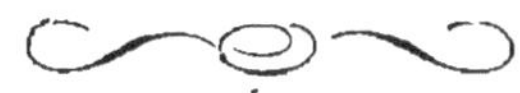

CHAPITRE VIII.

Des Salades et des Mets à la vinaigrette.

266. D. Quels sont les aliments qui se mettent en salade, et quelle est leur influence sur la santé ?

R. On met en salade des graines cuites, des racines, des tubercules et des herbes potagères. Comme ils sont d'une nature fort diverse, ces aliments n'ont pas la même action sur la santé ; en raison de l'huile, du lard rissolé, ou autre graisse qu'ils contiennent, on peut dire qu'ils sont en général d'une digestion difficile pour les personnes souffrantes qui doivent toujours s'en priver, tandis qu'ils sont une nourriture très-salubre pour ceux qui jouissent d'une bonne santé.

267. D. Quels sont les individus auxquels conviennent et ceux auxquels ne conviennent pas les salades ?

R. Les aliments assaisonnés à l'huile et au vinaigre sont généralement bons à la santé : 1° des jeunes gens et de tous les individus forts et robustes; 2° de ceux qui sont d'un tempérament chaud, et tel est celui de ceux qui ont beaucoup de sang et de bile; 3° des ouvriers qui se livrent à des travaux fatigants qui échauffent beaucoup.

Au contraire, les salades ne conviennent pas : 1° à ceux qui digèrent difficilement, parce qu'ils ont l'estomac froid ou relâché; tel est, en général, celui des vieillards et des personnes sujettes aux vents et aux crampes d'estomac; 2° à ceux qui ont de l'échauffement, de l'irritation dans les entrailles, et surtout s'ils éprouvent des coliques et le cours de ventre; 3° à ceux qui ont la poitrine délicate, qui sont oppressés, qui toussent habituellement et contractent facilement le rhume; 4° aux nourrices, parce que cet aliment peut donner des coliques à leurs jeunes enfants (1); 5° enfin à toutes les personnes malades ou indisposées.

ARTICLE PREMIER.

Des Salades faites avec des herbes potagères.

268. D. Quelles sont les herbes potagères que l'on met en salade ?

R. Les herbes potagères que l'on met en salade sont : 1° la laitue; 2° l'escarole; 3° l'endive;

(1) Voyez régime des nourrices.

4º la doucette ou mâche; 5º le pissenlit; 6º le cresson; 7º le pourpier; 8º le chou-rouge, etc.

269. D. Dites quelle est l'influence de chacune de ces herbes sur la santé, lorsqu'elles sont en salade ?

R. Les salades de *laitue* et celle de *doucette* ou de *mâche*, sont les plus légères de toutes celles que l'on fait avec des herbes potagères ; les personnes même qui n'ont pas l'estomac très-fort et qui jouissent d'ailleurs d'une bonne santé, peuvent en manger en petite quantité. Cependant toutes celles qui se trouvent dans une des conditions où toute salade est nuisible, doivent s'en priver (1). La laitue a des propriétés calmantes que ne possède pas la mâche.

270. La salade d'*escarole*, appelée aussi *escariole*, et celle d'*endive*, sont plus lourdes que celles de laitue et de mâche; comme la laitue, elles sont calmantes et rafraîchissantes, et sont un très-bon aliment pour les personnes en bonne santé et qui n'éprouvent aucun trouble dans les fonctions de l'estomac et des intestins; mais tous ceux qui ressentent une indisposition quelconque n'en doivent pas faire usage.

271. La salade aux *pissenlits* est une des premières que l'on mange au printemps; ses effets sur le corps sont de rafraîchir, de purifier le sang et de favoriser la liberté du ventre, mais

(1) Voyez le nº 267.

elle est très-difficile à digérer; aussi ne peut-elle être un bon aliment que pour les personnes qui ont l'estomac robuste, tandis qu'elle ne convient nullement aux valétudinaires, aux convalescents, ni à tous ceux qui ont l'estomac faible ou le ventre dérangé.

272. La salade de *cresson* et celle de *chou* sont excessivement échauffantes et difficiles à digérer, parce que le cresson et le chou contiennent une huile volatile très-excitante, qui échauffe et donne des renvois, lorsqu'on a l'estomac faible, et que, d'autre part, le tissu de ces plantes est dur et compact. Les personnes qui ont l'estomac très-fort, doivent seules faire usage de ces salades.

273. La salade de *pourpier* est de nature froide et rafraîchissante, mais d'une digestion aussi pénible que les salades de chou et de cresson (1), parce que les feuilles de cette plante sont très-grasses; les estomacs vigoureux et bien portants trouvent seuls un bon aliment dans cette salade.

ARTICLE II.

Des Salades faites avec des graines.

274. D. Quelles sont les graines que l'on met en salade ?

R. Parmi les graines, il n'y a guère que les ha-

(1) Voyez le n° 272.

ricots et les lentilles que l'on met en salade, après les avoir fait cuire dans l'eau.

275. D. Quelle est l'action de chacune de ces salades sur la santé ?

R. La salade aux *haricots secs*, blancs ou gris, est lourde et venteuse, aussi ne convient-elle qu'aux personnes qui ont bon estomac et prenant un grand exercice. Celles qui sont sédentaires, quoique bien portantes, n'en doivent user qu'avec beaucoup de modération. Quant aux convalescents, et tous ceux qui ont l'estomac faible, doivent s'en interdire entièrement l'usage.

276. La salade aux *haricots verts*, dont on mange les gousses ou cornets, en même temps que les grains, après les avoir fait cuire soit dans l'eau, soit dans une soupe quelconque, est de très-facile digestion, et n'a pas l'inconvénient d'être venteuse comme la salade aux haricots secs. Il n'y a que les estomacs irrités et les convalescents qui doivent s'en priver, à cause du vinaigre et autres assaisonnements échauffants qu'on y fait entrer.

277. La salade aux *lentilles* ne diffère guère, sous le rapport de sa manière d'agir sur la santé, de celle aux haricots secs, dont il vient d'être question. Cependant elle est un peu moins lourde et moins venteuse; elle ne convient donc encore qu'aux individus n'éprouvant aucun dérangement dans leur santé.

ARTICLE III.

Des Salades faites avec des racines et des tubercules.

278. D. Quels sont les racines et les tubercules que l'on met ordinairement en salade ?

R. Ce sont : 1° la pomme de terre; 2° la betterave; 3° la carotte; 4° le céleri.

279. D. Quelle est la manière d'agir de chacune de ces salades sur la santé ?

R. La salade de *pomme de terre*, que l'on a fait cuire dans la cendre ou à l'étouffée, est nourrissante et assez facile à digérer pour les personnes en bonne santé; elle n'a pas l'inconvénient de relâcher le ventre, comme les salades de betterave et de carotte. Les malades, les convalescents, et tous ceux, en général, qui doivent se priver de salade, quelle qu'elle soit, doivent seuls s'en abstenir (1).

280. Les salades de *betterave* et de *carotte* sont douces, sucrées et rafraîchissantes, mais elles sont un peu lourdes et relâchent le ventre. Leur usage est avantageux à la santé : 1° des jeunes gens; 2° des personnes échauffées qui vont difficilement du ventre; mais, dans ce cas, il ne faut y faire entrer que peu d'assaisonnements échauffants, comme vinaigre, poivre, sel, etc. Tous

(1) Voyez le n° 267.

ceux qui ont l'estomac faible, qui sont sujets aux vents, ou qui ont le dévoiement, n'en doivent pas manger.

281. La salade au *céleri cru* est très-échauffante, en raison de son arôme ou odeur forte, et, de plus, difficile à digérer à cause de sa consistance et de sa dureté. Les estomacs très-forts doivent seuls en manger. Lorsque le céleri est *cuit* il est toujours échauffant, mais d'une digestion beaucoup plus facile que quand il est cru ; cependant, quelle que soit la manière dont on a préparé cette racine, même au gras, en garniture autour d'un morceau de viande, les malades, et tous ceux qui éprouvent quelque indisposition, doivent s'en priver.

ARTICLE IV.

Des Salades de viande.

282. D. Quelles sont les viandes que l'on mange en salade, c'est-à-dire à la vinaigrette ?

R. Ce sont : 1º la tête, les pieds et la fraise de veau ; 2º les pieds de mouton et même la tête ; 3º le bœuf bouilli, le poisson et la plupart des viandes froides.

283. D. Que pensez-vous de chacun de ces mets sur la santé ?

R. La *tête de veau*, à la sauce verte ou à la vinaigrette, est une nourriture douce, succulente et bonne à la santé de toute personne n'éprouvant aucune indisposition ; mais si cet aliment est adoucissant et rafraîchissant, il est aussi lourd et relâche le ventre ; c'est pour ce motif qu'il convient particulièrement à ceux qui sont échauffés et sujets à la constipation, tandis que ceux qui ont le dévoiement, ou dont l'estomac est froid ou affaibli, doivent s'en priver. C'est, dans tous les cas, un aliment trop difficile à digérer pour les malades et les convalescents.

284. Les *pieds de veau* à la vinaigrette agissent de la même manière que la tête de cet animal ; seulement leur chair étant plus compacte, ils sont un peu plus lourds. On doit en faire usage ou s'en priver dans les mêmes circonstances (1).

285. La *fraise de veau*, en salade ou à la vinaigrette, est d'une digestion assez difficile, mais adoucissante et nourrit beaucoup ; elle est un bon aliment pour tous ceux qui n'ont point à redouter les aliments lourds. Tous ceux, au contraire, qui éprouvent la moindre indisposition, n'en doivent jamais faire leur nourriture.

286. Les *pieds de mouton*, quand ils sont bien cuits et mis en salade, sont plus délicats et moins lourds que les pieds et la tête de veau, et ne relâchent pas autant le ventre qu'eux. L'huile et le vinaigre qui entrent dans leur assaisonnement, font cependant que les convalescents et ceux qui

____

(1) Voyez le n° 282.

ont l'estomac malade doivent s'en priver. La *tête de mouton*, qui n'est guère mangée que par les ouvriers pauvres, est plus relâchante que les pieds ; c'est, au reste, un très-bon aliment pour les personnes bien portantes, pourvu qu'on n'y associe par des assaisonnements trop-échauffants.

287. Le *bœuf bouilli* est souvent mis en salade lorsqu'il est froid ; comme cette viande est compacte et privée de sucs, et que, de plus, on la mange froide avec de l'huile et des assaisonnements échauffants, elle est d'une digestion assez difficile pour que les personnes souffrantes et celles qui ont mauvais estomac s'en privent.

288. Le *poisson à l'huile et au vinaigre* est un peu moins léger que lorsqu'on le mange sec, après avoir été cuit dans le courbouillon. Les convalescents et les valétudinaires, pour lesquels le poisson est un très-bon aliment, doivent préférer les manières d'accommoder cet animal qui rendent sa chair plus facile à digérer (1).

289. D. Quels sont les assaisonnements employés pour assaisonner les salades, et quelle est la manière d'agir de chacun d'eux sur la santé ?

R. On emploie pour assaisonner les salades le vinaigre et différents corps gras qu'on lui associe : tels sont les huiles d'olives, de navette, de colza, de sésame, la crême fraîche et le lard fondu et rissolé, que l'on verse tout bouillant sur la salade ;

____

(1) Voyez le n° 265.

la moutarde, le poivre, le sel et autres condiments échauffants.

Le vinaigre est le principe qui rend surtout les salades irritantes, et en fait proscrire l'usage pour beaucoup de personnes qui pourraient en manger sans la présence de cette assaisonnement. Pour que les salades soient salubres aux personnes qui peuvent en faire leur nourriture, il faut donc avoir soin de n'y mettre le vinaigre qu'en très-faible quantité, et, en outre, de le choisir de bonne qualité; car il est beaucoup de vinaigres falsifiés qui ont des qualités malfaisantes (1).

Quant aux huiles qu'on mêle au vinaigre pour faire la salade, celle provenant des olives est la plus douce et la plus agréable au goût. Les huiles de navette et de colza conservent toujours une certaine âcreté, lors même qu'on a eu soin d'y faire frire un peu de pain ou autres substances, pour leur enlever cette âcreté.

La crême fraîche rend la salade encore plus douce que l'huile d'olives, et est en même temps d'une digestion plus facile.

Le lard, qu'on a fait fondre et rissoler dans une poële avant de le verser tout bouillant sur la salade qui contient déjà ses autres assaisonnements, est la plus indigeste des graisses employées dans cette circonstance. Les habitants des campagnes font un grand usage de la *salade au lard*.

(1) Voyez assaisonnements acides, n° 319.

On met souvent aussi, comme assaisonnement dans les salades, des œufs cuits durs, ou des anchoix; ces aliments rendent les salades plus nourrissantes, mais en même temps plus lourdes et plus échauffantes.

Pour ce qui concerne la moutarde, le poivre, le sel, l'ail, etc., voyez ce que nous disons de ces divers assaisonnements (1).

(1) Voyez les n°ˢ 312 et 325.

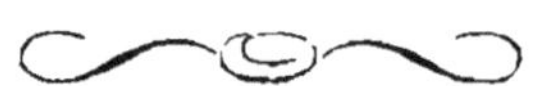

CHAPITRE IX.

Des Pâtisseries.

290. D. Qu'entend-on par pâtisseries ?

R. On donne le nom de *pâtisseries* à différents aliments faits chacun avec une pâte préparée, assaisonnée d'une manière particulière, et cuite au four.

291. D. Comment peut-on diviser les pâtisseries.

R. On peut diviser les pâtisseries : 1º en *simples*, dans lesquelles il n'entre que de la farine, des œufs, du beurre, du saindoux, du lait, de la crême et du sucre; 2º *en composées*, qui sont formées non seulement d'une pâte dans laquelle il entre les mêmes substances que dans les pâtes simples, mais encore différentes viandes, des fruits, des compotes, des confitures, etc.; 3º en *pâtes préparées*, c'est-à-dire qu'on achète toutes préparées, et dont on se sert à différents usages de la cuisine, en potage, en gratin, en garniture, en ragoût; tels sont : le macaroni, la nouille, etc.

ARTICLE PREMIER.

Des Pâtisseries simples.

292. D. Quelles sont les pâtisseries simples et quelle est leur action sur la santé ?

R. Les *gauffres*, que l'on fait avec de la fleur de farine, des œufs, du beurre, de la crême ou du lait, du sucre, de l'eau de fleurs d'oranger ou de la râpure de citron, etc.., sont une pâtisserie assez lourde, surtout celles aux amandes, aux pistaches, qui sont d'une digestion difficile. En général, les gauffres sont digérées d'autant plus difficilement, que leur pâte est plus compacte, moins levée, qu'elles contiennent plus de crême et de beurre et moins de sucre, ensuite qu'elles sont moins cuites. Dans tous les cas, les malades, les convalescents doivent toujours s'en abstenir, et les estomacs faibles n'en manger que très-peu.

293. L'*échaudé* est la plus légère de toutes les pâtisseries; sa digestion est si facile que les personnes en bonne santé dédaignent de faire leur nourriture d'un aliment incapable d'apaiser leur faim; aussi l'usage de cette pâtisserie est-il entièrement réservé aux convalescents et à toutes les personnes souffrantes, auxquelles on ne peut accorder qu'une très-faible alimentation.

294. Les *croquantes* sont une pâte très-desséchée dans laquelle il n'entre que de la fleur de farine, un peu d'œuf et beaucoup de sucre ; c'est une pâtisserie très-légère dont peuvent manger les convalescents et tous ceux même qui ont l'estomac faible et souffrant ; mais ces personnes doivent se priver des croquantes dans lesquelles on fait entrer des amandes et des pistaches.

295. Le *gâteau de ménage*, que les femmes des campagnes, surtout, préparent toutes les fois qu'elles mettent leur pain au four, n'est fait qu'avec la simple pâte de ce pain, sur laquelle elles étendent du jaune d'œuf, un peu de beurre et qu'elles salent ensuite. Ce gâteau, que l'on mange ordinairement chaud, est alors très-lourd et ne peut être bien digéré que par les estomacs robustes ; les estomacs délicats, et toutes les personnes indisposées n'en doivent jamais goûter. Quand ce gâteau a un jour ou deux, il n'est plus indigeste et peut être mangé par tous ceux que le pain rassis n'incommode pas.

ARTICLE II.

Des Pâtisseries composées.

296. D. Quelles sont les pâtisseries composées ?

R. On peut diviser les pâtisseries : 1° en celles dans lesquelles on fait entrer de la viande de boucherie, de gibier, de volaille, etc. ; 2° en celles qui contiennent des fruits, des compotes, des confitures, du riz au lait, etc.

297. D. Quelle est la manière d'agir de chacune des pâtisseries à la viande sur la santé ?

R. Les *pâtés de viande* ont tous, sans exception, une croûte lourde et indigeste dont les personnes indisposées, ou qui ont l'estomac faible, ne doivent jamais faire usage. Lorsque leur composition est la même, les pâtés qu'on mange *chauds* sont moins lourds que ceux qui se mangent froids. D'un autre côté, les pâtés froids ou chauds sont d'une digestion plus ou moins facile, selon la nature des viandes qu'ils renferment et qu'il y entre plus ou moins de lard, de saindoux, de beurre et d'assaisonnements échauffants; c'est ainsi que les pâtés de *porc frais*, de *foies gras*, de *gros gibier*, etc., sont d'une digestion plus difficile que ceux qui ne renferment que du *veau*, du *dinde*, du *poulet*, du *lapereau*, des *mauviettes*; les pâtés de viandes noires de *pigeon*, d'*oie*, de *bécasse*, de *lièvre*, etc., sont plus nourrissants, mais plus échauffants que ceux de viandes blanches, de *volaille*, de *perdreau*, etc.

Mais quelle que soit la composition des pâtés, ils ne conviennent qu'aux personnes bien portantes et digérant bien les aliments lourds. Les convalescents, les estomacs faibles n'en doivent jamais faire usage.

298. Les *petits pâtés* ont une croûte beaucoup moins lourde que celle des pâtés ordinaires; les chairs qu'ils renferment sont également plus légères; tels sont ceux au hachis de volaille, aux

écrevisses, aux huîtres et au poisson, dans lesquels on fait entrer de préférence les laitances, c'est-à-dire les blancs. Les personnes même qui n'ont pas l'estomac très-fort peuvent en manger avec modération ; les malades et les convalescents doivent seuls s'en priver. Les petits pâtés où il entre des truffes, des champignons, du foie gras sont très-indigestes, et les personnes en bonne santé, et digérant bien les aliments lourds, doivent seules en user.

299. Les *tourtes de viande* sont aussi lourdes que les pâtés ordinaires, parce qu'on y fait entrer à peu près les mêmes substances, c'est-à-dire des viandes de toute espèce, du lard et différents hachis ; seulement leur croûte étant moins compacte, est plus légère que celle des pâtés. Les tourtes dans lesquelles on ne fait entrer que du poisson ou de la volaille et des alouettes, sont les plus faciles à digérer ; celles au lapin, au lièvre, à la bécasse, au rognon de veau, aux côtelettes de mouton, le sont moins ; celles qui contiennent des truffes et des champignons, sont les plus lourdes ; dans tous les cas, les tourtes, quelle que soit leur composition, ne sont un bon aliment que pour les personnes ayant l'estomac bien disposé et n'éprouvant aucune indisposition.

300. Les *tourtes d'entremets* sont d'une digestion beaucoup plus facile que celles de viande ; la pâte seule de la plupart de ces tourtes est

lourde pour les personnes souffrantes, et peut les empêcher d'en manger ; ainsi les tourtes à la *gelée de fruits*, à la gelée de groseilles, de pommes, etç., sont très-légères ; celles aux *compotes* d'abricots, de prunes, de pommes, de poires, etc., le sont moins ; celles aux *confitures* sont plus lourdes que celles de gelées et de compotes ; les tourtes aux fruits nouveaux, aux prunes, aux pêches, aux cerises, sont d'une digestion assez difficile, et toutes les personnes indisposées, ou ayant l'estomac délicat, doivent toujours s'en priver, ainsi que de celles à la *frangipane* et à la *chantilly*, dans lesquelles on fait entrer beaucoup d'amandes qui les rendent indigestes.

301. Les *vols-au-vent* ne sont que des espèces de tourtes, seulement la pâte qui est généralement assez légère, est disposée de manière à recevoir soit un ragoût, soit des légumes, soit des compotes. Cette pâtisserie est donc d'une digestion plus ou moins facile, selon la nature des aliments qu'elle renferme (1).

302. D. Quelles sont les pâtisseries aux fruits, et quelle est la manière d'agir de chacune d'elles sur la santé ?

R. Les pâtisseries aux fruits portent le nom de *gâteaux*. Les gâteaux aux fruits les plus communs

(1, Voyez la nature de chaque aliment que l'on fait entrer communément dans les vols-au-vent, tels que : champignons, truffes, riz de veau, laitances des poisson, etc.

sont ceux de *prunes* et ceux de *cerises;* la reine-claude, la mirabelle et la prune dite de Damas, sont les meilleures prunes à mettre en gâteau; les autres espèces, lorsqu'elles sont cuites, acquièrent une acidité qu'elles communiquent à la pâte du gâteau, en sorte que ce gâteau est beaucoup moins agréable au goût et d'une digestion moins facile.

Le *gâteau de cerises douces* est le plus léger des gâteaux de fruits, parce que ces cerises sont privées de tout principe acide, plus sucrées et d'une digestion plus facile que tous les autres fruits que l'on emploie en cette circonstance. Le gâteau aux cerises *aigres,* que l'on préfère généralement à celui aux cerises douces, est moins facile à digérer pour les estomacs qui redoutent l'action des acides.

Tous les gâteaux de fruits quels qu'ils soient, ne conviennent qu'aux personnes en bonne santé et dont l'estomac est fort; ils sont un aliment toujours trop lourd pour les convalescents et tous ceux qui éprouvent une indisposition quelconque.

303. Les *gâteaux de compotes* sont moins lourds que ceux aux fruits, et dont il vient d'être question dans le numéro précédent, parce que les fruits en compote sont plus cuits, et qu'on y ajoute ordinairement une certaine quantité de sucre qui rend leur digestion plus facile; tels sont les gâteaux à la *compote de prunes, d'abricots, de cerises, de pommes, de poires, de courge,*

de potiron, etc. Cependant quoique les compotes soient un aliment facile à digérer, la pâte des gâteaux doit seule en faire interdire l'usage aux gens souffrants ou digérant péniblement, et qui ont toujours à redouter l'action d'une nourriture lourde.

304. Les *gâteaux de confitures* ont sur la santé à peu près la même action que ceux de compotes; cependant ils sont un peu plus échauffants, parce qu'en faisant réduire les confitures, les fruits perdent toute l'eau qu'ils contenaient, et qu'alors leurs principes acides et astringents étant plus concentrés, ils ont une action plus dure sur l'estomac et les intestins. Les personnes bien portantes doivent donc seules manger de ces gâteaux.

305. Les *gâteaux de gelée de fruits* sont les plus légers de tous les gâteaux composés : tels sont ceux à la gelée de groseilles, de pommes, de framboises, etc.; lorsque la pâte de ces gâteaux est légère et contient peu de graisse, les personnes qui ont l'estomac faible peuvent même en manger en petite quantité; mais il est toujours prudent de s'en priver, si on est convalescent ou indisposé.

306. Les *gâteaux au riz*, à la *semoule*, au *vermicelle*, au *lait* et celui à la *frangipane*, sont très-nourrissants et non échauffants, mais d'une digestion assez difficile pour les estomacs faibles qui ne doivent en manger qu'avec modération. Les malades et les convalescents doivent toujours s'en priver.

ARTICLE III.

Des Pâtes préparées.

307. D. Quelles sont les pâtes préparées, et quelle est leur action sur la santé ?

R. La *semoule* et le *vermicelle*, le *gluten*, etc., se mettent en gratin après avoir été cuits avec du lait, du sucre et quelques feuilles ou écorce d'une plante dont l'arôme est agréable, telles que les feuilles de géranium, de laurier-cerise, l'écorce d'orange, la vanille, etc.; ces gratins sont une nourriture douce, facile à digérer pour les personnes en bonne santé, mais un peu lourde pour les convalescents et les personnes dont l'estomac est souffrant.

308. Le *macaroni* en gratin ou autrement préparé, dans lequel on fait entrer beaucoup de fromage fermenté, de Gruyère, de Parmesan, etc., est un mets lourd et assez échauffant, dont les personnes souffrantes doivent s'interdire l'usage.

309. Les *nouilles*, que l'on fait cuire dans l'eau, et sur lesquelles on verse du beurre frais fondu et tout chaud, dans lequel on a fait rissoler du pain émietté, est un mets beaucoup moins lourd que le macaroni au fromage; cependant on ne saurait en permettre l'usage aux personnes qui ont l'estomac souffrant ou faible, ou qui éprouvent une indisposition quelconque.

Les nouilles et le macaroni se mettent aussi quelquefois en garniture autour d'un morceau de veau, de cochon, etc.; dans ce cas, ces pâtes sont très-nourrissantes et non échauffantes; cependant les convalescents et les personnes auxquelles une nourriture lourde est interdite doivent s'en priver.

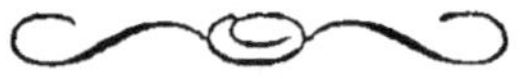

CHAPITRE X.

Des Assaisonnements.

310. D. Qu'entend-on par assaisonnements ?

R. On désigne sous ce nom toutes les substances que l'on mêle aux divers aliments, soit pour corriger leurs mauvaises qualités, soit pour rendre leur goût et leur odeur plus agréables.

311. D. Combien y a-t-il d'espèces d'assaisonnements ?

R. On doit distinguer les assaisonnements : 1° en *chauds*, parce qu'ils font développer une chaleur inaccoutumée dans la bouche et l'estomac, quand on les met en contact avec ces organes ; ces assaisonnements sont les épices et les plantes aromatiques ; 2° en *acides*, qui comprennent les différents acides dont on se sert dans la cuisine ; le vinaigre, le jus de citron, le verjus, etc. ; 3° en *salants*, le sel commun et le salpêtre ; 4° en *gras*, c'est-à-dire toutes les graisses que l'on fait entrer dans les aliments pour les rendre plus nourrissants et plus agréables au goût ; 5° en *sucrés*, qui se composent de toutes les substances sucrées avec lesquelles on assaisonne certains mets, le sucre, le miel, etc.

ARTICLE PREMIER.

Des Assaisonnements chauds.

312. D. Quels sont les assaisonnements chauds ?

R. Ce sont le *poivre, la moutarde, le clou de girofle, la muscade, la canelle, le gingembre, le cumin, le macis, l'ail, l'oignon, l'échalotte, le laurier-sauce, l'estragon, le romarin, le thym, le cerfeuil, le persil* (1), et généralement toutes les herbes dites aromatiques.

313. D. Quelle est la manière d'agir de ces assaisonnements sur la santé ?

R. Ils sont tous excitants, et leur usage habituel et immodéré a pour effet direct, non seulement d'irriter d'abord l'estomac et les intestins et de détruire leur sensibilité, mais encore d'échauffer la masse du sang, d'agacer les nerfs et de dis-

(1) Beaucoup de personnes peuvent confondre à l'œil le persil avec la ciguë ; des méprises de ce genre ont souvent donné lieu à de graves accidents. On reconnait facilement la ciguë en la frottant entre ses mains et en la goûtant ; elle a une odeur et une saveur désagréables comme toutes les plantes vénéneuses, très-distinctes de celles du persil et du cerfeuil.

poser à la goutte; c'est surtout du poivre et de la moutarde, dont abusent certaines personnes qui ne peuvent prendre aucune nourriture sans y ajouter en grande quantité ces substances violemment irritantes.

314. D. Quelles sont les personnes auxquelles les assaisonnements chauds sont surtout nuisibles ?

R. Ce sont : 1° celles qui sont très-sensibles, comme les enfants, les femmes et tous ceux qui ont des maladies de nerfs; 2° celles qui ont la poitrine faible, qui toussent habituellement et contractent facilement le rhume; 3° celles qui vont difficilement du ventre, qui éprouvent des irritations dans les entrailles, ou qui ont des dartres ou autres boutons à la peau; 4° celles qui sont sujettes à contracter des échauffements de diverse nature, en raison de leur tempérament : tels sont les individus travaillés par le sang ou la bile.

315. D. N'est-il pas cependant des tempéraments auxquels l'usage modéré des aliments chauds est avantageux ?

R. L'usage modéré des assaisonnements de nature chaude est salutaire : 1° aux individus d'un tempérament froid, dont l'estomac et tous les organes paresseux, en raison de leur peu de sensibilité, ont besoin d'être légèrement excités pour fonctionner convenablement; mais il faut qu'il n'y ait ni échauffement, ni irritation chez eux; 2º lorsqu'on a pris des aliments de nature trop froide, et qui ne pourraient être digérés pour ce motif sans une légère excitation de l'estomac; 3º dans les pays humides et froids, où règnent habituellement des brouillards malsains, surtout si dans ses repas on est privé de toute boisson alcoolique, de café et de tabac.

316. D. L'usage des assaisonnements **irritants** n'est-il pas aussi nécessaire dans les **climats où** règne une haute température?

R. Oui, dans les climats brûlants, la chaleur abat les forces et dispose le corps à toutes les maladies qui ont leur cause dans l'épuisement des organes, c'est-à-dire aux fièvres intermittentes, pernicieuses, bilieuses, etc., à la dysenterie. Une nourriture un peu stimulante est donc nécessaire, dans ce cas, pour soutenir les forces; c'est ce que démontre l'expérience dans les pays chauds, où les habitants se trouvent très-bien de l'emploi modéré des assaisonnements chauds mêlés à leurs aliments.

ARTICLE II.

Des Assaisonnements acides.

317. D. Quels sont les assaisonnements acides dont on fait usage dans la cuisine ?

R. Ce sont le *vinaigre, le verjus, le limon, le citron, l'orange,* etc.

318. D. Quelle est la manière d'agir du vinaigre sur la santé ?

R. Le *vinaigre de vin* se distingue de tous les autres acides dont on se sert dans la cuisine, en ce qu'il n'est pas de nature froide comme eux; qu'il a en propre un principe chaud, alcoolique qui porte à la peau, qui, lorsqu'il est pris en faible quantité, excite l'appétit et fait digérer, sans échauffer comme les épices; aussi l'usage modéré d'un vinaigre pas trop fort dans les aliments exerce-t-il une heureuse influence sur la santé de tout le monde, mais surtout de ceux d'un tempérament sanguin ou bilieux, sur lesquels cet acide agit comme un calmant.

Le vinaigre ne convient pas, au contraire, en quelque faible quantité qu'on le prenne, à tous ceux : 1° qui ont la poitrine faible ou malade, qui toussent habituellement, sujets aux catarrhes, aux crachements de sang; 2° qui ont les nerfs délicats et agités, comme les enfants en général, les femmes hystériques, etc.; 3° les nourrices, à cause de leurs nourrissons auxquels cet acide peut donner des coliques.

Le *vinaigre de bois* n'a point les qualités du vinaigre de vin pour la santé; lors même qu'il est étendu d'une grande quantité d'eau, ainsi qu'on le fait pour s'en servir dans la cuisine, il est toujours un mordant dangereux pour l'estomac.

319. D. Quelles substances dangereuses in-

troduit-on dans le vinaigre de vin, dans le but d'augmenter sa force ?

R. On fait souvent infuser dans le vinaigre, dans le but de lui donner une force qui lui a été enlevée par une addition d'eau, du poivre, de la moutarde, du garou, de la pyrêthre, des graines·de paradis, ou bien, ce qui est plus funeste encore à la santé, de l'acide sulfurique ou nitrique, etc.

320. D. N'est-il pas dangereux de boire du vinaigre pur, dans le but de se faire maigrir ?

R. C'est une imprudence que commettent beaucoup de jeunes personnes dans le but de faire disparaître un embonpoint qui nuit à l'élégance de leur taille. Cette boisson très-mordante ne tarde pas, en effet, à les faire maigrir beaucoup plus qu'elles ne voudraient, par suite d'une inflammation plus ou moins grave de l'estomac ou de la poitrine; car beaucoup d'entre elles meurent poitrinaires par l'effet de cet imprudence.

321. D. Quelle est la manière d'agir des autres acides sur la santé ?

R. Le verjus, le citron, l'orange, le limon et tous les assaisonnements de même espèce, sont de nature froide; aussi ralentissent-ils l'action de l'estomac au lieu de l'exciter, et empêchent ainsi la digestion au lieu de la favoriser. L'usage trop fréquent et trop copieux des acides affaiblit donc les fonctions de l'estomac et des intestins, et peut occasionner des indigestions chez certaines personnes.

322. D. Quelles sont les personnes auxquelles les assaisonnements acides sont nuisibles et ceux auxquelles ils conviennent?

R. Les assaisonnements acides sont nuisibles : 1º aux vieillards, aux convalescents et à toutes les personnes débiles, surtout celles qui ont l'estomac délicat; 2º aux nourrices, à cause de leurs enfants auxquels ces acides peuvent donner des coliques; 3º à ceux qui ont de l'échauffement et de l'irritation dans l'estomac et les intestins, et, à plus forte raison, s'ils ont des coliques et le cours de ventre; 4º à ceux qui ont la poitrine malade, qui ont le rhume ou une toux sèche; 5º à tous ceuxé prouvant une indisposition provenant d'une grande faiblesse.

Les assaisonnements acides ou froids conviennent, au contraire, en quantité modéré : 1º aux enfants et aux jeunes gens; 2º à tous ceux qui sont d'un tempérament chaud, comme ceux qui ont beaucoup de sang ou de bile, pourvu qu'ils n'aient point de maladie d'entrailles ou de poitrine; 3º dans beaucoup de fièvres ardentes, où donnés en limonades, ils sont une excellente boisson rafraîchissante (1).

(1) Voyez fruits acides.

ARTICLE III.

Des Assaisonnements sucrés.

323. D. Quelle est l'action du sucre sur la santé, et quelles sont les personnes auxquelles cet assaisonnement est utile, et celles auxquelles il convient de s'en priver ?

R. Le *sucre* est excitant; introduit dans la bouche, puis dans l'estomac, il provoque un écoulement abondant de salive et des sucs qui servent à la digestion; c'est pour ce motif qu'il fait digérer. Mais l'usage habituel, et plus ou moins abondant du sucre, rend l'estomac paresseux , et finit par affaiblir et épuiser cet organe, au point qu'il ne peut plus accomplir ses fonctions sans le secours de ce condiment.

Le sucre convient comme assaisonnement : 1º aux vieillards; 2º aux individus d'un tempérament mou et froid qui digèrent très-lentement; 3º aux personnes grasses qui ont beaucoup de sucs, la bouche toujours humide et non sujettes à la soif; 4º à celles qui ont la poitrine délicate, lesquelles se trouvent très-bien de l'usage des mets sucrés.

L'usage trop habituel et trop abondant du sucre est nuisible surtout : 1º aux personnes d'un tempérament sec et échauffé, qui vont difficilement du ventre; 2º à celles qui ont souvent la bouche sèche et disposées à la soif; 3° à celles qui ont une irritation d'estomac ou d'intestins; 4° aux personnes qui ont les nerfs délicats, comme les enfants. Beaucoup de médecins, bons observateurs, ont attribué la carie et la perte prématurée des dents dans la génération actuelle, à la consommation trop abondante qu'elle fait du sucre dans son alimentation; ils rapportent aussi à la même cause la génération des vers chez les jeunes enfants. L'intérêt de la santé veut donc qu'on fasse un usage très-modéré du sucre.

324. D. Quelle est la manière d'agir du miel sur le corps ?

R. Le miel de bonne qualité est un aliment très-sain, qui entretient la liberté du ventre, mais dont la digestion est, en général, assez difficile ; aussi y a-t-il beaucoup d'individus auxquels il donne des vents, des coliques et le dévoiement; son usage convient surtout aux vieillards et aux individus qui vont difficilement du ventre, quand il ne leur occasionne pas d'indigestion. Le miel remplace souvent le sucre dans les tisanes et autres médicaments.

ARTICLE IV.

Du Sel commun.

325. D. Que pensez-vous du sel commun, comme assaisonnement ?

R. Mis en quantité modérée dans les aliments,

le sel favorise la digestion, et exerce une heureuse influence sur la santé; mais son abus est dangereux; dans ce cas, ce condiment irrite et dessèche les intestins, rend le sang âcre, donne lieu au scorbut, aux dartres et autres maladies de la peau. Les viandes trop salées, comme le lard, le jambon, etc., produisent les mêmes accidents quand on en mange trop fréquemment.

ARTICLE V.

Des Assaisonnements gras.

326. D. Quels sont les assaisonnements gras, et quelles sont les personnes auxquelles ils conviennent le moins ?

R. Les substances grasses dont on se sert pour assaisonner les aliments, sont : le *beurre*, le *saindoux*, le *lard*, les graisses de *mouton*, de *veau*, de *volaille*, le *lait*, la *crème* et les *huiles* de différentes espèces, employées dans la cuisine; à l'exception du lait, tous ces assaisonnements sont d'une digestion plus ou moins difficile et ne doivent jamais entrer en trop grande quantité dans les aliments, surtout de ceux que l'on prépare pour les malades.

L'usage abondant des graisses animales et des huiles ne convient à aucun tempérament, mais il est surtout nuisible : 1° à ceux qui ont beaucoup de bile, la bouche souvent amère, avec des envies de vomir; 2º à ceux qui digèrent difficilement et lentement; 3º à ceux qui ont le brûle-cou et un échauffement dans l'estomac et les intestins; 4º à ceux qui ont beaucoup d'embonpoint et sujets aux glaires et à la bile.

327. D. Quelles doivent être les qualités des graisses pour être bonnes à la santé ?

R. Pour être salubres, les assaisonnements gras doivent être frais, car en vieillissant ils deviennent rances et âcres; ils sont alors désagréables au goût et plus ou moins irritants pour les intestins. Il en est de même des graisses que l'on soumet à l'action d'un feu trop vif, avant de les mêler aux aliments (1). Ainsi, pour être bonnes à la santé, les graisses dont on assaisonne les aliments doivent être fraîches, et, en second lieu, être privées de l'âcreté que leur communique une chaleur assez forte pour les décomposer.

328. D. Quelles sont les graisses les plus indigestes en général ?

R. On doit placer, en première ligne, le lard et le saindoux, ensuite les autres graisses animales, celles de veau, de mouton, qui sont elles-mêmes plus lourdes que celles de l'oie, du canard, du poulet, du dinde; viennent, en troisième lieu, les huiles d'olives, de faînes, de noix, de navette, etc.; enfin le beurre et la crème qui sont les graisses les moins difficiles à digérer. Cepen-

____

(1) Voyez ce qui a été dit nº 265.

dant il n'y a rien de positif dans cette classification, attendu qu'il est des estomacs qui digèrent très-bien les graisses les plus lourdes et qui ne supportent pas les plus légères.

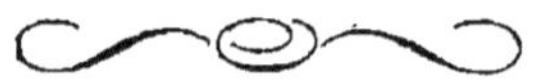

CHAPITRE XI.

Des Fruits.

329. D. Quelle est, en général, l'influence des fruits sur la santé ?

. R. A quelques exceptions près, tous les fruits sont relâchants et calmants; aussi ces propriétés les rendent-ils utiles dans beaucoup de circonstances; mais comme ils ont pour effet d'affaiblir le corps, et surtout les intestins, ils produisent facilement des indigestions, même la dyssenterie, les fièvres intermittentes et toutes les maladies caractérisées par la chûte des forces, lorsqu'on en mange en trop grande quantité. Ces accidents arrivent surtout en automne, et dans les climats chauds, quand on fait excès de certains fruits; tandis que lorsque les fruits sont de bonne qualité et qu'on en use avec modération, ils sont très-bons à la santé et conviennent généralement à tous les tempéraments.

330. D. Quelle distinction peut-on établir entre les fruits ?

R. D'après leur manière d'agir sur le corps, et la saveur particulière à chacun d'eux, on peut diviser les fruits : 1º en fruits *acides;* 2º en fruits *doux* ou *sucrés;* 3º en fruits *acerbes* ou *astringents,* c'est-à-dire, qui resserrent; 4º en fruits *huileux* et en fruits *farineux.*

ARTICLE PREMIER.

Des Fruits acides.

331. D. Quels sont les fruits acides que l'on mange ordinairement?

R. Ce sont : 1º les *groseilles blanches, rouges et noires;* on donne à ces dernières le nom de *cassis;* 2º *le citron, le limon et l'orange;* 3º *la grenade, l'épine-vinette, la cerise aigre, la framboise, la pomme,* et tous les fruits quand ils sont verts.

332. D. Quelles sont les personnes auxquelles les fruits acides sont bons et celles auxquelles ils peuvent être nuisibles?

R. Quoique bien mûrs, les fruits acides sont peu nourrissants et toujours un peu irritants, mais aussi très-rafraîchissants; ils jouissent, en outre, de la propriété de faire beaucoup uriner. Leur usage modéré est avantageux, surtout pendant les grandes chaleurs : 1º aux enfants; 2º à ceux qui sont tourmentés par le sang ou la bile; 3º à toutes les personnes d'un tempérament chaud, chez lesquelles les nerfs sont toujours agacés, pourvu qu'elles n'éprouvent point d'irritation dans le ventre ou la poitrine; 4º dans certains engorgements du foie et de la rate.

Au contraire, les fruits acides sont nuisibles : 1º aux vieillards généralement; 2º aux individus qui digèrent difficilement, parce qu'ils ont l'estomac froid; 3º à ceux qui ont le brûle-cou, des acidités, de la chaleur dans l'estomac et les intestins; 4º à ceux qui éprouvent des coliques et du dévoiement ; 5º à ceux qui ont la poitrine délicate, sujets à une toux sèche ou qui ont le rhume; 6º aux habitants des pays humides et marécageux, sujets aux fièvres intermittentes, dont les fruits acides et autres favorisent le développement, en affaiblissant les intestins. Les fruits *verts*, qui sont aussi très-acides, sont mauvais à la santé de tout le monde.

333. D. Ne prépare-t-on pas avec les fruits acides des boissons rafraîchissantes connues sous le nom de *limonades ?*

R. Oui, avec le citron, le limon, l'orange, l'épine-vinette, les groseilles rouges et blanches, de l'eau et du sucre, on prépare des boissons rafraîchissantes et très-agréables, appelées *limonades,* et dont il est question à l'article des boissons acides non fermentées (1).

334. D. Quel autre usage peut-on faire de quelques-uns des fruits acides ?

(1) Voyez le nº 389.

R. Des médecins renommés affirment que les cerises aigres et les groseilles rouges, mangées en certaine quantité, plusieurs kilogrammes par jour, sont un excellent remède contre la manie et la mélancolie. La décoction de queues de cerises et de groseilles noires (cassis) font uriner abondamment, et est conseillée dans certaines hydropisies et autres maladies où les urines sont supprimées.

335. D. L'usage immodéré des pommes n'est-il pas dangereux ?

R. Oui, mangées en excès, les pommes donnent lieu à des maladies graves, dont les plus ordinaires sont des rhumatismes et une colique très-dangereuse, connue sous le nom de *colique nerveuse* ou *végétale*, qui est souvent épidémique dans les pays où ces fruits sont très-abondants, comme en Normandie et en Angleterre, où ils servent à la fabrication du cidre.

ARTICLE II.

Des Fruits sucrés ou froids.

336. D. Quels sont les fruits sucrés ?

R. Ce sont les *abricots*, les *pêches*, les *prunes*, les *cerises douces*, les *poires fondantes*, les *fraises*, les *mûres*, les *groseilles à maquereau*, les *raisins*, les *figues*, le *melon*, le *concombre*, la *courge* et le *potiron*.

337. D. Quelles sont les propriétés des fruits doux et sucrés ?

R. On reconnaît ces fruits à leur saveur sucrée et à un arôme très-agréable au goût et à l'odorat; ils sont nourrissants, faciles à digérer, calmants, rafraîchissent beaucoup et portent aux urines; mais comme ils sont d'une nature froide, ils relâchent le ventre, en sorte que lorsqu'on en mange en grande quantité, ils occasionnent facilement des indigestions et le dévoiement.

338. D. Quelles sont les personnes auxquelles ces fruits conviennent, et celles auxquelles ils sont contraires ?

R. Mangés avec modération, les fruits sucrés sont salutaires aux enfants, aux personnes qui ont beaucoup de bile ou de sang, et à tous ceux qui ont l'estomac chaud, irritable, dont ils calment la trop grande sensibilité. L'usage des fruits sucrés est également avantageux dans la constipation, dans les irritations nerveuses de l'estomac et des intestins, et toutes les fois qu'il est nécessaire d'amortir l'exaltation de la vie dans ces organes.

Les fruits sucrés, en raison de ce qu'ils sont de nature froide, sont nuisibles : 1º aux vieillards en général; 2º aux individus qui ont la fièvre ou le dévoiement; 3º à ceux dont l'estomac est froid et relâché, et qui, pour bien digérer, ont besoin d'aliments chauds et fortifiants plutôt que rafraîchissants et relâchants; 4º à tous ceux qui éprouvent une indisposition quelconque.

339. D. Quelle précaution doivent prendre les personnes qui digèrent difficilement les fruits de nature froide, lorsqu'elles en ont mangé ?

R. Toutes les personnes qui ont l'estomac trop faible ou trop froid pour bien digérer les fruits sucrés, doivent en manger avec beaucoup de modération, et avoir soin de boire par-dessus un peu de vin ou de liqueur, soit pur, soit mêlé d'une petite quantité d'eau ; lorsque leur estomac ne leur permet pas de prendre une boisson alcoolique, quelque peu forte qu'elle soit ; il est prudent de leur part de s'abstenir de ces fruits. La précaution que nous indiquons n'est même pas à négliger par les individus qui peuvent manger une grande quantité de ces fruits, sans en être incommodés, car il peut arriver que leur estomac ne soit pas toujours aussi bien disposé que d'habitude, et qu'il se trouve accidentellement dans l'impuissance de digérer un aliment aussi froid, pris en grande quantité. Ce sont surtout le melon, la pêche et la prune qui demandent, après qu'on en a mangé, quelque chose de chaud et de stimulant.

340. D. Le développement souvent épidémique des fièvres et des dyssenteries, que l'on observe dans les mois d'août et de septembre, n'a-t-il pas sa cause ordinaire dans l'usage immodéré des fruits de nature froide ?

R. Oui, on a observé que ce sont principalement les années où il y a abondance de cerises, de prunes et de melon, et autres fruits sucrés, que surviennent les épidémies de fièvres et de dyssenteries d'un caractère plus ou moins grave. Ces fruits froids et relâchants, mangés alors en excès, affaiblissent l'estomac et les intestins, et donnent lieu à toutes les maladies qui sont un effet direct de cet état particulier des entrailles. Dans nos climats, ce sont principalement les prunes et les melons qui produisent les affections dont nous parlons ; ne voit-on pas cependant beaucoup d'ouvriers qui, ignorant le danger auquel ils s'exposent, se charger l'estomac de ces fruits, et, pour comble d'imprudence, boire par dessus de l'eau pure, et souvent très-froide, d'un puits ou d'une fontaine; une grave indigestion, suivie d'une fièvre souvent sérieuse, est presque toujours la conséquence de cette imprudence.

341. D. Les raisins n'ont-ils pas sur le corps une action différente de celle des autres fruits sucrés ?

R. Au lieu d'être froids et relâchants, comme les autres fruits sucrés, les raisins sont de nature échauffante et resserrante. Lorsque ces fruits font aller du ventre, c'est donc par le fait de l'irritation qu'ils occasionnent dans les intestins, et non par suite du relâchement de ces organes, effet que produisent les autres fruits sucrés.

En raison de son action tonique et fortifiante, le raisin convient : 1º aux vieillards en général, parce qu'ils ont les organes de la digestion affaiblis comme tous les autres organes; 2º à ceux qui ont l'estomac et les intestins paresseux et relâchés, et qui, à cause de cette disposition, sont sujets aux vents et aux mauvaises digestions; 3º aux convalescents et aux personnes qui se sentent affaiblies, soit par un mauvais régime, soit par toute autre cause, pourvu qu'elles n'éprouvent pas d'échauffement dans les intestins ni dans l'estomac; 4º à ceux affectés d'engorgements de longue date de quelque viscère du bas ventre, du foie, de la rate, ou bien d'hydropisie, de dartres anciennes, etc.

L'action échauffante du raisin fait que ce fruit incommode : 1º les personnes d'un tempérament échauffé; 2º ceux qui ont le brûle-cou, qui éprouvent des aigreurs; 3º ceux qui, ayant l'estomac et les intestins irrités, sont sujets à éprouver des coliques, ou du dévoiement produit par l'inflammation, et non le relâchement.

Le raisin et la *vendange*, mangés en certaine quantité, peuvent donner lieu au dévoiement et même à la dyssenterie. Ce sont les raisins blancs, surtout ceux dont le jus contient le plus d'eau, comme le *chasselas*, qui sont le moins échauffants et les meilleurs à la santé; quand le raisin est acide, il est très-irritant; lorsqu'il est bien mûr et sucré, il est toujours échauffant, mais non irritant.

342. D. Les fruits sucrés conservent-ils leurs qualités quand on les a fait sécher ?

R. Les *dattes*, les *figues*, les *prunes*, les *cerises*, les *poires* et les *pommes*, sont sucrées et plus nourrissantes lorsqu'on les fait sécher qu'à l'état frais; mais alors aussi elles ont perdu leur arôme, et mangées ainsi, elles échauffent et resserrent le ventre, au lieu d'être rafraîchissantes et relâchantes; qualités qu'elles recouvrent lorsqu'on les fait cuire dans un peu d'eau ou de vin et de miel. Les raisins *secs* sont beaucoup plus échauffants que lorsqu'ils sont frais.

ARTICLE III.

Des Fruits acerbes ou resserrants.

343. D. Comment reconnaît-on les fruits acerbes, et quelle est leur action sur le corps ?

R. Les fruits *acerbes* ont une saveur plus ou moins âpre, et leur effet direct sur le corps, quand on les mange, est de resserrer l'estomac et les intestins; c'est pour ce motif qu'on dit qu'ils sont astringents; ils sont, par conséquent, très-irritants, et produisent facilement la constipation pour peu qu'on en mange. Cette propriété de resserrer le ventre fait qu'on emploie ces fruits contre le dévoiement, qui a sa cause dans la faiblesse et le relâchement des intestins; mais ils seraient nuisibles si on en mangeait lorsqu'il y a des coliques et de l'inflammation dans ces organes. Il faut également s'en priver quand on a la poitrine malade, qu'on tousse ou qu'on éprouve toute autre indisposition.

344. D. Quels sont les fruits astringents ou acerbes, et quelle est l'action de chacun d'eux sur la santé ?

R. Les fruits astringents sont les *nèfles, les sorbes, les cornouilles, les coings, les olives* et plusieurs espèces de *poires*.

Les *nèfles* et les *sorbes* ne sont bonnes à manger que lorsqu'elles ont éprouvé un ramollissement par le fait d'une fermentation qui se fait dans leur chair; alors leur goût est agréable. On doit éviter de manger de ces fruits en excès, car ils resserrent si fortement le ventre, que plusieurs médecins ont observé qu'ils peuvent produirent une constipation opiniâtre suivie d'épilepsie. On doit toujours s'en priver quand on éprouve une indisposition quelconque, mais surtout dans les échauffements d'entrailles.

345. Les *cornouilles* sont peu recherchées comme aliment; leur action sur le corps est la même que celle de la nèfle et de la sorbe. On doit s'en priver dans les mêmes circonstances.

346. Le *coing* ne se mange guère qu'en *gelée* ou en *pâte;* ces deux préparations sont excellentes contre les faiblesses d'estomac, ainsi que dans les cours de ventre non accompagnés de coliques provenant de l'irritation des intestins (1).

_____

(1) Voyez gelée et pâte de coing, n°s 563 et 565.

347. Les *olives*, telles qu'on les trouve dans le commerce, sont un peu astringentes et d'une digestion difficile pour les estomacs faibles ou malades, qui doivent s'en abstenir ou n'en manger qu'en très-faible quantité. Ceux qui ont la fièvre, ou une maladie aiguë, doivent s'en priver entièrement.

348. Les *poires*, qui se rapprochent de l'espèce sauvage, sont acerbes; on les reconnaît facilement à leur âpreté lorsqu'on en mange; elles sont plus difficiles à digérer que les espèces *fondantes*, dont la chair est plus humide, plus sucrée et moins compacte. Lorsqu'on veut ôter aux poires âpres leurs qualités irritantes, il faut avoir la précaution de les faire cuire dans l'eau avec un peu de sucre.

349. D. N'est-il pas mauvais à la santé de manger des prunelles, des poires et des pommes sauvages, surtout quand elles sont encore vertes ?

R. Aucun fruit n'est aussi irritant et échauffant que ces fruits sauvages, surtout quand ils sont encore dans un état de maturité incomplète. Ce sont principalement les petits bergers et les enfants des campagnes qui mangent ces fruits tout verts; de violentes irritations d'entrailles, accompagnées de coliques, sont trop souvent le résultat de l'action de ces fruits sur l'estomac et les intestins de ceux qui ne sont pas très-robustes.

ARTICLE IV.

Des Fruits huileux et des Fruits farineux.

350. D. Quels sont les fruits appelés *huileux* et ceux dits *farineux*, que l'on mange ?

R. Les fruits appelés *huileux*, parce qu'ils contiennent une certaine quantité d'huile que l'on peut en extraire, sont les *noix*, les *noisettes*, les *faînes*, les *amandes* et les *pistaches*.

Les fruits farineux, dont l'homme fait sa nourriture, sont les *châtaignes* et les *marrons*.

351. D. Dites quelle est la manière d'agir de chacun de ces fruits sur la santé ?

R. Les *amandes*, les *noix*, les *noisettes* et la *faîne* ne doivent être mangées que très-rarement, et en petite quantité, même par les personnes qui digèrent bien, car ces fruits sont lourds et échauffants, et ont pour effet direct de faire tousser, surtout ceux qui sont disposés au rhume. Les personnes qui ont une irritation d'estomac ou de poitrine, ou seulement la poitrine délicate, doivent s'en priver ou en manger très-peu. Ces fruits sont moins échauffants quand ils sont verts que lorsqu'ils sont secs, et mangés avec du pain que seuls.

352. Les *pistaches* sont un peu moins indigestes que les autres fruits huileux; elles sont, en outre, privées de ce principe âcre, propre à

la faîne et à la noix, et qui rend ces fruits si excitants pour la poitrine; cependant on ne doit point manger de pistaches dans toutes les circonstances où un aliment plus ou moins indigeste est contraire à la santé.

353. Les *marrons* et les *châtaignes* sont remplis d'une farine sucrée, très-nourrissante et excellente à la santé des hommes qui, dans beaucoup de contrées, en font leur nourriture ordinaire, car tous sont forts et robustes; mais pour les personnes qui n'en mangent que rarement, ces fruits sont un peu lourds et venteux. Ceux qui ont l'estomac faible ne doivent en manger qu'avec beaucoup de modération; les malades et les convalescents doivent toujours s'en priver. Cuits à l'eau, les marrons et les châtaignes sont d'une digestion plus facile que lorsqu'ils ont été grillés.

ARTICLE V.

Des Fruits cuits.

354. D. Quels sont les fruits que l'on fait cuire avant de les manger ?

R. Les fruits que l'on fait cuire avant de les manger, sont les *pommes*, les *poires*, les *pruneaux*, les *cerises sèches*, le *coing*.

355. D. Dites quelle est la manière d'agir de chacun de ces fruits sur la santé ?

R. La *pomme cuite* est un peu lourde pour les

estomacs froids ou affaiblis, et peut faire aller du ventre quand on en mange en certaine quantité. Les personnes qui ont les intestins relâchés, qui ont des vents, des coliques ou du dévoiement, doivent s'en priver, quelle que soit la cause de ces coliques ou de ce dévoiement. Les malades et les convalescents auxquels on permet quelquefois l'usage de la pomme cuite, n'en doivent manger qu'en petite quantité, en raison de la difficulté de sa digestion ; il faut aussi que pour eux ce fruit soit bien mûr et assaisonné avec beaucoup de sucre. La pomme cuite est un excellent aliment pour toutes les personnes d'un tempérament échauffé, qui vont difficilement du ventre.

356. Les *poires cuites*, surtout quand elles sont bien mûres, sont excellentes à la santé de tout le monde ; moins acides, moins lourdes, plus sucrées, et tout aussi rafraîchissantes que la pomme cuite, elles n'ont pas, comme celle-ci, l'inconvénient de relâcher le ventre, aussi conviennent-elles mieux aux malades, aux convalescents, et à tous ceux qui, ayant les intestins faibles, ont à redouter les aliments venteux et trop relâchants.

Les *poires desséchées* que l'on fait cuire, comme les pruneaux, avec un peu d'eau et de vin, de sucre, de canelle, etc., sont également très-bonnes à la santé de tout le monde, mais beaucoup plus difficiles à digérer que les poires que l'on fait cuire quand elles sont fraîches.

357. Les *pruneaux cuits* sont doux et rafraî-

chissants, mais un peu lourds pour l'estomac des personnes faibles; comme ces fruits relâchent beaucoup le ventre, on doit s'en priver : 1° quand on a le dévoiement, soit par faiblesse, soit par irritation de l'intestin; 2° lorsque les organes de la digestion sont dans un état de relâchement qui exige une nourriture fortifiante plutôt qu'affaiblissante; 3° quand on est sujet aux vents et qu'on digère difficilement les aliments lourds et de nature froide; 4° dans les fièvres et autres maladies où toute nourriture solide est défendue.

Les pruneaux cuits sont souvent utiles aux convalescents et aux personnes qui ont l'estomac chaud, irritable, et chez lesquelles il existe un grand échauffement des intestins qui les empêche d'aller du ventre; dans ce cas, il ne faut pas mettre de vin, ni de canelle et autres substances aromatiques, pour faire cuire ces fruits, mais seulement de l'eau et du sucre. Lorsqu'on fait usage de pruneaux cuits, dans le but d'aller mieux du ventre, on y ajoute ordinairement une certaine quantité de miel; ainsi préparés ils sont plus lourds que lorsqu'on les fait cuire avec du sucre. Les pruneaux mangés secs sont échauffants et indigestes.

358. Les *cerises sèches* sont un bon aliment pour les valétudinaires et les convalescents, lorsqu'elles sont cuites uniquement dans l'eau avec un peu de sucre, sans y ajouter de vin, de canelle et autre assaisonnement échauffant. Ces

fruits sont moins lourds que les pruneaux et, pour cette raison, ne relâchent pas autant le ventre, à moins qu'on ne fasse entrer beaucoup de miel dans leur jus.

359. Le *coing* est mangé par beaucoup de personnes qui, après l'avoir fait cuire, le coupent en tranches, le saupoudrent de sucre, et l'arrosent ensuite avec un peu d'eau-de-vie, d'eau de cerises, du rhum, ou tout autre liqueur forte. Ce fruit ainsi préparé est très-dur à l'estomac et échauffant; il ne peut être supporté que par les estomacs très-forts et n'éprouvant aucune indisposition.

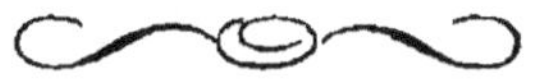

CHAPITRE XII.

Des Aliments préparés avec le sucre et les fruits.

360. D. Quels sont les aliments que l'on prépare avec le sucre et les fruits, et quelle est leur manière d'agir sur la santé ?

R. Avec les fruits et le sucre on prépare : 1° des *confitures ;* 2° des *gelées ;* 3° des *pâtes ;* 4° les *fruits confits ;* 5° les *dragées* de différentes espèces. Tous ces aliments, dont le sucre est la base, sont plus ou moins échauffants ; leur usage habituel et immodéré épuise les forces de l'estomac et des intestins, fait perdre l'appétit et produit la constipation ; aussi toutes les sucreries sont-elles insalubres pour tout le monde, lorsqu'on en mange trop, mais surtout pour les personnes délicates, les convalescents et les *enfants* qui sont portés principalement à abuser des friandises.

361. D. Dites quelle est l'action particulière de chacune de ces préparations sur la santé ?

R. Les confitures de prunes, d'abricots, de cerises et autres fruits sucrés (1), sont un aliment doux et agréable au goût; mangées en quantité modérée, ces confitures sont bonnes à la santé et de facile digestion pour les personnes bien portantes, et même pour les convalescents, pourvu qu'il n'y ait pas chez eux d'échauffement, de difficulté d'aller du ventre, ni aigreurs dans l'estomac, ni dévoiement, ou toute autre maladie dans laquelle un aliment un peu lourd et échauffant est défendu.

362. Les gelées de *pommes*, de *cerises*, de *framboises*, de *groseilles*, etc., sont, de toutes les préparations de fruits avec le sucre, les plus légères et les moins échauffantes. Les valétudinaires et les convalescents auxquels est permise une nourriture solide, peuvent même en faire un usage modéré.

363. La *gelée de coing* fortifie l'estomac et resserre le ventre; c'est pour ce motif que son usage est avantageux dans les faiblesses d'estomac et d'intestins, ainsi que dans le dévoiement non accompagné d'irritations et de coliques. L'action resserrante de cet aliment fait aussi qu'il ne convient pas, lorsqu'il y a constipation occasionnée par l'échauffement des entrailles.

364. La *confiture de raisins*, appelée *raisiné*, est toujours acide et dure à l'estomac, malgré la

______

(1) Voyez quels sont les fruits sucrés, n° 356.

courge, les carottes, les poires et autres fruits sucrés qu'on y ajoute pour l'adoucir. Les personnes même qui jouissent d'une bonne santé n'en doivent manger que rarement et avec modération, si elles veulent éviter de s'échauffer l'estomac et les intestins; les convalescents, ceux qui ont la poitrine malade, qui toussent habituellement, ceux qui ont le brûle-cou, des coliques ou le dévoiement, quelle qu'en soit la cause, doivent s'en interdire soigneusement l'usage.

365. Les pâtes de *pommes*, d'*abricots*, de *coings*, ainsi que les *fruits confits*, sont des préparations moins légères et plus échauffantes que les confitures et les gelées dont nous venons de parler (1); elles ne conviennent jamais aux personnes qui vont difficilement du ventre, privées d'appétit, ni aux convalescents, ni aux malades; les personnes en bonne santé doivent même en user avec modération.

La *pâte de coing* jouit des mêmes propriétés que la gelée du même fruit, mais elle est plus lourde et plus dure à l'estomac.

366. On prépare avec le sucre et les amandes douces et amères des pièces de dessert appelées *croquantes* ou *nougats*, qui sont d'une digestion pénible pour les estomacs faibles. Les convalescents, les valétudinaires, et, à plus forte raison, les malades, doivent s'en priver.

(1) Voyez les n°s 361 et 362.

367. Les *dragées à la liqueur* et celles qui renferment des graines aromatiques, de l'anis, de la coriandre, etc., ou bien des essences, sont très-faciles à digérer, et aident même les digestions difficiles; mais elles sont échauffantes et ne doivent être mangées que rarement et en petite quantité. Les dragées qui renferment des *amandes douces* ou *amères*, des *noisettes*, des *pistaches*, sont moins faciles à digérer que les précédentes, et ont aussi l'inconvénient de faire tousser comme les fruits secs et huileux (1). On doit s'en priver dans les mêmes circonstances.

Rien n'est plus contraire à la santé des enfants que de leur laisser manger à profusion des dragées et autres sucreries (2).

368. Le *pain d'épices*, que nous placerons ici, quoiqu'il n'entre aucun fruit dans sa composition, est une préparation très-bonne à la santé quand on le digère bien; celui qui ne contient que du miel et de la farine de seigle, est un peu lourd pour les personnes dont l'estomac est faible et pour les convalescents; ceux qui ont le dévoiement, ou des vents, ou des coliques, doivent s'en priver ou en manger très-peu. Mais, quand on le digère bien, le pain d'épices est très-bon à la santé, car il rafraîchit les intestins et entretient

(1) Voyez le n° 350 et suivants.

(2) Voyez quelle est l'action du sucre sur la santé, n° 323.

la liberté du ventre; il convient surtout aux vieillards, à ceux qui ont la poitrine délicate, et aux personnes qui ont de la constipation. Le pain d'épices, dans lequel on fait entrer une certaine quantité de sucre en guise de miel et quelques substances aromatiques, est plus facile à digérer que le précédent, mais il n'a pas ses avantages au même degré. Les personnes dont les digestions sont pénibles, doivent donner la préférence à ce dernier.

369. Les *glaces*, que l'on prépare aussi avec du sucre et des fruits, tels qu'abricots, citron, orange, groseilles, etc., ou bien avec du sucre et de la crême à laquelle on ajoute un peu de vanille, sont une préparation très-recherchée, pendant les grandes chaleurs, parce que rien ne rafraîchit aussi promptement le corps et ne le relève aussi bien de l'abattement où il se trouve.

Il est dangereux de prendre des glaces : 1° lorsqu'on est en grande transpiration; 2° lorsqu'on a des rhumatismes inflammatoires ou la goutte, parce que le froid de la glace peut appeler la maladie sur l'estomac et les intestins; 3° quand on a du rhume, ou toute autre maladie de poitrine, comme catarrhe, phthisie, etc.; 4° dans les inflammations aiguës de l'estomac, ou de tout autre organe, surtout s'il y a en même temps de la fièvre; 5° quand on est convalescent ou qu'on éprouve une indisposition quelconque où le froid est contraire.

Les glaces sont un bon remède, surtout celles à la crême-vanille, dans les faiblesses d'estomac et les maladies nerveuses de cet organe (gastralgies) lorsqu'il n'y a aucune trace d'inflammation.

Les glaces aux *fruits* sont plus rafraîchissantes, mais plus crues que celles à la crême-vanille; celles-ci, beaucoup plus douces et onctueuses que celles aux fruits, conviennent mieux aux personnes qui ont l'estomac irritable ou la poitrine délicate, ou qui redoutent de trop se rafraîchir; car le principe aromatique de la vanille et la partie grasse de la crême tempèrent dans l'estomac l'action trop vive et trop crue du froid de la glace.

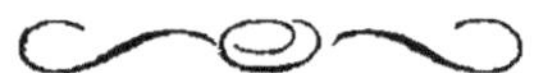

SECTION DEUXIÈME.

Des Boissons.

370. D. Quelles sont les boissons dont l'homme fait usage ?

R. On distingue les boissons dont l'homme fait usage : 1° en *boissons non fermentées ;* 2° en *boissons fermentées,* que l'on obtient par la fermentation de plusieurs espèces de fruits, de graines, ou de substances sucrées.

Les boissons, surtout celles de nature stimulante, exercent une influence plus marquée que les aliments sur la santé. Il n'est pas, en effet, d'aliment, quelque échauffant qu'il soit, qui ait une action aussi violente que le vin pur, l'eau-de-vie et les liqueurs alcooliques. Prises en certaine quantité, ces boissons déterminent promptement une profonde perturbation dans toutes les fonctions, et préparent à la longue des maladies qui sont presque toujours mortelles, quand on en fait un fréquent abus.

CHAPITRE PREMIER.

Des Boissons non fermentées.

371. D. Quelles sont les boissons non fermentées ?

R. Ce sont : 1º l'eau pure ; 2º les limonades de différentes espèces ; 3º les boissons préparées avec le miel non fermenté, et les sirops rafraîchissants ; 4º les infusions et les décoctions faites avec les plantes adoucissantes, calmantes ou toniques.

ARTICLE PREMIER.

De l'Eau.

372. D. L'eau pure est-elle une bonne boisson ?

R. L'eau pure et de bonne qualité est une excellente boisson qui calme, purge le corps et favorise singulièrement la digestion ; aussi les buveurs d'eau ont grand appétit, digèrent facilement et arrivent généralement à un grand âge exempt d'infirmités ; ils supportent mieux aussi les grandes fatigues que ceux qui abusent du vin. Selon le degré de chaleur qu'on lui donne, cette boisson possède la plupart des propriétés médicinales ; c'est ce qui lui a mérité le surnom de *panacée*, c'est-à-dire remède universel.

373. D. Les bonnes et les mauvaises qualités de l'eau dont on fait usage, ont-elles une grande influence sur la santé ?

R. Les eaux de mauvaise qualité altèrent promptement la meilleure santé, tandis que ceux qui font usage d'eaux salubres sont forts et robustes. On ne saurait donc trop faire attention à la nature des eaux, parce que servant non-seulement de boisson, mais entrant en grande quantité dans presque tous les aliments, elles exercent une influence des plus importantes sur la santé de l'homme.

374. D. Quelles sont les personnes auxquelles convient l'usage de l'eau pure et celles auxquelles il convient le moins ?

R. L'eau pure convient comme boisson : 1° aux personnes nerveuses, comme les jeunes gens, les femmes, les enfants ; 2° à ceux qui ont l'estomac chaud et irritable, surtout quand ils ont le brûle-cou et des aigreurs ; 3° aux bilieux, quand la bile est abondante, échauffée, et a acquis trop d'âcreté ; 4° dans l'échauffement occasionné par les excès de table ; 5° dans les palpitations produites par une cause morale qui agite les nerfs, ou par la trop grande abondance du sang.

Au contraire, l'eau pure ne convient pas, comme boisson habituelle : 1º à ceux qui ont les humeurs froides ; 2º à ceux qui sont épuisés par de grandes fatigues ou par de longues maladies ; 3º aux vieillards en général ; 4º à ceux qui ont l'estomac froid ou relâché, et qui, pour ce motif, digèrent lentement et difficilement ; 5º aux ouvriers qui se livrent à des travaux très-pénibles, et auxquels il faut unpeu de vin pour réparer leurs forces épuisées ; 6º à ceux qui sont mal nourris, qui ne vivent que de légumes, de fruits ; 7º à tout le monde, dans les pays où l'air est humide, et surtout s'il est chargé de miasmes malsains ; 8º enfin, il est mauvais de boire trop d'eau fraîche pendant ou après le repas, parce qu'à moins d'avoir l'estomac très chaud, ce liquide peut occasionner une indigestion.

375. D. N'est-il pas dangereux de boire trop d'eau, ou toute autre infusion aqúeuse, soit en mangeant, soit dans l'intervalle des repas ?

R. Il en est de l'eau comme de toute autre bonne chose, on doit en user sobrement ; bue en trop grande quantité, elle a pour effet : 1º de relâcher l'estomac et de précipiter les aliments avant qu'ils soient bien digérés ; 2º d'affaiblir les intestins et tout le corps, et de disposer ainsi, surtout pendant les grandes chaleurs, à toutes les maladies qui sont le résultat de l'abattement

des forces, comme fièvre intermittente, pernicieuse, fluxion de poitrine, dyssenterie, et même
hydropisie. C'est, en effet, pendant l'été que
l'eau de mauvaise qualité, ou bue trop froide
lorsque le corps transpire, produit chez les ouvriers des villes et des campagnes, d'une manière
épidémique, les maladies dont nous venons de
parler.

376. D. N'est-il pas bon à la santé de boire un
verre d'eau fraîche tous les matins en se levant,
avant d'avoir rien mangé, ou le soir en se couchant ?

R. C'est une excellente habitude pour les personnes qui peuvent bien digérer l'eau froide, ainsi
prise à jeûn, car alors cette boisson rafraîchit le
corps, débarrasse l'estomac du reste d'aliments
qu'il n'a pu digérer pendant la nuit, précipite les
glaires qu'il contient et fortifie cet organe. Bue le
soir avant de se coucher, l'eau pure produit aussi
de bons effets sur l'estomac, surtout s'il a été
surexcité, pendant le jour, par quelque boisson
ou aliment échauffant; dans ce cas, il calme la
sensibilité de ce viscère et enlève la chaleur inaccoutumée qu'il éprouve alors. Ce sont surtout les
personnes nerveuses qui ne peuvent supporter
les boissons et les aliments échauffants qui se
trouvent bien de l'usage de l'eau ainsi prise matin et soir; mais les estomacs froids, débiles,
pourraient s'en trouver incommodés. L'eau fraîche, prise en dehors des repas, serait capable de

leur occasionner des coliques, surtout par les temps froids.

377. D. L'usage habituel de l'eau chaude et des infusions à une température élevée, n'est-il pas dangereux ?

R. L'eau chaude et les boissons adoucissantes ont pour effet direct d'affaiblir l'estomac, de l'empêcher ainsi à la longue de bien digérer les aliments un peu lourds, et de développer ensuite dans cet organe des douleurs nerveuses, des crampes dont on guérit difficilement. Il ne faut donc jamais boire d'eau ou d'infusions adoucissantes chaudes, qu'autant qu'on est malade et que leur usage est reconnu nécessaire par le médecin. Il est bon cependant, pour certaines personnes dont l'estomac est nerveux, d'adoucir un peu leur boisson pendant les froids de l'hiver, de manière à ce qu'elle ait à peu près la température du corps, parce que le froid trop vif resserre l'estomac de ces personnes et les empêche de bien digérer.

§ I.

Des différentes espèces d'Eaux et des qualités propres à chacune d'elles.

378. D. Quelles sont les différentes espèces d'eaux ?

R. On distingue les eaux : 1º en eaux de neige

et de glace; 2º en eau de pluie; 3º en eau de fontaine; 4º en eau de puits; 5º en eau de lac; 6º en eaux courantes, c'est-à-dire de fleuve et de rivière.

379. D. Quelles sont les qualités des eaux de neige et de glace fondues?

R. Les eaux de *neige* et de *glace fondues* sont malsaines; on croit qu'elles produisent l'engorgement des glandes et le gros cou, mais il est aussi probable que l'air froid et humide qui régne dans les gorges profondes et privées, la plupart de soleil, pendant l'hiver, dans les pays où l'on fait usage de ces eaux, n'est pas étranger à ces engorgements.

380. D. Quelles sont les qualités des eaux de pluie?

R. Les eaux de pluie sont les meilleures et les plus pures de toutes les eaux; elles sont douces, légères et limpides; mais il faut qu'elles soient recueillies dans les temps non orageux, lorsqu'il a déjà plu pendant quelques jours, et qu'elles soient reçues dans des vases de matière insoluble.

381. D. Quelles sont les conditions qui rendent les eaux de fontaine et celles de puits, bonnes ou mauvaises à la santé ?

R. Toutes les eaux de puits ou de fontaine qui traversent des couches de craie, de plâtre ou de marbre, sont crues, pesantes, et, par conséquent, peu salubres; celles, au contraire, qui coulent sur le sable ou le gravier et autres substances qui ne se dissolvent pas dans l'eau, sont douces, légères et très-bonnes à la santé, surtout si elles se trouvent en contact avec l'air. On doit avoir soin de tenir propres les puits et les fontaines dont on boit l'eau, de n'y laisser aucune ordure, aucune substance animale ou végétale qui corrompe l'eau; enfin que l'air qui s'y trouve puisse se rénouveler facilement. Il est dangereux, en effet, de fermer les puits et les fontaines, comme on le fait souvent, puisque l'air ainsi renfermé peut devenir un véritable poison.

382. D. Les eaux courantes de fleuve et de rivière sont-elles salubres ?

R. Après les eaux de pluie, les eaux courantes de rivière ou de fleuve sont les plus pures, les moins crues et les plus salubres, surtout quand elles coulent sur le sable; elles sont préférables à celles de puits, de fontaine et de lac.

383. D. Quelles sont les eaux les plus malsaines ?

R. Ce sont les eaux qui séjournent : 1° dans les *souterrains;* 2° dans les *mines;* 3° dans les *fossés* ou les *rivières* dont le fond est rempli de vase; 4° sur des *tourbes* ou du *bitume.* On doit éviter d'en boire. Mais les plus dangereuses de toutes les eaux sont celles des *marais* et des *étangs,* que l'on reconnaît à leur saveur et à leur odeur infectes. Les principes pestilentiels qu'elles renferment produisent les fièvres intermittentes et malignes, ainsi que les dyssenteries qui règnent

en tout temps dans les pays couverts de marécages.

384. D. Comment peut-on reconnaître si l'eau
dont on fait usage est crue et indigeste, ou bien
douce et légère ?

R. On reconnaît que l'eau est *crue* lorsque :
1º elle bout difficilement; 2º que les légumes s'y
durcissent et n'y cuisent qu'imparfaitement;
3º qu'au lieu de s'y dissoudre, le savon s'y réduit
en petits caillots; 4º que sa saveur est terreuse et
dure à la langue; 5º qu'elle est pesante à l'estomac et produit même des coliques; 6º enfin lorsqu'elle resserre le ventre (1).

On reconnait, d'autre part, que l'eau est douce
et légère, lorsque : 1º elle chauffe et se refroidit
aisément; 2º qu'elle cuit promptement et d'une
manière complète les légumes et les viandes;
3º que le savon s'y dissout bien; 4º qu'elle n'a ni
odeur, ni saveur, ni couleur; 5º qu'elle facilite la
digestion et relâche le ventre.

385. D. Lorsqu'on est obligé de faire usage
d'eau malsaine, que faut-il faire pour la rendre
moins insalubre ?

R. Il faut : 1º la faire bouillir pendant quelque
temps, une demi-heure, par exemple; 2º l'exposer
à l'air, pendant vingt-quatre heures, dans des

(1) Le caractère chimique auquel on reconnait les
eaux crues, est qu'elles se troublent lorsqu'on y met
du *nitrate d'argent,* ou une solution d'*hydro-chlorate
de Baryte.*

14.

vases non couverts et avoir soin de l'agiter de temps en temps; 3º la faire filtrer à travers du sable bien lavé et du charbon pulvérisé, dont on remplit un tonneau à moitié et le restant d'eau; 4º y mêler, lorsqu'on la boit, un peu de vin, de vinaigre, ou toute autre boisson alcoolique; 5º à défaut de ces liquides, on peut y ajouter de l'infusion de thé qui paraît très-propre à corriger les mauvais effets de l'eau malsaine (1). Si l'on manque de thé, on peut avoir recours à toute autre plante aromatique, à la sauge, à la mélisse, au serpolet, à la menthe, etc.

386. D. Les vases dans lesquels on conserve l'eau ne peuvent-ils pas avoir de l'influence sur leurs qualités?

R. Oui, souvent l'eau contracte de mauvaises qualités, parce qu'elle est renfermée dans des vases tenus malproprement ou formés de matières qui peuvent communiquer à ce liquide des qualités malsaines.

387. D. Que faut-il faire pour éviter cet inconvénient?

R. Quand l'eau est contenue dans des vases de bois, il faut avoir soin de tenir ces vaisseaux très-proprement, en les nettoyant souvent de la vase qui se dépose toujours de l'eau; sans cette précaution, l'eau contracte promptement un goût désagréable de punais et se corrompt facilement.

(1) Voyez le nº 596.

Ce sont les vaisseaux en bois de sapin qui contractent surtout ce mauvais goût. La même précaution doit être prise pour les vases en terre. On ne doit jamais se servir pour garder l'eau dont on veut boire, de vases faits en zinc, en cuivre ou en plomb; ceux de fer seuls n'offrent aucun danger.

388. D. Quelle est la manière d'agir de l'eau *sucrée*, soit froide, soit chaude, sur le corps ?

R. L'*eau sucrée froide* calme, rafraîchit le corps et est beaucoup plus légère que l'eau pure; elle favorise la digestion chez les personnes qui ont l'estomac nerveux, irritable ou échauffé par un excès de vin généreux, ou de toute autre boisson fermentée. Lorsqu'on y ajoute quelques gouttes d'eau de fleurs d'oranger, l'eau sucrée froide est encore un excellent calmant dans les agitations que nous font éprouver les chagrins et les préoccupations de l'esprit.

L'*eau sucrée chaude* est une des meilleures boissons dont on puisse faire usage : 1º dans les indigestions de toutes espèces; 2º dans les coliques d'estomac et d'intestins occasionnées par le froid, ou bien par une nourriture ou des boissons de nature irritante; 3º après le repas, lorsqu'on ne peut digérer à cause de la faiblesse de l'estomac, qui, en raison de sa grande sensibilité, ne supporte aucun aliment sans s'irriter; alors l'eau chaude sucrée agit sur lui comme un calmant; 4º dans la fièvre qui accompagne les maladies aiguës, lorsque les malades répugnent à prendre d'autres boissons adoucissantes; mais il est dangereux de s'habituer à cette boisson, car elle relâche trop l'estomac et les intestins, et détruit en eux la force qui leur est nécessaire pour digérer. On ne doit en user que quand il y a nécessité de le faire et que le médecin en reconnaît l'urgence.

ARTICLE II.

Des Limonades ou boissons acides sucrées.

389. D. Quels sont les fruits avec lesquels on prépare les boissons acidulées, désignées sous le nom de *limonades.*

R. Ce sont les fruits acides dont nous avons parlé (1). En exprimant le jus de ces fruits dans l'eau, et en y ajoutant une certaine quantité de sucre, on obtient des boissons très-agréables qu'on appele *limonade, eau de groseilles, d'épine-vinette,* etc., selon le fruit que l'on emploie.

390. D. Dans quelles circonstances ces boissons sont-elles avantageuses ou nuisibles à la santé?

R. Les limonades sont excellentes pour étancher la soif pendant les grandes chaleurs de l'été et dans certaines fièvres ardentes; mais on ne peut en faire usage dans les repas, car elles occasionnent, dans cette circonstance, des indigestions, même chez les individus qui les digèrent

____

(1) Voyez le n° 351.

bien lorsqu'ils n'ont point l'estomac chargé de nourriture.

Comme ces boissons sont très-rafraîchissantes et froides pour l'estomac; elles ne conviennent pas : . 1° aux vieillards; 2° aux convalescents et à tous ceux qui sont faibles; 3° à ceux qui ont la poitrine délicate, surtout s'il y a de la toux et des crachats; 4° aux personnes qui ont une irritation d'entrailles; 5° à tout le monde, dans les temps et les climats froids et humides.

Les limonades sont bonnes, au contraire, à la santé : 1° des jeunes gens; 2° des individus qui ont l'estomac très-chaud; 3° de ceux qui ont beaucoup de sang et de bile, et toutes les fois qu'on a besoin d'être saigné ou purgé; 4° dans les hémorrhagies produites par l'échauffement et l'abondance du sang.

Il ne faut pas oublier non plus qu'il est dangereux de prendre de la limonade à la glace, ou faite avec une eau très-froide, lorsqu'on est en transpiration. Combien de personnes sont mortes victimes de cette imprudence !

391. D. La limonade *gazeuse* est-elle une bonne boisson ?

R. Lorsqu'elle est bien préparée, la limonade *gazeuse* est agréable au goût et moins froide à l'estomac que les autres limonades dont il vient d'être question, mais elle est un peu plus excitante. Comme boisson rafraîchissante, elle ne peut convenir qu'aux personnes en bonne santé; elle ne saurait remplacer les limonades faites avec les fruits acides dans les indispositions et maladies où celles-ci sont utiles.

ARTICLE III.

Des Boissons préparées avec les sirops rafraîchissants.

392. D. Quels sont les sirops rafraîchissants et quelle est leur influence sur la santé ?

R. Les sirops rafraîchissants sont ceux d'*orgeat*, de *limon*, de *groseilles*, de *framboise* et de *vinaigre*. Tous ces sirops, que l'on étend de beaucoup d'eau pour étancher la soif, ont une action semblable à celle des limonades; on doit en user ou s'en abstenir dans les mêmes circonstances. Il faut cependant en excepter le *sirop de vinaigre*, qui se distingue des autres sirops rafraîchissants en ce que, tout en étanchant aussi bien la soif qu'eux, il porte à la peau au lieu de ralentir la transpiration, et excite l'action de l'estomac au lieu de l'affaiblir, comme font les autres sirops acides. Cette double manière d'agir du sirop de vinaigre fait qu'il n'est pas lourd et ne tend pas à supprimer brusquement la transpiration, mais, au contraire, à maintenir et à exciter le mouvement qui la produit; aussi ce sirop, étendu d'eau, est-il une des boissons les plus salubres dont on puisse faire usage pour étancher la soif en tout temps;

on ne doit s'en priver que quand on tousse, que la poitrine ou l'estomac sont le siége d'une irritation plus ou moins vive.

ARTICLE IV.

De l'Hydromel non fermenté et du Coco.

393. D. L'*hydromel non fermenté*, ou eau miellée, est-il une bonne boisson ?

R. L'hydromel, c'est-à-dire eau qui contient du miel, se prépare tout simplement en faisant dissoudre un peu de miel dans de l'eau. Cette boisson est froide à l'estomac, indigeste et très-relâchante ; elle ne doit être prise que dans les cas exceptionnels où l'on a besoin d'aller légèrement du ventre ; mais en toute autre circonstance, elle ne peut donner que le dévoiement et des indigestions, si on en boit pendant ou aussitôt après le repas. L'eau pure serait préférable dans toutes les circonstances où l'on voudrait en faire usage.

394. D. Le *coco*, ou infusion de racine de réglisse à laquelle on ajoute un peu de jus de citron, est-il une boisson salubre ?

R. C'est avec cette boisson que les ouvriers des grandes villes se désaltèrent souvent pendant les grandes chaleurs, en raison de son bas prix et de ses qualités rafraîchissantes. Le coco est plus salubre que la bière et la limonade faite avec des fruits, parce qu'il n'est pas de nature aussi froide et aussi indigeste ; la réglisse entrant dans sa composition, contient un principe chaud et sucré qui rend cette boisson facile à digérer et l'empêche de trop rafraîchir l'estomac ; aussi, au lieu de boire de l'eau pure, qui est souvent de mauvaise qualité, la classe pauvre qui ne peut se procurer de vin, ou autre boisson alcoolique, devrait-elle adopter cette boisson peu dispendieuse (1) et meilleure à la santé qu'une eau malsaine.

ARTICLE V.

De l'infusion de Thé.

395. D. L'infusion de thé est-elle bonne à la santé ?

R. Il est reconnu que l'infusion de thé a pour effet de détruire la sensibilité des nerfs et la force en vertu de laquelle les organes se contractent ; aussi est-elle nuisible à la plupart des personnes qui en font un usage habituel. Après avoir affaibli les organes de la digestion par l'épuisement qui succède à toute surexcitation, elle leur fait éprouver des crampes, des douleurs, et produit même un tremblement général. Il est cependant des individus chez qui l'usage habituel du thé n'occasionne pas ces accidents ; c'est sur-

______

(1) Avec cinq centimes au plus de racine de réglisse, on peut faire un litre de boisson.

tout à ceux qui sont irritables qu'il est nuisible; mais les accidents produits par l'infusion de thé, qui est fort en usage dans certains pays, tiennent autant à l'abus qu'on en fait et au temps où on la prend qu'à ses qualités irritantes. On doit considérer, en effet, que c'est le matin à jeûn, lorsque l'estomac est vide, que l'on prend très-souvent plusieurs tasses de cette infusion, sans rien manger. On conçoit que le contact de ce liquide, fortement astringent, sur les parois de l'estomac, doit produire un mauvais effet et altère à la longue la santé, quand cet effet est longtemps prolongé. Mais le thé, pris en quantité modérée, et lorsque l'estomac est garni de nourriture, n'a pas d'inconvénient, surtout si on n'a pas les nerfs délicats, comme la chose a lieu chez les hommes du nord, qui en font la plus grande consommation.

396. D. Dans quelles circonstances le thé est-il avantageux ou nuisible à la santé?

R. L'infusion de thé est utile : 1° dans les indigestions (1); 2° toutes les fois qu'il est nécessaire de rétablir et de favoriser la transpiration, comme dans les pays où il y a beaucoup de brouillards et où l'on ne boit pas de vin; 3° lorsqu'on est obligé de faire usage d'eaux malsaines; car il paraît que rien ne réussit mieux à les corriger et à empêcher leurs mauvais effets sur la santé;

(1) Voyez ce que nous avons dit à l'égard des indigestions, n°s 48, 50, 51 et 52.

4º quand on est d'un tempérament mou, disposé aux humeurs froides; 5º lorsqu'on éprouve un abattement général des forces du corps et de l'intelligence.

Au contraire, le thé est nuisible : 1º aux personnes d'une constitution sèche et nerveuse, comme, par exemple, aux femmes délicates et excitables, surtout quand elles sont atteintes d'hystérie ou autres maladies de nerfs; 2º dans les irritations ou inflammations d'estomac, d'intestins, de matrice, de vessie, etc.; 3º quand on est sujet à l'insomnie et qu'on éprouve de l'agitation; 4º dans les demangeaisons et autres maladies de la peau qui tiennent à l'échauffement du corps; 5º toutes les fois qu'on éprouve de la fièvre, etc.

ARTICLE VI.

Du Café à l'eau.

397. D. Le *café à l'eau* est-il bon à la santé ?

R. Le café à l'eau, lorsque son infusion est légère et qu'on en use avec modération, ne peut que produire de bons effets sur la santé; ces bons effets sont de favoriser la digestion, de dissiper l'ivresse produite par le vin et l'alcool, et de disposer aux idées gaies par la surexcitation de l'esprit. C'est surtout dans les pays chauds que le café à l'eau exerce une heureuse influence sur la santé; on a observé que, dans les pays tempérés, l a une action plus stimulante sur les nerfs que dans les climats où la température est plus élevée.

398. D. Quelles sont les personnes auxquelles convient généralement l'usage modéré du café à l'eau ?

R. Ce sont : 1º celles d'une constitution molle qui ont beaucoup d'embonpoint; 2º celles d'un tempérament froid, peu irritable, dont l'esprit est lourd et paresseux; 3º celles qui mènent une vie sédentaire, ou qui éprouvent un abattement moral ou un engourdissement de l'esprit; 4º celles qui ressentent des maux, des pesanteurs de tête, dépendants de l'ivresse ou d'une digestion pénible, occasionnée par les aliments ou boissons de nature froide (1); 5º celles qui habitent un pays froid et humide, couvert de marais, d'eaux croupissantes; 6º celles atteintes de fièvres intermittentes. Pris dans cette dernière circonstance, le café à l'eau, bien concentré et à haute dose, combat souvent les fièvres intermittentes les plus rebelles, qui ont résisté à tous les autres médicaments; 7º les femmes dans les suppressions, et les jeunes personnes, lorsqu'on veut favoriser l'établissement des règles; 8º ceux qui habitent un pays marécageux pendant les grandes chaleurs. Il paraît que le café à l'eau est un des meilleurs préservatifs contre les fièvres qui se manifestent dans ces pays.

(1) Voyez ce que nous avons dit sur les moyens de combattre les indigestions, nᵒˢ 46, 49 et 51.

399. D. Quelles sont, au contraire, les personnes auxquelles est nuisible l'usage du café à l'eau?

R. Ce sont : 1º les enfants, les jeunes gens, et tous ceux qui ont les nerfs délicats; 2º les personnes maigres, irritables, et celles qui ont trop de sang ou de bile; 3º les femmes sujettes aux fausses couches, ou aux fleurs blanches, ou aux vapeurs et à l'hystérie; 4º ceux qui dorment difficilement, ou dont l'esprit est agité par des préoccupations et des chagrins; 5º ceux qui éprouvent une inflammation ou une irritation plus ou moins vive dans un organe quelconque, mais surtout dans l'estomac et les intestins; 6º ceux qui sont sujets aux hémorrhagies ou à la constipation.

400. D. Quels sont les accidents produits ordinairement par l'*abus* du café à l'eau ?

R. L'*abus* du café à l'eau a pour effet : 1º d'échauffer le corps, d'agacer les nerfs au point de rendre le caractère beaucoup plus irritable; 2º d'ôter l'appétit, d'empêcher d'aller du ventre, de développer des chaleurs d'entrailles et de les disposer aux crampes et aux coliques; 3º de produire des demangeaisons par tout le corps et des boutons de diverse nature; 4º d'engourdir le cerveau et de diminuer ainsi l'activité des facultés intellectuelles, après les avoir surexcitées pendant un certain temps; 5º par suite de cette action stupéfiante sur le cerveau et tous les nerfs, de disposer à l'apoplexie, au tremblement des membres et à leur paralysie.

401. D. Le *gloria* a-t-il d'autres effets sur le corps que le café à l'eau ?

R. Le *gloria,* ou café à l'eau dans lequel on met de l'eau-de-vie ou de l'eau de cerise, du rhum, etc., est encore plus stimulant que le café à l'eau ; il convient donc encore moins aux personnes auxquelles le café est nuisible. Le gloria ne peut être utile que lorsqu'on s'est chargé l'estomac d'aliments de nature froide, et qu'on redoute d'en éprouver une indigestion; en second lieu, pendant les temps froids et humides, surtout si on est obligé de s'exposer au grand air; enfin toutes les fois qu'on est obligé de s'agiter le sang et les nerfs plus que ne peut le faire la simple infusion de café à l'eau.

402. D. Quelle est la manière d'agir du café à l'eau, *non sucré ?*

R. Le café à l'eau, *non sucré* et pris froid, fortifie l'estomac, agite et échauffe moins que le café adouci par le sucre et bu chaud. On peut en prendre de cette manière une plus grande quantité, sans en éprouver les mêmes inconvénients, surtout si l'infusion est légère. On conseille le café à l'eau non sucré et pris froid dans plusieurs maladies de l'estomac et des intestins dépendantes de la faiblesse, comme, par exemple, dans les dévoiements anciens et sans coliques, ou dans certaines affections nerveuses (gastralgies).

CHAPITRE III.

Des Boissons fermentées.

403. D. Quelles sont les boissons fermentées dont l'homme fait usage ?

R. Ce sont : 1º le vin ; 2º le cidre ; 3º le poiré ; 4º la bière ; 5º l'hydromel vieux ; 6º l'eau-de-vie ; 7º l'eau de cerises, le rhum, etc. ; 8º les diverses liqueurs dans lesquelles on fait entrer de l'eau-de-vie ou de l'esprit de vin, en quantité plus ou moins considérable, et appelées, pour ce motif, *liqueurs fortes.*

404. D. Les boissons fermentées sont-elles bonnes à la santé ?

R. A l'exception de l'eau-de-vie, de l'eau de cerises et de toutes les liqueurs fortes, les autres boissons fermentées, surtout le vin, exercent une heureuse influence sur la santé, lorsqu'elles sont de bonne qualité et qu'on en boit avec modération ; leur excès, et surtout celui des liqueurs fortes, est très-dangereux ; il agit sur le corps comme un véritable poison; de là vient que si on rencontre exceptionnellement quelques ivrognes qui arrivent à un grand âge, on peut observer aussi que presque tous meurent de bonne heure et accablés d'infirmités.

405. D. Quels sont les funestes effets de l'ivrognerie ?

R. Le *premier effet* des boissons fermentées, prises en excès, est l'ivresse. Si dans cet état dégradant l'homme est quelquefois gai, il est plus souvent encore chagrin, sombre, porté à la colère, à la fureur; c'est alors qu'il est capable des violences les plus coupables, qui vont quelquefois jusqu'au meurtre.

Le *second effet* est d'agacer violemment les nerfs, de développer une fièvre lente, continue, qui l'enflamme et le dessèche peu à peu, et lui fait perdre sa force, sa souplesse et son agilité.

Le *troisième effet* est d'irriter et racornir l'estomac et les intestins, en sorte que les buveurs finissent par ne plus manger d'aliments solides, et tombent ainsi dans l'amaigrissement et un état de faiblesse extrême.

Le *quatrième effet* est d'abrutir l'homme, de le rendre d'abord violent et emporté, et ensuite de détruire peu à peu chez lui les fonctions de l'intelligence, au point de le faire devenir fou ou imbécile. On peut remarquer que dans les maisons d'aliénés la plupart des folies viennent de l'habitude de l'ivrognerie.

Le *cinquième effet* est de faire vieillir et devenir impotent de bonne heure, et de produire la goutte, le tremblement des membres, la paralysie et l'apoplexie; mais la maladie dont meurent le plus ordinairement les ivrognes, est l'hydropisie qui survient à la suite des obstructions qu'ils ont dans le foie et autres viscères du bas ventre.

Le *sixième effet* est d'exercer sa funeste influence jusques sur les enfants de ceux qui s'abandonnent à ce vice. Quoique nés de parents vigoureux, ces enfants sont généralement plus faibles et plus irritables que les autres; ils ont le sang échauffé, sont plus sujets aux inflammations des intestins, de la poitrine et des yeux, aux éruptions de boutons à la peau, et résistent plus difficilement aux maladies propres à leur âge. On en voit beaucoup aussi qui sont idiots, ou au moins d'une intelligence très-bornée.

406. D. Quels sont les individus auxquels les boissons fermentées, prises en excès, sont surtout nuisibles ?

R. Le tempérament fait qu'on supporte plus ou moins bien l'action des boissons fortes; les hommes maigres, nerveux, qui ont le ventre et la poitrine peu développés, ou qui ont beaucoup de bile, sont ceux sur lesquels le vin et toutes les liqueurs spiritueuses agissent le plus violemment; leur ivresse est ordinairement sombre et portée à la colère; ils contractent facilement les obstructions qui sont la suite inévitable de l'ivrognerie.

Les hommes gros, ventrus et mous, dont la peau est coloriée par le sang et qui ont un embonpoint plus ou moins prononcé, digèrent mieux les boissons alcooliques et n'en éprouvent pas aussi facilement les mauvais effets ; aussi sont-ils plus portés à l'ivrognerie et à la bonne chère que les individus d'un tempérament sec et bilieux.

Les personnes qui souffrent le plus de l'usage immodéré des boissons fermentées, sont : 1º les femmes, les jeunes gens, et surtout les jeunes enfants, qui contractent facilement, sous cette influence pernicieuse, une inflammation profonde et incurable des intestins (1); 2º ceux qui ont les entrailles ou la poitrine malade ou très-irritable; 3º ceux qui ont des palpitations et autres affections du cœur; 4º les ouvriers qui exercent des professions sédentaires et ne peuvent prendre un exercice suffisant, car les boissons alcooliques ont une action plus marquée sur eux que sur ceux qui se livrent à des travaux fatigants, surtout en plein air; 5º à ceux qui, éprouvant de l'ardeur, de l'échauffement dans la vessie, urinent difficilement et font des glaires et autres matières mêlées aux urines; 6º en un mot, tous ceux qui sont d'un tempérament plus ou moins délicat.

407. D. A quels signes reconnaît-on que les boissons fermentées dont on fait usage sont trop

______

(1) Voyez régime des jeunes enfants.

15.

violentes, et qu'il est nécessaire de les affaiblir avec de l'eau, ou même de s'en priver entièrement ?

R. Ces boissons sont trop fortes, et dès-lors nuisibles à la santé, toutes les fois qu'elles font éprouver dans la bouche, puis dans le gosier et l'estomac, un sentiment de vive chaleur ou de resserrement, d'astringence désagréable. Ce sont les vins très-alcooliques, l'eau-de-vie et les liqueurs fortes qui font ressentir ce sentiment de chaleur brûlante, et les vins âpres, acides, qui produisent sur la langue et le gosier un resserrement pénible; dans l'un ou l'autre cas, quoique pris en quantité modérée, ces liquides rendent la digestion pénible et donnent lieu, pendant qu'elle s'accomplit, à des chaleurs, à des rapports aigres et vineux, à des serrements d'estomac, à des maux de tête, et quelquefois à un agacement de tous les nerfs; enfin à un assoupissement qui porte au sommeil.

408. D. Que doit-on faire pour ne laisser aux boissons fermentées, dont on fait usage, que la force qui convient à la santé ?

R. Il faut ajouter assez d'eau pure pour qu'elles cessent de faire éprouver les accidents dont il vient d'être question dans le numéro précédent; et si, malgré cette précaution, elles produisent toujours des aigreurs, des chaleurs et des serrements d'estomac, ainsi que des maux de tête, il faut s'en priver entièrement, parce qu'alors il est certain que l'estomac est le siége d'une irritation plus ou moins vive.

409. D. La quantité des boissons fermentées dont on peut faire usage, ne varie-t-elle pas ?

R. Oui, la quantité et la violence de la boisson que chacun peut supporter, varie selon le tempérament et la force des organes; ce qui est excès pour l'un ne l'est pas pour l'autre. L'expérience doit apprendre à chacun la quantité et la qualité de la boisson qui lui convient; cependant, règle générale, on se trouve mieux de prendre un peu moins de boissons fermentées qu'on en peut supporter, que d'en prendre un peu plus, lors même que ce plus n'est point en excès. Ce sont surtout les personnes qui digèrent facilement le vin et l'alcool qui doivent éviter leur usage trop copieux; car comme les maladies occasionnées par ces liquides viennent insensiblement, par degré, et restent même des années entières pour se développer, ceux qui n'éprouvent aucune indisposition d'un usage plus ou moins copieux de boissons alcooliques, en boivent avec une fatale sécurité, ruinent insensiblement leur santé, et se trouvent tout-à-coup atteints, sans qu'ils s'y attendent, d'une maladie mortelle.

Il est donc prudent de diminuer la quantité de vin ou de tout autre boisson fermentée dont on fait usage, et d'y ajouter plus d'eau, dès que ces boissons nous font éprouver les accidents auxquels on reconnaît qu'elles sont trop violentes pour notre santé (1).

ARTICLE PREMIER.

Des Vins naturels.

410. D. Le vin est-il une boisson salubre ?

R. Oui, le vin naturel, de bonne qualité et assez vieux pour que sa fermentation soit accomplie, est la boisson fermentée la plus agréable et la meilleure à la santé dont l'homme puisse faire usage. Si l'abus de cette boisson jette dans une exaltation des sens et de l'esprit, bientôt suivie de leur hébètement et de l'anéantissement des forces, son usage modéré développe les facultés intellectuelles, inspire la gaieté, anime le courage et relève les forces épuisées par la fatigue. Cette boisson est utile : 1° aux vieillards en général; 2° avec un peu de sucre et coupée suffisamment d'eau, aux convalescents et à tous les valétudinaires, pourvu qu'il n'y ait pas chez eux d'inflammation de quelque organe qui s'y oppose; 3° aux ouvriers et à tous ceux qui se livrent à des travaux, à des exercices pénibles qui épuisent promptement les forces; 4° à ceux qui sont mal nourris, qui ne vivent que de pain et de légumes, car le vin remplace, en partie, la bonne nourriture qui manque à l'ouvrier pauvre.

(1) Voyez le n° 407.

411. D. Quelle est, chez l'ouvrier, l'influence de l'usage habituel du vin à ses repas ?

R. On a observé que les ouvriers qui boivent habituellement du vin à leurs repas, sont plus forts, plus actifs au travail et plus adroits que ceux qui ne boivent que de l'eau. L'infériorité de ces derniers dans le travail est encore plus marquée si, tout en ne buvant que l'eau, ils n'usent encore que d'une nourriture peu substantielle, c'est-à-dire, de gaudes, de pommes de terre, de pain de mauvaise qualité, etc. L'ouvrier qui fait usage de vin à tous ses repas, est aussi moins enclin à l'ivrognerie et moins sujet aux maladies occasionnées par la fatigue, par un air insalubre ou une nourriture malsaine.

Si le vin frelaté est dangereux, l'usage de celui qui est naturel préviendrait bien des maladies dans la classe qui manque du nécessaire. C'est principalement dans les grandes villes que la classe des ouvriers nécessiteux n'a ni habitation, ni nourriture, ni boisson saines ; comment, dans de telles conditions hygiéniques, sa santé ne s'altérerait-elle pas ? Comment pourrait-il se faire qu'elle et ses enfants ne soient pas difformes, remplis d'humeurs froides, sans vigueur et sujets à toutes les maladies, surtout si à ces causes d'insalubrité vient se joindre l'influence énervante de l'inconduite, de l'ivrognerie, du libertinage, etc. ? L'usage habituel et modéré d'un vin naturel corrigerait, en partie, toutes ces influences malsaines,

412. D. Quelles distinctions doit-on établir entre les vins naturels, d'après leurs manières d'agir sur la santé ?

R. On peut distinguer les vins naturels : 1° en *vins d'ordinaire*, c'est-à-dire, qu'on boit d'habitude à chaque repas ; 2° en *vins d'extra*, dont on ne fait qu'exceptionnellement usage dans certaines circonstances.

ARTICLE II.

Des Vins d'ordinaire.

413. D. Quels sont les vins d'ordinaire ?

R. Considérés sous le rapport de leur influence sur la santé, on peut diviser les vins d'ordinaire : 1° en *vins acides*, *âpres* ou *astringents* ; 2° en *vins chauds* ou *alcooliques* ; 3° en *vins toniques* ; 4° en *vins nouveaux* ; 5° en *vins vieux*.

§ I.

Des Vins acides,

414. D. Quelle est la manière d'agir des *vins acides* sur le corps ?

R. Les vins acides ou âpres sont ceux qui contiennent le moins d'alcool ; ils ont pour effets de resserrer les organes et de moins exciter le développement de la chaleur du corps que les autres vins ; c'est pour ce motif qu'ils sont beaucoup plus irritants, mais moins échauffants qu'eux. Les vins acides que l'on récolte en France, sont ceux de la Brie, de la Lorraine, de l'Alsace, de la Franche-Comté, etc.

415. D. Quelles sont les personnes auxquelles est favorable, et celles auxquelles est nuisible l'usage des vins acides ?

R. Lorsque ces vins sont nouveaux, ils se digèrent difficilement, resserrent le ventre et peuvent même donner des coliques et toutes les maladies d'irritation que l'homme est susceptible de contracter; mais lorsqu'ils ont dix à douze mois de futaille, et qu'on les étend suffisamment d'eau en les buvant, ces vins sont une excellente boisson pour l'usage ordinaire : 1° pour les jeunes gens; 2° pour les personnes d'un tempérament très-chaud, comme celles qui ont beaucoup de sang ou de bile; 3° pour ceux qui ont beaucoup d'embonpoint; 4° pour les individus nerveux, lorsqu'ils digèrent bien ces vins, car généralement leur estomac ne supporte pas bien les substances acides; 5° pour les ouvriers qui se livrent à des travaux fatigants; la plupart des autres vins sont trop échauffants pour eux et leur donnent moins de force; 6° pour ceux sujets à la goutte ou à la gravelle, qui doivent les préférer aux vins alcooliques et aux vins toniques.

Au contraire, les vins acides ne conviennent pas : 1° aux vieillards; 2° aux convalescents; 3° à ceux qui, ayant l'estomac et les intestins faibles, digèrent lentement et difficilement; 4° à ceux qui ont la poitrine délicate, qui toussent hahituellement et sont sujets au rhume et au catarrhe; 5° à ceux qui ont de l'inflammation, ou de l'irritation dans les entrailles, ou bien des aigreurs et le brûle-cou.

416. D. Que pensez-vous de la boisson appelée *piquette* ou *rapé*, que les pauvres gens préparent, dans les pays vignobles, avec des raisins presque verts, récoltés après la vendange ?

R. Cette boisson, encore plus irritante que les vins acides, ne peut convenir qu'aux personnes robustes des campagnes, car elle est capable de donner des coliques à ceux qui n'y sont point habitués, ou qui ont une santé délicate; cependant les vignerons robustes, qui usent presque exclusivement de cette boisson pendant une partie de l'année, s'en trouvent bien, surtout quand ils se livrent à leurs travaux fatigants, parce que le principe acide qu'elle contient la rend très-propre à étancher la soif, à rafraîchir et à fortifier le corps.

§ II.

Des Vins chauds ou alcooliques.

417. D. Quelle est l'action des *vins chauds* ou *alcooliques* sur le corps ?

R. Les *vins chauds* sont les plus riches en alcool; ils resserrent moins les organes que les vins acides et les vins toniques, mais agitent fortement les nerfs et provoquent un grand développement de chaleur naturelle; ils produisent aussi facilement l'ivresse; de là vient qu'ils sont les plus échauffants et les plus excitants de tous les vins, puisque leur action est semblable à celle des liqueurs spiritueuses, mais à un moindre degré. Ils ne conviennent pas pour en faire sa boisson ordinaire; mais quand on est obligé d'en user, faute d'autres vins, il faut y ajouter beaucoup d'eau, au moins les trois-quarts, et pour les rendre dans cette condition plus potables, on peut y introduire, au moment de les boire, quelque acide, comme jus d'orange ou de citron, etc. Ces vins peuvent être utiles quand ils sont très-vieux : 1º aux vieillards dans la décrépitude; 2º aux individus épuisés par les excès de longues maladies ou de toute autre cause; mais c'est au médecin qu'il appartient d'en prescrire l'emploi.

Les vins chauds sont ceux que produisent l'Espagne, le Portugal, la Grèce, l'Italie et le midi de la France.

§ III.

Des Vins toniques.

418. D. Quelle est l'influence des *vins toniques* sur la santé ?

R. Les *vins toniques* sont, en général, les meilleurs à la santé ; coupés d'une certaine quantité d'eau, ils conviennent à toutes les constitutions, mais surtout aux personnes faibles et délicates qui ne peuvent en supporter d'autres. Les vins toniques les plus réputés sont ceux de Bourgogne et ceux de Bordeaux ; ces derniers sont moins riches en alcool que les premiers, et, pour cette raison, moins échauffants ; aussi sont-ils mieux supportés par les personnes irritables et délicates, auxquelles ces deux espèces de vin conviennent seules.

Le pays plat de la Bourgogne, du côté de la Saône, fournit des vins très-chargés en couleur, mais sans force, privés d'acide et peu riches en alcool ; aussi ces vins s'altèrent-ils facilement, sont indigestes et ne réparent pas les forces.

§ IV.

Des Vins nouveaux et des Vins vieux.

419. D. Quelle est l'influence des *vins nouveaux* sur la santé ?

R. Les vins nouveaux, qui n'ont pas encore
achevé leur fermentation, sont plus nourrissants,
mais plus indigestes et beaucoup plus irritants
que les vins vieux. Lorsqu'on les boit purs, ils
agitent et échauffent le corps, empêchent de dormir, et produisent des gaz qui gonflent l'estomac
et les intestins. Les individus robustes peuvent
seuls faire usage de cette boisson irritante; mais
tous ceux qui ont une santé délicate, ou qui sont
indisposés, doivent s'en abstenir, surtout s'ils ont
une maladie d'entrailles.

420. D. Quelle est la manière d'agir des *vins
vieux* sur le corps ?

R. Les vins vieux sont beaucoup plus salubres
que les vins nouveaux, parce qu'ils sont moins
irritants; ils sont également plus propres à maintenir et à relever les forces du corps ; mais
comme ils contiennent beaucoup plus d'alcool
que dans leur premier âge, ils enivrent aussi plus
facilement. Les vieillards, les convalescents et
tous ceux qui ont l'estomac, les intestins et la
poitrine faible, ne doivent jamais user que de
vin vieux, c'est-à-dire ayant au moins un an ou
dix-huit mois.

ARTICLE III.

Des Vins d'extra.

421. D. Quels sont les *vins d'extra*, c'est-à-dire qu'on ne boit qu'en dehors de ses habitudes ordinaires ?

R. Ce sont : 1º les *vins blancs ;* 2º les *vins secs ;* 3º les *vins mousseux ;* 4º les *vins de liqueurs ;* 5º les *vins doux et bourrus ;* 6º le *vin chaud ;* 7º le *vin sucré.*

A. Des Vins blancs.

422. D. Les *vins blancs* sont-ils bons à la santé ?

R. Ces vins sont moins nourrissants, mais plus faciles à digérer que les vins rouges ; ils excitent l'appétit et font beaucoup uriner ; comme ils sont très-irritants, leur usage habituel est nuisible à la santé, car à la longue ils altèrent les fonctions des intestins, disposent à la goutte et font maigrir le corps ; c'est à cause de cette dernière propriété qu'on en conseille l'usage aux personnes qui ont beaucoup d'embonpoint. Les vins blancs sont surtout nuisibles : 1º aux personnes maigres, nerveuses, très-excitables ; 2º à celles qui ont la poitrine délicate, sujettes à la toux et au rhume ; 3º à celles qui ont l'estomac et les intestins malades ; 4º dans toute espèce d'indisposition ou de maladie. On a vu beaucoup de personnes mourir de maladies de langueur pour avoir fait un usage habituel et copieux de vin blanc à leurs repas, en guise de vin rouge.

Pris en quantité modérée et accidentellement, les vins blancs sont très-bons : 1º pour relever les forces dans l'abattement qui succède aux fatigues excessives, ou qui est le résultat d'une température énervante ; 2º aux tempéraments mous, relâchés et peu irritables; 3º dans certains cas d'hydropisie ; 4º à la santé des sanguins et des bilieux, lorsque ces vins sont coupés de beaucoup d'eau, sous forme de limonade légère.

B. *Des Vins secs.*

423. D. Que pensez-vous de l'action des *vins secs* sur la santé ?

R. On appele *vins secs* ceux qui sont dépourvus de tout principe sucré à la suite de l'âge, et qui, en vertu d'une âcreté ayant un arôme particulier, excitent agréablement, mais aussi très-vivement la langue et le palais : tels sont tous les vins blancs vieux, ainsi que ceux de Madère, de Xèrès, de Rancio, etc. Pris en certaine quantité, ces vins chauds et irritants produisent promptement l'ivresse, dessèchent le corps, resserrent le ventre, arrêtent la transpiration, la salive, et toutes les humeurs qui sortent du corps par les voies naturelles. Dans les digestions pénibles, occasionnées par les aliments de nature froide (1), ces vins secs sont un excellent digestif ; leur usage modéré et pas trop fréquent, est parfois utile aux personnes peu sensibles, ayant de l'embonpoint, et qui, par suite d'un trop grand relâchemeut du corps, transpirent, urinent trop, et ont le ventre trop libre. Mais ces vins sont toujours nuisibles : 1° aux personnes maigres et irritables ; 2° aux jeunes gens et aux enfants ; 3° à ceux qui ont la poitrine délicate, ou une inflammation, un échauffement dans une partie quelconque du corps.

C. *Des Vins mousseux*.

424. D. Les *vins mousseux* sont-ils bons à la santé ?

R. Ces vins flattent agréablement le palais par le piquant du gaz qui s'en dégage, mais ils ne servent point et ne doivent jamais servir à l'usage habituel, car quand on en abuse, ils agacent fortement les nerfs, déterminent le tremblement des membres et développent dans les intestins des irritations profondes qui se guérissent difficilement ; aussi ne faut-il boire que rarement et en faible quantité de ces vins, surtout les personnes qui ont les nerfs délicats, tels que les enfants, les femmes et les valétudinaires. Les

(1) Voyez le n° 48.

hommes robustes ne ressentent les mauvais effets de cette boisson que lorsqu'ils en ont abusé pendant quelque temps. Les vins mousseux ne conviennent donc, dans aucun cas, aux personnes souffrantes qui doivent toujours s'en priver. .

D. *Des Vins de liqueurs.*

425. D. Les *vins*, dits de *liqueurs*, sont-ils salubres ?

R. On appele *vins de liqueurs* des vins dont la plupart sont cuits et qui conservent leur sucre à l'état naturel, parce qu'ils n'ont point été transformés en alcool par la fermentation. Tels sont, en France, les vins de *Frontignan*, de *Lunel*, de *Grenache ;* en Espagne, ceux de *Malaga*, d'*Alicante ;* en Italie ceux de *Calabre*, etc. Ces vins, doux et chauds en même temps, sont nourrissants et fortifient beaucoup sans irriter; ils conviennent à toutes les personnes délicates, et principalement à celles qui ont la poitrine faible, car ils font cracher et sont un bon remède dans les vieux rhumes et autres maladies anciennes des poumons. Les valétudinaires et les convalescents en éprouvent de bons effets, quand ils n'ont aucune maladie qui peut s'opposer à l'usage d'une boisson plus ou moins alcoolique.

E. *Des Vins doux ou bourrus.*

426. D. Le *vin doux* ou *bourru* convient-il à la santé ?

R. C'est surtout le vin blanc que l'on boit ainsi, tant que la fermentation ne lui a pas ôté sa douceur. En fermentant dans l'estomac, le *vin bourru* excite la soif, échauffe les intestins, donne des vents et même le dévoiement, si on en boit en certaine quantité. Cette boisson indigeste est surtout mauvaise : 1º aux personnes qui ont l'estomac et les intestins faibles et éprouvent facilement de l'échauffement; 2º à celles sujettes au cours de ventre et aux coliques; 3º à celles qui ont une fièvre, soit intermittente ou de toute autre nature. Les convalescents, les valétudinaires et, à plus forte raison, les malades doivent toujours éviter d'en boire, même en faible quantité; les individus jouissant d'une bonne santé n'en doivent user qu'avec beaucoup de modération et rarement.

F. *Du Vin chaud.*

427. D. Que pensez-vous de l'action du *vin chaud* sur le corps ?

R. Ce vin, que l'on prépare en faisant bouillir du vin rouge avec beaucoup de sucre, de la canelle et du citron, fortifie l'estomac, porte à la peau et est moins irritant que le vin pur. Cette boisson, prise pas trop fréquemment et avec modération, est très-bonne à la santé pendant la saison froide et humide, ainsi que dans les amusements et exercices violents où le corps entre en transpiration; les personnes mêmes, qui ne supportent pas le vin pur, peuvent souvent en boire en petite quantité sans inconvénient; cependant les malades, les convalescents, et tous ceux qui sont échauffés, qui ont des irritations d'entrailles, doivent s'en priver.

Dans les bals, les spectacles et autres assemblées nombreuses où l'on est sujet à suer à cause de l'air chaud qu'on y respire, le vin chaud, le punch et le sirop de vinaigre, sont les meilleurs rafraîchissements que l'on puisse prendre en cette circonstance. Les glaces, les limonades, les sirops d'orgeat, de groseilles, l'eau sucrée froide, la bière et autres boissons qui ont pour effet d'arrêter brusquement la transpiration, sont alors dangereux pour les personnes un peu délicates, surtout si, après en avoir pris, elles quittent la salle où la foule est réunie pour entrer dans un air plus froid.

G. *Du Vin sucré.*

428. D. Quelle est l'action du *vin sucré* sur la santé ?

R. Le *vin sucré* pur, ou étendu d'une certaine

quantité d'eau, est bon à la santé toutes les fois qu'éprouvant une grande faiblesse, on a besoin d'une nourriture et d'une boisson qui fortifient sans irriter. C'est donc principalement : 1° aux vieillards ; 2° aux convalescents ; 3° à ceux qui ont été épuisés par de grandes fatigues, par des excès ou de longues maladies ; 4° à ceux qui sont sujets à des faiblesses d'estomac ; 5° à ceux qui ont la poitrine délicate, que le vin sucré, *coupé suffisamment d'eau*, convient. Mais on ne doit s'habituer à cette boisson qu'autant que l'état de la santé l'exige, et s'en priver entièrement quand on a la fièvre, ou qu'on éprouve un grand échauffement, ou une maladie aiguë.

429. D. Quelles imprudences commettent les ouvriers avec le vin sucré ?

R. Beaucoup d'ouvriers, surtout ceux des pays de vignoble, boivent du vin sucré, souvent pur, dans les maladies d'échauffement, dans le but de se donner des forces ; des femmes, récemment accouchées, ne craignent pas même d'en abuser. Une fièvre ardente et une inflammation plus ou moins grave des entrailles, sont presque toujours la suite de l'ignorance où sont ces personnes de l'action que le vin exerce sur elles en cette circonstance.

ARTICLE IV.

Des Vins gâtés.

430. D. Quelles sont les altérations naturelles que les vins peuvent éprouver ?

R. Les vins sont sujets à trois maladies principales; ils peuvent : 1° *s'aigrir;* 2° *se monter;* 3° *devenir amers.*

431. D. Quels sont les vins susceptibles de s'aigrir, et quelle est leur action sur la santé ?

R. Les vins que nous avons appelés *chauds* ou *alcooliques* (1), sont ceux qui s'aigrissent le plus facilement, par une fermentation qui leur est naturelle; lorsqu'ils ont éprouvé cette maladie, ces vins sont très-dangereux à la santé, car leur usage un peu prolongé ne tarde pas à produire une vive irritation dans les intestins, accompagnée d'aigreurs, de coliques, de cours de ventre, et l'amaigrissement de tout le corps survient bientôt. Les vins aigris, qui agissent sur le corps comme le vinaigre (2), mais à un moindre degré, sont donc les plus malsains des vins gâtés.

432. D. Les ouvriers des villes ne sont-ils pas exposés à boire des vins aigres que les marchands de vin ont cherché à guérir ?

(1) Voyez les n° 417.
(2) Voyez les n°s 318 et 320.

R. Oui, beaucoup de marchands de vin sont assez peu délicats pour chercher à guérir les vins aigres au moyen d'une foule de drogues plus ou moins dangereuses ; comme les sels de plomb, et principalement la litharge, sont les substances qui réussissent le mieux à rendre à ces vins leur douceur première, ils ne craignent pas de les employer, et de donner des coliques, et autres maladies plus ou moins graves des intestins, à ceux qui font usage de ces vins.

433. D. Quels sont les vins qui se *montent* facilement ?

R. Ce sont les vins que nous avons appelés *acides* (1), qui sont le plus susceptibles de se *monter*. Lorsque l'altération qu'ils ont éprouvés est peu prononcée, les vins montés sont encore bons à boire, mais ils sont plus échauffants qu'avant d'avoir subi cette maladie ; aussi leur usage ne peut convenir alors qu'aux personnes robustes qui fatiguent ou prennent un grand exercice ; mais ils ne peuvent qu'indisposer les convalescents, les personnes déjà échauffées, ceux qui mènent une vie sédentaire ou qui éprouvent une souffrance quelconque. Lorsque la décomposition du vin monté est portée à un haut degré, qu'il a une odeur infecte et une saveur de pourriture, il est alors très-dangereux ; son usage peut donner lieu à de graves maladies.

(1) Voyez le n° 404.

434. D. Quelle est l'influence des vins *amers* sur la santé ?

R. Les *vins amers* sont excellents à la santé, car ils sont alors moins irritants et moins échauffants qu'avant d'avoir subi cette altération, qui est presque toujours le résultat d'une grande vieillesse. Ces vins peuvent donc très-bien servir à l'usage des personnes délicates, et de tous ceux qui redoutent l'action d'un vin trop violent.

435. D. Pour se bien conserver, le vin n'exige-t-il pas d'être dans certaines conditions ?

R. Pour conserver ses qualités naturelles, le vin exige : 1° que la cave où il se trouve soit fraîche, aérée, pas trop humide, ne renfermant aucune matière animale ou végétale en putréfaction, ou exhalant des odeurs fortes; 2° qu'il ne soit pas exposé à des secousses plus ou moins violentes, telles que celles que peuvent lui communiquer le mouvement fréquent de voitures, d'un moulin, d'un atelier où l'on travaille le fer, etc.; 3° que les tonneaux dans lesquels on le met n'aient aucune mauvaise odeur de moisissure, de sec, de pourriture; 4° que, lorsqu'il n'est point en perce pour l'usage journalier, il ne reste jamais en vidange, mais qu'il soit rempli au fur et à mesure que se fait cette vidange; 5° que lorsqu'on se sert de robinet en cuivre pour le tirer du tonneau, ce robinet soit tenu proprement, de manière à ce qu'il ne soit point couvert de vert de gris, car cette substance, dissoute dans le vin,

peut donner des coliques à ceux qui boivent ce
vin.

ARTICLE V.

Des Vins falsifiés.

436. D. Quelles sont les substances que l'on
fait entrer dans les vins pour les falsifier ?

R. Dans le but de conserver, de colorer, d'a-
doucir le vin, d'augmenter sa quantité, de masquer un goût ou une odeur désagréable qui nui-
raient à son débit, on fait entrer dans les vins
beaucoup de substances excessivement dangereuses, comme : *l'alun, la potasse, la chaux, la
litharge, la ceruse, les oxides de cuivre et d'arsenic,* etc.

C'est surtout dans les grandes villes, où il y a
de grands bénéfices à réaliser en fabriquant des
vins artificiels, et en altérant ceux qui sont naturels, que l'on est exposé à boire ces poisons;
aussi les personnes qui font habituellement usage
de vins frelatés, et surtout si elles ont un penchant à l'ivrognerie, ne tardent pas à contracter
des maladies très-graves des intestins qui les
font mourir, après les avoir fait languir pendant
longtemps. Les droits, excessivement élevés, qui
frappent les boissons fermentées aux octrois des
villes populeuses, sont la principale cause de
leur falsification et de la fabrication des vins arti-

ficiels. Les bénéfices considérables que réalisent les marchands de vins par ces moyens coupables, tentent trop leur cupidité; au lieu de boire des vins dont la composition est douteuse, les ouvriers des grandes villes devraient toujours préparer eux-mêmes, pour leur usage, une des boissons salubres économiques, dont nous donnons plus loin les recettes (1).

ARTICLE VI.

Du Cidre et du Poiré.

437. D. Quelles sont les différentes espéces de *cidre ?*

R. Les différents *cidres* dont on fait usage sont : 1º le gros cidre sucré et mousseux; 2º le cidre paré; 3º le cidre moyen; 4º le petit cidre; 5º le cidre composé et cuit.

438. D. Dites quelle est l'action particulière de chacun de ces cidres sur la santé ?

R. Le *gros cidre sucré et mousseux* est celui qui n'a pas encore subi une fermentation convenable; il est échauffant, difficile à digérer, et donne le dévoiement lorsqu'on en boit en certaine quantité; mais quand il a vieilli, il devient léger, agréable au goût et nourrissant.

439. Le *cidre paré* est celui qui, ayant achevé

____

(1) Voyez le nº 452.

sa fermentation, contient une certaine quantité d'acool. Il est fortifiant et nourrissant, mais son action est irritante et assez semblable à celle du vin blanc. On doit en user et s'en priver dans les mêmes circonstances (1).

440. Le *cidre moyen* est un gros cidre étendu d'eau peu de temps avant d'en faire usage, ou bien un cidre de première qualité brassé avec une certaine quantité d'eau, ou enfin un mélange de cidres de différentes qualités. Ce cidre est le meilleur à la santé pour l'usage habituel.

441. Le *petit cidre*, que l'on prépare avec des pommes de mauvaise qualité, ou des marcs que l'on presse plusieurs fois, est malsain; il peut donner lieu à de graves indispositions quand on en boit fréquemment ou en quantité immodérée.

442. Les *cidres composés* et *cuits* ont un goût et une manière d'agir sur la santé qui se rapprochent de ceux des vins cuits des pays chauds. On peut en user dans les mêmes circonstances (2).

En résumé, on doit considérer les différents cidres comme une boisson salubre et nourrissante, lorsqu'ils ont éprouvé une fermentation convenable, tandis que trop nouveaux ils sont indigestes et irritants, et pris alors en excès, ils peuvent donner lieu à des maladies graves, dont la plus ordinaire est *la colique végétale*. Les différentes

(1) Voyez le n° 422.
(2) Voyez le n° 425.

espèces de cidres ayant à peu près les mêmes propriétés que les vins mousseux ou secs, on doit en faire usage, ou s'en priver dans les mêmes conditions (1).

443. D. Ne fait-on pas éprouver aux cidres dés falsifications semblables à celles dont le vin est l'objet ?

R. Oui, souvent on colore le cidre avec des baies d'hyèble, du coquelicot, des merises, de la cochenille, etc.; d'autres fois on y ajoute de l'eau-de-vie, dans le but de lui donner de la force; alors il devient beaucoup plus stimulant. Enfin on fait entrer dans cette boisson, comme dans les vins falsifiés, les substances les plus dangereuses, telles que la ceruse, la litharge, la chaux, la potasse, etc.

444. D. Que pensez-vous du *poiré* comme boisson ?

R. Le *poiré* est le produit de la fermentation de certaines variétés de poires que l'on cultive en grand dans plusieurs provinces de France. Cette boisson, dont la saveur approche beaucoup de celle du vin blanc mousseux, est beaucoup plus forte que le cidre; elle occasionne facilement une ivresse pénible, accompagnée d'agitation nerveuse des plus violentes. L'abus du poiré produit tous les accidents qui ont leur cause dans l'abus des boissons fermentées (2), mais particu-

(1) Voyez les nos 423 et 424.
(2) Voyez le no 405.

lièrement le tremblement des membres. La violence de cette boisson annonce assez qu'on ne doit en boire qu'avec beaucoup de modération, quand on jouit d'une bonne santé et jamais si l'on est souffrant.

ARTICLE VII.

De la Bière et de l'Hydromel fermenté.

445. D. Quels sont les effets de la *bière* sur la santé ?

R. La *bière* nourrit plus, est moins irritante et porte moins à l'ivresse que le vin, mais elle est aussi moins fortifiante. Quand cette boisson est bien préparée, son usage modéré est donc bon à la santé; mais les estomacs froids ou faibles la digèrent difficilement; elle produit chez eux des coliques et des vents qui les gonflent; toutes les fois qu'elle est facilement digérée, on peut donc en faire usage dans les mêmes ctrconstances où le vin peut servir de boisson.

446. D. Quelles sont les personnes auxquelles la bière convient et celles auxquelles son usage peut être nuisible ?

R. Comme cette boisson est nourrissante et de nature froide, prise avec modération, elle convient spécialement aux tempéraments chauds, secs, nerveux et irritables; au contraire, ceux qui ont beaucoup d'embonpoint, ceux qui ont les chairs molles, ceux dont l'estomac et les intestins sont faibles, relâchés, sujets à éprouver des vents et du dévoiement; ceux qui toussent, qui ont le rhume, doivent s'en abstenir ou n'en boire qu'en faible quantité. L'usage de cette boisson froide est dangereux : 1° dans la fièvre intermittente et celle de nature inflammatoire; 2° dans toutes les circonstances où l'on éprouve une grande faiblesse; les convalescents et les valétudinaires doivent donc s'en priver; 3° dans toutes les indispositions, surtout celles occasionnées par un refroidissement; 4° pendant les saisons froides et humides.

447. D. Quels sont les effets de l'abus de la bière ?

R. C'est dans les villes surtout qu'on fait un grand abus de la bière, qui cependant ne convient pas à la constitution généralement molle et relâchée de la plupart de leurs habitants. Les mauvais effets de l'abus de la bière sont : 1° d'affaiblir l'estomac et les intestins, et d'y produire un amas de bile, de glaires, qui sont une cause fréquente de maladies plus ou moins graves; 2° de causer différentes maladies des voies urinaires, tels que catarrhe de la vessie, rétention ou incontinence d'urine; 3° de relâcher, d'affaiblir les nerfs; 4° de ramollir les chairs et de les disposer ainsi d'abord à l'embonpoint, et ensuite à l'enflure et à l'hydropisie.

448. D. L'*hydromel* fermenté est-il une boisson saine ?

R. Cette boisson n'est guère en usage que dans les pays du nord de l'Europe; nouvelle, elle est très-insalubre, car elle occasionne alors des nausées, des coliques et le flux de ventre; mais quand elle est un peu vieille, son usage modéré est aussi bon à la santé que celui du vin, dont elle paraît avoir toutes les propriétés et qu'elle peut remplacer.

ARTICLE VIII.

De l'Eau-de-Vie et des Liqueurs fortes.

449. D. Quelles sont les suites de l'abus de *l'eau-de-vie* et des *liqueurs fortes* ?

R. La force excessive de ces boissons fait que leurs effets sont plus violents et plus promptement dangereux que ceux des autres boissons fermentées, prises en excès. Ce sont de vrais poisons, dont l'usage fréquent et immodéré cause des ivresses affreuses, souvent suivies de mort; abrutit l'intelligence, détruit promptement les forces du corps, et produit toutes les infirmités qui ont été signalées en parlant de l'abus des boissons fermentés (1).

C'est surtout dans la classe ouvrière des villes que l'on trouve des personnes qui recherchent les funestes excitations de l'eau-de-vie et des li-

____

(1) Voyez le n° 405.

queurs fortes; sans compter les souffrances physiques qui sont la suite de cette habitude pernicieuse, combien n'en fait-elle pas tomber dans la
plus profonde misère en leur enlevant leur seule
richesse, c'est-à-dire la faculté de se livrer au
travail qui les fait vivre eux et leurs familles. Il
faut remarquer que tous ceux qui s'adonnent aux
liqueurs fortes et à l'eau-de-vie tombent dans une
faiblesse extrême et un malaise général, dès qu'ils
cessent d'être sous l'empire de leur violente
excitation. De là vient que, pour recouvrer un
peu de forces, ils sentent la nécessité de s'exciter
de nouveau, et qu'à mesure que s'accroît en eux
la chute des forces, ils font un usage de plus en
plus fréquent du poison qui les tue, tout en les
trompant sur son action. L'eau-de-vie et les liqueurs spiritueuses sont surtout nuisibles lorsqu'on les prend le matin à jeûn, parce qu'alors
n'étant mélangées à aucun aliment qui en tem-
père la violence, elles se trouvent seules en contact avec l'estomac qu'elles échauffent et irritent
fortement. Aussi cette habitude de boire de l'eau-
de-vie à jeun finit-elle à la longue par développer
le racornissement, le squirrhe, le cancer ou la
perforation de l'estomac.

450. D. Une petite quantité d'eau-de-vie, d'eau
de cerises, de rhum et autres liqueurs fortes,
n'est-elle cependant pas bonne à la santé, en
certaines circonstances ?

R. Oui, une quantité modérée de liqueur forte

peut être utile dans les conditions suivantes :
1° lorsqu'on a pris des aliments ou des boissons
de nature froide ou trop lourde qui fatiguent
l'estomac (1); 2° lorsqu'on ne digère qu'avec
peine, parce qu'il y a insensibilité et défaut d'é-
nergie dans les organes de la digestion; 3° pendant les froids excessifs de l'hiver, ou la saison
humide et froide de l'automne; 4° lorsqu'on est
obligé de respirer un air malsain.

451. D. Le punch est-il bon à la santé ?

R. Le punch convient dans les mêmes circonstances que le vin chaud, dont il a déjà été question (2); seulement il faut avoir soin de le couper
avec une certaine quantité d'eau ou d'infusion de
thé, pour qu'il ne soit pas trop violent. Toutefois,
comme le punch est plus excitant que le vin
chaud, on doit en prendre avec plus de modération; il est même prudent de s'en priver quand
on est irritable et que l'on redoute l'agitation
causée par les boissons fermentées. Les malades
et les convalescents doivent toujours s'en abstenir.

(1) Voyez ce qui a été dit des indigestions par les
aliments de nature froide, n^{rs} 47 et 48.

(2) Voyez le n° 427.

CHAPITRE III.

Des Boissons salubres économiques.

452. D. Quelles boissons salubres et économiques peut-on substituer à l'eau malsaine ou aux vins frelatés, dont les ouvriers sont souvent obligés de faire usage ?

R. Plusieurs personnes qui s'occupent du bien être de la classe ouvrière, ont déjà publié des recettes propres à donner des boissons à bas prix. Nous ne croyons pouvoir faire mieux que de reproduire ici celles dont l'expérience a déjà confirmé les bons résultats (1).

(1) Les recettes suivantes sont empruntées à l'instruction rédigée et publiée par M. J. Girardin, secrétaire perpétuel pour la classe des sciences de l'Académie des sciences, belles-lettres et arts de Rouen, membre correspondant de l'Institut, professeur à l'école d'agriculture de la Seine-Inférieure, chevalier de la Légion-d'Honneur.

PREMIÈRE RECETTE.

Eau ordinaire . . . .   1 hectolitre.
Racine de réglisse . . . .   1 kilog. 250 gr.
Crême de tartre . . . . .   500 grammes.
Eau-de-vie. . . . .   5 litres.
Aromate quelconque, com-
me fleurs de sureau, de
mélilot, coriandre, écorce
d'orange. . . . .   40 grammes.

« On fait une forte décoction de la racine de
« réglisse dans vingt à vingt-cinq litres d'eau;
« pendant ce temps, on fait infuser dans quatre à
« cinq litres d'eau bouillante les fleurs de sureau
« ou l'aromate choisi ; on dissout la crême de
« tartre dans une autre quantité de liquide; on
« passe toutes ces liqueurs à travers un tamis de
« crin ou un linge ; on les introduit dans un
« tonneau de grandeur convenable avec le res-
« tant de l'eau ; on ajoute l'eau-de-vie, on brasse
« fortement et on laisse reposer. La fermentation
« se manifeste plus ou moins activement, en rai-
« son de la température du lieu où le baril est
« placé ; la plus convenable est comprise entre
« dix à quinze degrés du thermomètre centigrade.
« On peut d'ailleurs activer la fermentation et la
« rendre plus régulière, en ajoutant dans le ton-
« neau cinquante à soixante grammes de levure
« de bière délayée dans un peu d'eau. »

DEUXIÈME RECETTE.

Eau ordinaire . . . . 1 hectolitre.
Sucre brut. . . . . 3 kilog. 750 gr.
Crême de tartre . . . . . 500 grammes.
Eau-de-vie à 19 degrés . 10 litres.
Aromate quelconque. . . 40 grammes.

TROISIÈME RECETTE.

Eau ordinaire . . . . . . 1 hectolitre.
Sucre brut. . . . . 6 kilog. 250 gr.
Vinaigre fort. . . . . . . 2 litres 50 cent.
Eau-de-vie à 19 degrés . 5 litres.
Aromate quelconque. . . 40 grammes.

QUATRIÈME RECETTE.

Eau ordinaire . . . . . . 1 hectolitre.
Bière ordinaire . . . . . 5 litres.
Sucre brut. . . . . 6 kilog. 250 gr.
Vinaigre. . . . . 1 litre 25 cent.
Caramel. . . . . 150 grammes.

CINQUIÈME RECETTE.

Eau ordinaire . . . . . . 1 hectolitre.
Sucre brut. . . . . 6 kilog. 650 gr.
Acide tartrique. . . . . . 160 grammes.
Esprit, 3/6. . . . . 1 litre.
Fleurs de sureau . . . . 120 grammes.

« On opère comme ci-dessus. La cinquième
« recette est celle qui fournit la boisson la plus
« agréable. Le litre de ces diverses boissons re-
« vient à peine à dix centimes. »

SIXIÈME RECETTE.

Bière à froid, boisson encore plus économique
que les précédentes.

Eau ordinaire	1 hectolitre.
Mélasse	2 kilog. 500 gr.
Fleurs de houblon. . . .	100 grammes.
Racine de gentiane . . .	30 grammes.
Levure de bière	50 grammes.

« On fait infuser le houblon et la gentiane dans
« quinze à vingt fois leur poids d'eau; on passe
« à travers une toile; on délaie la mélasse dans
« une partie d'eau et la levure de bière dans une
« autre; on verse toutes ces liqueurs dans un
« tonneau avec le restant de l'eau; on brasse
« bien et on abandonne à la fermentation. Si
« celle-ci marche bien, la boisson est bonne à
« boire au bout de cinq à six jours; mise en
« bouteilles au bout de quatre à cinq jours de
« préparation, elle devient mousseuse comme le
« vin de champagne. En y ajoutant un peu de
« caramel, une infusion de coriandre ou de
« fleurs de sureau, on la rend plus agréable au
« goût.
« On peut remplacer la mélasse par le sucre

« de fécule ; mais lorsque ces deux matières
« sucrantes ont un prix exagéré, on peut se servir
« avec avantage de la formule suivante :

SEPTIÈME RECETTE.

Eau ordinaire	1 hectolitre.
Miel ordinaire.	800 grammes.
Cassonade commune . .	800 grammes.
Fleurs de houblon . . .	300 grammes.
Levure de bière.	50 grammes.

« Le litre, dans ce cas, ne revient qu'à *deux*
« *centimes*. Cette recette, mise à l'essai dans plu-
« sieurs établissements de détenus et quelques ré-
« giments de l'armée, a obtenu les résultats les
« plus satisfaisants et l'approbation unanime des
« commissions chargées de surveiller et de cons-
« tater les expériences qui ont été faites à cet
« égard. »

HUITIÈME RECETTE.

Boisson se rapprochant du cidre.

Eau	1 hectolitre.
Pommes sèches	3 kilog. 125 gr.
Esprit 3/6.	104 grammes.
Semences de fenouil. . .	25 grammes.
Semences de coriandre .	25 grammes.
Fleurs de houblon. . . .	169 grammes.

NEUVIÈME RECETTE.

Boisson ayant beaucoup d'analogie avec la bière.

Eau . . . . 1 hectolitre.
Mélasse . . . . 3 kilog. 125 gr.
Cassonade brune . . . . 417 grammes.
Coriandre concassée. . . 25 grammes.
Levure de bière . . . . . 60 grammes.

« Pour la première de ces deux dernières re-
« cettes on agit complétement à froid, en mettant
« toutes les substances dans le tonneau avec l'eau,
« après avoir seulement concassé les pommes et
« les semences. Après huit à dix jours on peut
« tirer au tonneau.

« Les boissons obtenues au moyen des recettes
« indiquées ci-dessus, sont bien supérieures à
« l'eau vinaigrée et à l'eau additionnée d'eau-
« de-vie, qu'on emploie le plus habituellement
« pour suppléer au manque ou à la cherté du
« vin, du cidre, de la bière. Les boissons acides,
« les boissons alcooliques et non fermentées, les
« boissons dans lesquelles domine le sucre ou
« le mucilage, ne valent rien pour la santé et
« contrarient les fonctions digestives au lieu de
« les favoriser. Il n'y a que les boissons fermen-
« tées qui soient réellement salubres ; mais il faut
« que la fermentation spiritueuse, au moyen de
« laquelle on les obtient, soit complète et qu'il ne
« reste dans les liqueurs ni excès de sucre, ni

« excédant de levure ; dans ces derniers cas,
« elles agissent à la manière du *cidre doux* (1),
« qui, comme on le sait, est de difficile digestion
« et légèrement purgatif ; or, il est toujours pos-
« sible d'obtenir une fermentation bonne et ré-
« gulière, en ne mettant pas un excès de levure
« et en plaçant les tonneaux dans des celliers,
« caves ou hangars, où la température puisse
« être maintenue dans les limites de dix à quinze
« degrés centigrades. »

(1) Voyez le n° 138.

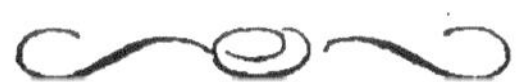

SECTION TROISIÈME.

De l'Air.

453. D. Les qualités de l'air que l'on respire ont-elles une grande influence sur la santé ?

R. L'action continuelle de l'air sur les poumons est une des premières conditions de la vie; son interruption pendant quelques minutes suffit pour déterminer la mort. Il est également reconnu que l'altération de ce fluide, ou son mélange à des principes malsains, ne tardent pas à porter atteinte aux fonctions de la vie. L'air malsain est surtout nuisible aux jeunes enfants ; c'est cette cause d'insalubrité qui en fait périr un si grand nombre dans les maisons de charité où on les élève; dans les ateliers, les fabriques et les maisons obscures et humides qu'habitent les ouvriers pauvres des villes et des campagnes. L'air salubre est, au contraire, la principale cause de la bonne santé et de la vigueur chez l'homme et chez tous les animaux qui le respirent. Pour l'homme qui vit dans un air vif, pur, ni trop chaud, ni trop froid, la nature des aliments et des boissons a beaucoup moins d'importance que lorsqu'il habite un climat malsain ; car dans cette première condition il digère facilement la nourriture la plus grossière et la plus lourde, et se trouve bien de son usage ; il est, en outre, plus vigoureux et plus intelligent que celui qui est obligé de vivre dans un pays où l'air est épais et de mauvaise constitution.

454. D. Quels sont les établissements où il faut surtout surveiller les qualités de l'air qui y règne ?

R. Ce sont : 1º ceux où l'on met les jeunes enfants en nourrice ; 2º les maisons d'école et de vieillards, où il y a généralement trop peu d'air pour le nombre d'individus qui y sont rassemblés ; 3º les salles d'étude et les dortoirs des colléges, des pensionnats ; 4º les ateliers et les fabriques où les ouvriers se trouvent réunis en grand nombre. C'est dans ces établissements qu'est surtout nécessaire un air pur et souvent renouvelé.

455. D. Quelles sont les conditions dans lesquelles l'air peut se trouver, et qui agissent d'une manière différente sur la santé ?

R. L'air agit d'une manière différente sur la santé de l'homme et de tous les animaux selon : 1º qu'il est plus ou moins vif ou épais ; 2º qu'il est plus ou moins chaud ou froid, sec ou humide que d'habitude ; 3º qu'il est pur ou altéré dans sa composition; 4º qu'il contient ou ne contient pas des gaz, des poussières ou des miasmes dangereux.

L'air est appelé *naturel* quand il ne contient aucun principe étranger à sa composition ordinaire, et *non naturel* lorsqu'il est décomposé ou mélangé à des substances qu'il ne doit point contenir dans son état de pureté.

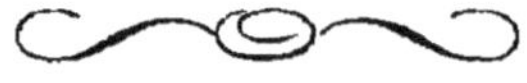

CHAPITRE PREMIER.

De l'Air naturel ou des différents Temps (1).

456. D. Dans quelles conditions différentes peut se trouver l'air naturel ?

R. L'air naturel peut être : 1° *vif;* 2° *épais;* 3° *froid et sec;* 4° *froid et humide;* 5° *chaud et sec;* 6° *chaud et humide.*

ARTICLE PREMIER.

De l'Air vif.

457. D. Qu'entend-on par *air vif* ?

R. C'est par ces mots vulgaires qu'on désigne un air plus ou moins excitant et vivifiant, c'est-à-

(1). Dans cet article, les mots *air* et *temps* sont employés indistinctement, parce que, pour le vulgaire, ils désignent la même chose.

dire plus ou moins propre à exciter les mouvements de la vie dans les organes.

457. D. Quels sont les lieux où l'air est le plus vif ?

R. La vivacité de l'air est, en général, d'autant plus grande, que les lieux sont plus élevés au-dessus du niveau de la mer et que ce fluide circule plus facilement. C'est donc dans les hautes montagnes et dans les gorges de ces montagnes, où l'air a un courant rapide, que l'air est le plus excitant.

458. D. Quelles sont les personnes auxquelles l'air vif est nuisible ?

R. L'air vif est nuisible : 1° aux poitrinaires; 2° aux asthmatiques; 3° à tous ceux qui ont la poitrine délicate, sans néanmoins être malades; 4° à ceux qui ont trop de sang ou de bile; 5° aux personnes maigres qui ont les nerfs irritables; 6° à tous ceux d'un tempérament échauffé, qui vont difficilement du ventre; 7° à ceux qui sont sujets aux hémorrhagies.

459. D. Quelles sont, au contraire, les personnes sur lesquelles l'air vif produit un bon effet ?

R. Ce sont celles : 1° d'une constitution molle, dont les chairs sont flasques et bouffies; 2° celles qui sont atteintes d'humeurs froides; 3° celles qui ont été affaiblies par de longues maladies, autres que celles de poitrine; 4° celles qui sont atteintes de fièvres intermittentes rebelles qui ont résisté à tous les médicaments ; dans ce cas, il suffit quelquefois d'aller habiter un pays où l'air est plus vif que celui où l'on a contracté la fièvre, pour que celle-ci disparaisse ; 5° celles qui ont le ventre trop relâché, sujettes au dévoiement par faiblesse d'intestins ; car l'air des montagnes a pour effet de resserrer le ventre chez toutes les personnes non habituées à son action ; 6° aux femmes, aux filles qui ont les pâles couleurs ; 7° enfin à toutes celles dont la santé est faible ou épuisée ; mais pour toutes les personnes souffrantes, il faut que la température de l'air vif soit un peu élevée, car l'air vif et froid est nuisible à tous ceux qui sont délicats ; au contraire, l'air vif et chaud est pour les personnes dont les forces sont abattues un excellent stimulant qui réveille dans les organes une vie qui tend à s'éteindre.

460. D. Quand on habite un pays où l'air est trop vif pour la santé, que doit-on faire pour se soustraire à son influence ?

R. Il est difficile, je dirai même presque impossible, de se soustraire à cette influence ; le meilleur parti à prendre, en cette circonstance, est, lorsqu'on le peut, d'aller habiter une autre contrée où l'air est plus doux. Mais si ce parti n'est point praticable, voici les moyens les plus propres à empêcher l'air d'exercer toute son influence sur le corps.

Il faut : 1° respirer le moins qu'on le peut le grand air, surtout le soir et le matin, lorsque le soleil n'est pas un peu élevé sur l'horizon; 2º se vêtir chaudement quand on quitte son appartement; 3º habiter constamment une chambre dont la température soit plus élevée que celle de l'air extérieur (1). L'air des étables, où il y a beaucoup de bétail, est le meilleur que puissent respirer les personnes malades de la poitrine et qu'incommodent l'action d'un air trop vif; 4º se nourrir principalement de substances grasses et douces, comme viandes fraîches et succulentes, accommodées de manière à ne pas être échauffantes (2); le lait, le beurre, la crême, les œufs frais, etc.; 5º se priver soigneusement des aliments secs, âcres, acides et salés, et de tous ceux qui sont rafraîchissants et nourrissent peu; 6º ne jamais prendre de boissons ni d'aliments froids, mais tièdes; 7º si, malgré ces précautions, on a les nerfs agacés, si on tousse, si on est oppressé, si on perd l'appétit, si on est échauffé, qu'on aille peu du ventre, que les urines soient rouges et peu abondantes, etc., il faut suivre en tous points le régime qui convient aux personnes souffrantes par le temps froid et sec (3).

(1) Cette température doit être entre 15 et 18 degrés centigrades.

(2) Voyez quelles sont les manières de faire cuire les viandes qui les rendent le moins échauffantes et difficiles à digérer, nᵒˢ 113 et 114.

(3, Voyez le nº 466.

ARTICLE II.

De l'Air épais.

461. D. Qu'entend-on par air épais ?

R. L'air épais est celui qui est moins pur, plus chargé d'humidité et moins excitant que l'air vif; il contient souvent aussi des gaz, des vapeurs ou autres substances étrangères à la composition de l'air naturel; enfin il relâche le corps au lieu de le resserrer comme fait l'air vif. C'est dans les pays de plaines, dans les lieux bas et plats, entourés d'eaux non courantes, de marécages, et dans tous ceux où l'air se renouvelle lentement et difficilement, que règne un air épais.

462. D. Quelles sont les personnes auxquelles l'air épais est nuisible et celles auxquelles il est salutaire ?

R. Si l'air vif est contraire à ceux qui ont la poitrine faible ou malade, l'air épais des plaines, surtout celui des lieux voisins des marécages, des étangs, favorise particulièrement le développement des affections propres aux organes contenus dans le ventre, c'est-à-dire du foie, de la rate, des intestins, ainsi que des maladies qui ont leur cause dans l'affaiblissement des forces du corps plutôt que dans leur exaltation, telles que : dyssenteries, fièvres intermittentes et pernicieuses, hydropisies, etc. Cet air est donc nuisible : 1º à la santé de tous ceux qui ont les intestins et l'estomac faibles; 2º à ceux qui ont des obstructions dans le foie et la rate; 3º à ceux qui sont sujets à la fièvre ou au dévoiement; 4º à ceux qui ont les chairs molles et une tendance à la bouffissure; 5º à ceux qui ont les humeurs froides; 6º à ceux qui sont affaiblis par une longue maladie, et, en un mot, à tous ceux qui éprouvent de bons effets de l'action de l'air vif et dont il vient d'être question (1).

L'air épais n'exerce une influence salutaire que : 1º sur les individus qui ont la poitrine faible ou malade; mais il faut encore que, dans cette condition, il ne soit point chargé de miasmes ni de gaz malsains; 2º sur ceux d'un tempérament sec et irritable, qui ont les nerfs très-délicats; 3º sur ceux qui sont sujets à la constipation et aux diverses maladies caractérisées par l'irritation, par l'agitation des nerfs; car l'air mou, épais, relâche les nerfs et fait engraisser les personnes d'un tempérament trop sec.

463. D. La santé des personnes qui ont toujours habité un pays où l'air est vif, n'est-elle pas sujette à s'altérer lorsque ces personnes viennent s'établir dans une contrée où l'air est plus épais?

R. On observe, en effet, que les montagnards qui descendent dans les pays plats pour y résider,

(1) Voyez le nº 459.

ne tardent pas à éprouver un dérangement dans leur santé. En passant d'un air vif et fortifiant dans un air moins pur et relâchant, leurs organes ne tardent pas à perdre leur énergie naturelle, et à éprouver des maladies qui sont le résultat de la faiblesse. Les plus communes de ces maladies sont les mauvaises digestions, la dyssenterie, les fièvres intermittentes, des oppressions de poitrine, etc.

464. D. Quel régime convient aux habitants des pays où l'air est épais, et surtout aux personnes qui viennent s'y fixer, après avoir toujours vécu dans un air vif ?

R. Dans les pays où l'air est épais et relâchant, la santé exige : 1° que l'on fasse généralement usage d'une nourriture succulente et fortifiante, c'est-à-dire qu'il faut se nourrir de viande plutôt que de légumes ; 2° qu'on boive habituellement du vin ou du cidre à ses repas, ou de toute autre boisson fermentée ; l'usage modéré du café à l'eau, un peu d'eau-de-vie ou de liqueur forte, est même utile de temps à autre ; 3° qu'on fume un peu de tabac ; c'est dans ces pays seulement que l'usage du tabac à fumer est nécessaire à la santé ; 4° qu'on soit toujours couvert de vêtements chauds, surtout le matin et le soir, parce qu'étant toujours très-humide à ces deux époques de la journée dans les pays bas, c'est alors surtout que l'air exerce sa dangereuse influence. Les vêtements de laine, comme ceux de flanelle, appliqués directement sur la peau, sont principalement né-cessaires dans ces contrées. On peut suivre en tout le régime indiqué pour se garantir de l'in-fluence des miasmes des marais et des étangs (1).

ARTICLE III.

Du Temps froid et sec.

465. D. Quels sont les effets de l'air froid et sec sur la santé ?

R. En France, c'est à la fin de l'automne, pendant l'hiver et au commencement du printemps, toutes les fois que règne la bise ou vent du nord, que l'on respire cet air; il est très-favorable à la santé, surtout à celle des personnes robustes et bien portantes. Quoiqu'alors le froid soit vif, il ne pénètre pas le corps comme celui des temps humides; aussi ne donne-t-il pas lieu à toutes les maladies que celui-ci engendre (2). Cependant lorsque le froid est sec et un peu trop vif, il resserre et irrite les personnes nerveuses et délicates; il leur fait éprouver des douleurs, des élancements, des crampes dans les diverses parties du corps; souvent même il leur ôte l'appétit et les empêche de digérer. La bise resserre aussi le ventre, produit la constipation, arrête la

(1) Voyez le n° 515.
(2) Voyez le n° 418.

transpiration de la peau, oppresse les poitrinaires, les asthmatiques, et augmente les douleurs de nerfs chez les personnes qui y sont sujettes, comme névralgies, migraines ; celles qui sont atteintes de manie, d'humeur noire ou mélancolie, sont plus irritées, plus agitées par ce temps, et les idées particulières qui les dominent ont plus d'empire sur elles.

466. D. Que doivent faire les personnes qui souffrent de l'air sec et froid pour se garantir, autant que possible, de son influence ?

R. Ces personnes doivent : 1º éviter de sortir autant qu'elles le peuvent de leur habitation ; 2º se vêtir de manière à ne pas sentir l'action irritante du froid extérieur ; 3º boire de temps en temps dans la journée un peu d'infusion chaude qui calme les nerfs et porte à la peau, comme celle de tilleul, de bourrache, de bouillon blanc, de violette ou de feuilles d'oranger, etc. ; 4º ne prendre ni boissons, ni aliments froids, mais tièdes ; 5º manger un peu moins que d'habitude, et éviter les aliments acides et resserrants qui agissent sur le corps de la même manière que le froid : tels sont les vins âpres, acides, les limonades, les viandes salées, les mets âcres et les fruits acides (1).

467. D. Lorsque le corps ou une de ses parties

(1) Voyez quelle est l'action particulière de chaque aliment ou boisson.

a éprouvé l'action d'un froid excessif, n'est-il pas dangereux de l'exposer subitement à la chaleur pour le réchauffer ?

R. En soumettant à la chaleur une partie du corps qui a ressenti l'action d'un froid très-vif, on court risque d'y produire une profonde inflammation et même la gangrène. Pour éviter ces graves accidents, il faut, dans ce cas, plonger la partie refroidie ou gelée dans l'eau froide pendant quelques minutes, ou la frotter avec de la neige s'il y en a ; on l'expose ensuite à l'air d'une chambre où il n'y a pas de feu ; enfin on la couvre d'un léger vêtement et la chaleur ne tarde pas à revenir.

ARTICLE VI.

Du Temps froid et humide.

468. D. Quelle est l'influence du temps froid et humide sur la santé ?

R. Le temps est froid et humide, lorsque règnent les vents qui précèdent et accompagnent la pluie et la neige, surtout pendant l'automne et l'hiver ; ce temps est le plus malsain de tous, principalement par le vent du midi, parce qu'alors le baromètre descendant très-bas, le corps se détend, se relâche et est aussi pénétré plus facilement par le froid et par l'humidité ; aussi est-ce par cet air froid et humide que l'on contracte aisément des rhumes, des catarrhes, des fluxions de poitrine, des rhumatismes, des douleurs et des fluxions à la tête, et des fièvres de diverse nature. Tous les malades deviennent également plus souffrants sous l'influence de ce temps ; ceux qui sont atteints de pleurésie ou de pneumonie, sont plus oppressés, parce qu'ils suent et crachent plus difficilement ; les hydropiques enflent davantage, les rhumatismes et les névralgies se réveillent, etc., et, toutes choses égales d'ailleurs, les malades meurent plus facilement par ce temps que par tout autre.

469. D. Quelles sont les personnes auxquelles l'air froid et humide est surtout nuisible ?

R. Ce sont : 1° les vieillards ; 2° les enfants tout jeunes ; 3° les individus dont les chairs sont molles et bouffies, comme la chose arrive à la suite de longues maladies ; pour ces individus le froid humide est très-dangereux s'ils ne s'en garantissent pas, car il détermine facilement chez eux la fièvre et l'enflure hydropique ; 4° ceux qui sont sujets aux maladies de poitrine, à la pleurisie, au catarrhe, à l'asthme, ou aux maux de gorge, à l'esquinancie ; 5° ceux qui ont des rhumatismes ou des douleurs de nerfs ; 6° ceux qui ont le dévoiement et dont les entrailles sont souffrantes ; 7° en général, tous ceux qui sont délicats ou convalescents.

470. D. Que doit-on faire pour se soustraire aux mauvais effets de l'air froid, lorsqu'on a à redouter son influence ?

R. Le mauvais temps n'a qu'une faible influence sur les personnes jeunes, robustes et bien portantes, tandis qu'il tourmente les malades et les valétudinaires. Pour se garantir, autant que possible, de l'action malsaine de l'air froid et humide, ceux-ci doivent : 1° ne pas quitter, si faire se peut, leur habitation et s'y tenir chaudement; 2° manger un peu moins que d'habitude; 3° se priver des aliments compacts et indigestes, ainsi que de ceux qui sont de nature froide ou trop irritante; 4° s'ils sont obligés de quitter leur habitation, se vêtir chaudement et éviter de se tenir immobiles dans les lieux sans feu, surtout si ces lieux sont très-humides ou s'il y règne des courants d'air; 5° si, malgré ces précautions, ils éprouvent du frisson et un froid intérieur, il est nécessaire qu'ils rentrent aussitôt dans une chambre chaude, qu'ils se mettent au lit et qu'ils boivent un peu d'infusion chaude, soit adoucissante ou légèrement excitante qui porte à la peau.

471. D. Quelles sont les boissons qui portent à la peau et qui sont propres à combattre le refroidissement ?

R. Quand on est échauffé (1), surtout s'il y a déjà de la fièvre, on combat le refroidissement avec les infusions chaudes et adoucissantes de fleurs de mauves, de violette, de bourrache, de pas-d'âne

____

(1) Voyez les signes auxquels on reconnaît qu'on est échauffé, page 26, n° 7.

ou tussilage, de guimauve, de bouillon blanc, etc.
S'il n'y a pas d'échauffement dans le corps ni de
fièvre, il vaut mieux combattre le refroidissement
par les infusions chaudes de thé, de sauge, de
mélisse ou de toute autre plante aromatique, ou,
mieux encore, par le vin chaud ou le punch coupés
l'un et l'autre avec moitié ou les trois-quarts
d'eau chaude, quand on est à même de se procurer ces dernières boissons, qui ne doivent être
prises qu'en quantité modérée, autrement elles
auraient pour effet d'irriter l'estomac et les intestins, en sorte que, pour prévenir une maladie,
elles pourraient en produire une autre.

472. D. Quelles précautions doivent prendre
les personnes bien portantes, obligées de s'exposer à un temps froid et humide ?

R. Les individus robustes et bien portants, qui
sont obligés de s'exposer à un temps froid et humide, comme le font tous les ouvriers qui travaillent en plein air, doivent avoir soin : 1° de ne
jamais demeurer longtemps immobiles, et surtout
de s'asseoir; et s'ils sont obligés de ne pas prendre de mouvement, il vaut mieux qu'ils demeurent debout qu'assis, parce que, dans cette dernière position, le refroidissement est plus facile
que dans la première; 2° de ne pas se déshabiller, et de ne pas rester longtemps immobiles,
si le travail ou l'exercice auquel ils se livrent les
fait transpirer, car alors la suppression de la
sueur et le refroidissement du corps surviennent

promptement. Pour prévenir cet accident, il est donc nécessaire d'entretenir la transpiration en continuant son travail, dont on peu diminuer peu-à-peu l'activité, jusqu'à ce que la sueur ait cessé; si, lorsqu'ils sont rentrés chez eux, ces individus sentent leur linge mouillé, ils doivent en changer aussitôt, et ensuite se mettre près du feu jusqu'à ce que leur peau soit bien sèche. D'un autre côté, leur habitation est-elle froide et privée de feu? Il faut qu'après avoir changé de linge, ils se couvrent pendant quelques instants d'un vêtement plus chaud que celui qu'ils portent habituellement; ce vêtement a pour effet d'empêcher la suppression trop brusque de la transpiration; 3° de ne pas travailler les pieds nus dans l'eau ou la terre humide, comme le font beaucoup de cultivateurs, auxquels cette imprudence donne non-seulement la fièvre, des fluxions de poitrine, des maux de gorge ou de tête, mais encore des rhumatismes et des douleurs dans les jambes dont ils guérissent très-difficilement.

Si ces précautions sont utiles aux personnes robustes qui subissent l'influence de l'air froid et humide, elles sont indispensables à celles qui sont délicates.

473. D. Que doit-on faire pour éviter une maladie, lorsqu'on a éprouvé un refroidissement ou une suppression de transpiration?

R. Lorsqu'après avoir été exposé à un air froid et humide, on ressent du frisson et un malaise dans le corps, il faut : 1° se mettre au lit après l'avoir bassiné; 2° boire plusieurs tasses d'infusion chaude de fleurs de tilleul, de sureau, de bouillon blanc, de bourrache, de thé, etc. (1); 3° ne rien manger, parce qu'en cette circonstance la digestion serait difficile et empêcherait la sueur de se rétablir; 4° si les boissons chaudes et portant à la peau étaient insuffisantes pour rétablir la transpiration, il faudrait ajouter deux ou trois gouttes d'ammoniaque liquide (alcali volatil), ou d'éther, ou quinze ou vingt gouttes d'acétate d'ammoniaque dans une verrée d'infusion chaude, que l'on boirait d'un seul coup. On pourrait répéter l'emploi de ce moyen d'heure en heure, s'il ne produisait pas son effet une première et une seconde fois.

474. D. Quels sont les aliments et les boissons qui conviennent, et ceux qui ne conviennent pas pendant les temps froids et humides?

R. Lorsque l'air est très-froid, et qu'il pleut, qu'il neige, ou qu'il y a des brouillards, on doit : 1° s'abstenir de boissons rafraîchissantes, comme bière, limonade, sirops d'orgeat, de groseilles, de limon, glaces, eau froide, etc.; c'est alors que le café à l'eau, les vins généreux, le vin chaud, le punch, et même les liqueurs fortes en petite quantité, sont utiles aux personnes n'éprouvant aucune indisposition qui les empêchent d'user de ces boissons excitantes; 2° ne pas se charger

(1) Voyez le n° 471.

l'estomac de nourriture, de quelque nature que ce soit, mais surtout d'aliments froids, lourds et venteux, comme fruits crus, viandes indigestes, légumes relâchants ; car les indigestions surviennent facilement sous l'influence de l'air froid et humide ; 3° il faut avoir soin aussi de ne prendre ses repas que dans un appartement chaud et d'y s'éjourner encore pendant le temps de la digestion, si on ne prend pas de mouvements capables de réchauffer le corps.

475. D. Quelles précautions doivent prendre les personnes d'une santé délicate et les convalescents, lorsqu'ils sont obligés de quitter leur habitation, surtout le matin, par les temps froids et humides ?

R. Les personnes faibles, ainsi que celles qui sortent de maladie, étant très-sensibles à l'action du froid, doivent, si elles sont obligées de s'exposer à la fraîcheur, à l'humidité, avoir la précaution : 1° de se bien chauffer, avant de sortir, au foyer ou au poêle de leur habitation ; 2° de prendre quelque aliment chaud, s'il est possible, comme soupe, gaudes, potage, café au lait ou chocolat, et à défaut de nourriture chaude, un morceau de pain avec une pitance quelconque et un peu d'eau et de vin pour boisson ; l'expérience démontre que l'on se refroidit moins facilement quand on a l'estomac rempli que quand il est vide ; 3° de se vêtir de manière à ce que le corps ne ressente pas la fraîcheur de l'air extérieur.

Ces précautions sont surtout nécessaires le matin, parce que le repos de la nuit et la chaleur du lit, en relâchant la peau et en ouvrant ses pores, nous rendent beaucoup plus sensibles à l'action du froid et de l'humidité.

ARTICLE V.

Du Temps chaud et sec.

476. D. Quelle est l'influence de l'air chaud et sec sur la santé ?

R. En France, cet air n'existe que sur la fin du printemps, pendant l'été et au commencement de l'automne, lorsque le soleil est ardent et que règne la bise; il est le plus salubre de tous les vents, surtout pour les vieillards, pour les convalescents et tous ceux d'un tempérament faible; car rien n'est plus propre qu'un air chaud et sec à fortifier les personnes d'un tempérament délicat ou affaibli par l'âge, et à calmer les souffrances de toute nature.

Cependant comme cet air a pour effet de dessécher et d'échauffer la bile, le sang et toutes les humeurs du corps, il dispose aux fièvres bilieuses et inflammatoires, aux spasmes, aux convulsions et au choléra-morbus, lorsque sa température est très-élevée, comme dans les pays du midi, en Afrique, etc., et qu'on subit longtemps son influence; il incommode aussi les personnes maigres dont les nerfs sont délicats.

18.

477. D. Quel régime convient-il de suivre pendant les temps secs et chauds ?

R. Ce régime est à peu près le même que celui qui convient pendant les temps chauds et humides (1).

ARTICLE VI.

Du Temps chaud et humide.

RÉGIME QUI CONVIENT PENDANT LES GRANDES CHALEURS.

478. D. Quels sont les effets de l'air chaud et humide sur le corps ?

R. Cet air règne lorsque se préparent et éclatent les orages du printemps, de l'été et de l'automne par les vents du midi. On dit alors que le temps est lourd, parce qu'on se sent comme accablé par une force qui porte au sommeil, et rend incapable de se livrer à aucun travail du corps et de l'esprit. Par ce temps, les veines se gonflent, le sang engorge tous les organes, les personnes nerveuses éprouvent une agitation par tout le corps, et les douleurs de rhumatisme se réveillent. C'est sous l'influence de cet air chaud et relàchant qu'ont lieu principalement les coups de sang, la rupture des anévrismes, les crachements et les vomissements de sang et les saignements par le nez.

(1) Voyez ce qui est dit à cet égard n° 479.

Comme alors on transpire abondamment, et que les pores de la peau sont ouverts, on est très-sensible à l'action du froid; aussi la moindre fraîcheur suffit-elle, en cette circonstance, pour produire des fluxions, des maux de tête, des rhumes et autres maladies plus graves.

479. D. Quel régime doit-on suivre, pendant les grandes chaleurs, sous le rapport des aliments, des boissons et du travail ?

R. Sous le rapport de la nourriture, il faut, pendant les grandes chaleurs, manger peu et boire beaucoup, c'est-à-dire qu'il convient de prendre plus proportionnellement de boisson que de nourriture.

Les *aliments* doivent être humides et légers, et consistant en soupes, en potages, en viandes de facile digestion, en légumes, en fruits bien mûrs et de bonne nature, en œufs frais, laitage, etc. On doit éviter, par conséquent, de se charger l'estomac d'aliments lourds et échauffants, comme viandes salées, pâtés, chair de porc, de mouton, de gibier, etc.

Les *boissons* qui conviennent le mieux pour les ouvriers qui fatiguent pendant les grandes chaleurs, sont : le vin ou le cidre coupé avec moitié ou les deux tiers d'eau ; le café à l'eau, l'eau-de-vie et toutes les autres liqueurs fortes, pris avec modération, sont même nécessaires dans les climats très-chauds pour soutenir les forces qui s'épuisent rapidement, lorsque le corps fatigue et que règne une haute température.

La bière, la limonade, les sirops d'orgeat, de groseilles, et toutes les boissons dites rafraîchissantes, dans lesquels il n'entre point de principes chauds et fortifiants, ne conviennent point, pendant les temps chauds, aux ouvriers qui se livrent à des travaux fatigants. Ces boissons ne sont bonnes alors qu'aux personnes oisives et d'un tempérament chaud.

L'ouvrier qui travaille en plein soleil pendant les grandes chaleurs, et qui, pour étancher sa soif, n'a ni vin, ni cidre, peut remplacer ces boissons par un peu de vinaigre, d'eau-de-vie ou toute autre liqueur alcoolique qu'il ajoute à l'eau qu'il boit, et lorsqu'il manque de vinaigre et de toute espèce de boisson spiritueuse, qu'il ne peut même se procurer une des boissons salubres économiques, dont nous avons conseillé l'usage (1), il devrait, au lieu de boire de l'eau pure, y faire infuser à froid ou à chaud, quelques heures avant de s'en servir, quelques feuilles d'une plante qui a la propriété de fortifier l'estomac, et que l'on trouve partout, comme feuilles de sauge, de mélisse, d'absinthe, de marjolaine, d'oranger, ou mieux encore, l'écorce de saule, et, en un mot, toutes les plantes aromatiques (2); il pourrait

(1) Voyez le n° 452.

(2) Cette infusion doit être légère ; il suffit que l'eau ait une petite amertume qui corrige sa fadeur. Si l'infusion était trop forte elle deviendrait échauffante, et l'on ne pourrait en boire qu'en faible quantité.

adoucir cette infusion amère avec un peu de sucre ou de racine de réglisse; si cette boisson est peu agréable, elle a l'avantage d'être salubre et de prévenir les maladies graves qu'engendre l'eau pure, si souvent malfaisante pendant les grandes chaleurs, époque où elle produit des fièvres, des dyssenteries, des fluxions de poitrine, etc.

Pendant l'époque des grandes chaleurs, il faut éviter, quand on le peut, de se soumettre à l'action trop vive du soleil, parce qu'il peut déterminer facilement des coups de sang dans le cerveau, surtout chez les personnes qui ont déjà une disposition à cette maladie. Si on a un *travail* ou une *marche* à faire en plein air, il faut tâcher d'employer, à cet effet, les heures les moins chaudes de la journée, c'est-à-dire celles du matin et du déclin du jour. Quand on se livre, pendant cette saison, à des travaux et à des exercices fatigants, on doit aussi travailler et marcher plus lentement, et ne pas employer autant de force dans les mouvements que par les temps-froids, car un exercice trop violent, en provoquant alors une transpiration excessive, dessèche et échauffe le corps, et dispose aux maladies qui règnent pendant les grandes chaleurs (1).

480. D. Dans quels lieux convient-il de séjourner pendant les grandes chaleurs, lorsqu'on ne sue pas ?

(2) Voyez les n°s 476 et 478.

R. Dans les lieux ombragés et frais, mais qui ne sont ni humides, ni exposés aux courants d'air.

481. D. Dans quels lieux est-il dangereux de séjourner quand il fait très-chaud ?

R. Il est dangereux alors de séjourner long-temps : 1º dans les lieux exposés au soleil et en même temps privés d'air, ainsi que dans les chambres où l'on fait un feu ardent, parce qu'on peut contracter dans ces lieux toutes les maladies qui ont leur cause dans l'action d'une chaleur excessive, comme coups de sang, faiblesse avec perte de connaissance; 2º dans les endroits froids et humides, comme les caves, les celliers et l'ombrage d'arbres touffus, où l'air ne pénètre que difficilement; 3º dans les courants d'air, tels que ceux qui existent à l'entrée des portes et des fenêtres ouvertes, dans les corridors, les gorges des montagnes etc., parce que dans tous ces lieux la suppression de la transpiration et le refroidissement du corps ont lieu très-facilement.

482. D. Quelles précautions faut-il prendre pendant les grandes chaleurs et toutes les fois qu'on sue, si on est obligé alors de séjourner quelques instants dans des lieux frais et humides ?

R. Dans cette circonstance, il faut avoir soin de se couvrir avec un vêtement beaucoup plus chaud que celui qu'on porte habituellement. Si cette précaution ne peut être prise, ou si, malgré elle, on éprouve de la fraîcheur, on doit se hâter de quitter ces lieux funestes, de rentrer dans l'air chaud, et même de se chauffer au soleil ou près d'un bon feu, jusqu'à ce qu'il survienne une légère transpiration.

483. D. Quelles imprudences commettent beaucoup d'individus, principalement les habitants des campagnes, quand ils sont en sueur ?

R. Ces imprudences sont au nombre de trois : la *première* est de boire de l'eau froide, sortant d'un puits ou d'une fontaine ; la *seconde*, de se coucher à l'ombre, sur une terre humide, pour s'y endormir ; la *troisième*, de se déshabiller, d'ouvrir les portes et les fenêtres, lorsqu'ils rentrent chez eux, étant dans une grande transpiration, et de s'exposer ainsi à la fraîcheur des courants d'air.

484. D. Quelles sont les suites de ces imprudences ?

R. Ces imprudences sont la cause des maladies plus ou moins graves que les ouvriers contractent pendant les temps chauds, tels que maux de gorge et de dents, rhumatismes, névralgies, fluxions de poitrine, fièvres de diverse nature, etc.

485. D. Quelle précaution doit-on prendre, lorsqu'étant couvert de sueur, on entre dans une habitation, surtout si elle est fraîche et humide ?

R. Au lieu de se déshabiller et d'ouvrir les fenêtres et les portes, comme font beaucoup de personnes imprudentes, il faut, au contraire : 1° se vêtir davantage et fermer toutes les ouvertures qui peuvent établir un courant d'air, jusqu'à ce que la sueur soit arrêtée par l'effet du repos; 2° si on sent sa chemise mouillée, on doit en changer aussitôt; 3° il est bon alors de prendre quelque chose de chaud, comme du bouillon, du vin coupé d'eau tiède ou une infusion chaude de plante quelconque; ces boissons ont pour effet d'empêcher la transpiration, de cesser trop brusquement; 4° quand on entre dans une maison étrangère et qu'on n'a pas la faculté de prendre les précautions ci-dessus, il faut y rester le moins possible, et ensuite avoir soin de se mettre dans la partie de l'appartement la plus éloignée des ouvertures par lesquelles l'air y arrive; 5° enfin s'y tenir debout et ne pas s'y asseoir, parce que, dans ce dernier cas, le refroidissement est plus facile que dans le premier.

486. D. Lorsqu'on est en transpiration, qu'on est pressé par la soif, et que l'on a de l'eau fraîche pour l'étancher, que faut-il faire ?

R. Lorsqu'on est pressé par la soif, et que l'on n'a que de l'eau fraîche pour satisfaire le besoin impérieux de boire, il faut y résister avec courage, mettre dans sa bouche une substance quelconque qui excite la salivation, et attendre ainsi que la transpiration ait cessé avant de boire un peu de cette eau (1), si on n'a pu se procurer une autre boisson de nature moins rafraîchissante;

____

(1) Voyez les circonstances où il est dangereux de boire de l'eau froide, page 240, n° 375.

mais quand on a du vin, ou toute autre boisson alcoolique, il n'y a aucun inconvénient d'en boire pendant la transpiration, surtout si cette boisson est un peu tiède, car les boissons excessivement fraîches, de quelque nature qu'elles soient, sont toujours à redouter dans une grande transpiration. On doit aussi éviter, dans cette circonstance, de se charger l'estomac de fruits crus et de nature froide, comme melon, prunes, cerises, fraises, etc.

487. D. Doit-on boire tiède ou frais pendant les grandes chaleurs ?

R. Lorsqu'on n'est point en transpiration et si on n'a aucune indisposition ou maladie qui s'y oppose, comme une toux, un rhume, une irritation d'estomac, des rhumatismes, etc., on doit prendre ces boissons plutôt fraîches que tièdes ou chaudes; dans le cas contraire, les boissons froides peuvent être dangereuses.

488. D. N'est-il pas dangereux, surtout pour les personnes délicates, de se livrer à un travail ou à un exercice plus fatigant que d'habitude, pendant les grandes chaleurs ?

R. Oui, parce qu'alors les forces sont bientôt épuisées et que l'échauffement du corps est prompt et facile; de là vient que les personnes faibles, surtout, contractent facilement la fièvre, quand elles se livrent à une fatigue inaccoutumée pendant les fortes chaleurs.

489. D. Lorsqu'il fait de l'orage et qu'il tonne,

que faut-il faire, si on se trouve au milieu de la campagne, pour éviter la foudre ?

R. Il faut : 1° ne pas chercher un abri à côté d'un objet isolé au milieu de la campagne, comme voiture chargée de foin, de gerbes, de fascines, arbres touffus, murger élevé, etc. ; 2° éviter de rester dans une gorge ou un bas-fond de terrain où il existe un grand courant d'air; 3° ne pas courir ni marcher trop rapidement, de manière à faire un courant d'air qui attire la foudre ; 4° si on est près d'un bois et qu'on veuille s'y abriter, ne pas se mettre sous les gros arbres qui bordent ce bois ou qui sont isolés dans une clairière, mais dans un lieu où tous les arbres forment un massif; 5° ne pas s'appuyer sur le tronc de l'arbre sous lequel on se place, mais en être toujours à une distance au moins d'un mètre et plus; 6° éviter de tenir à la main ou de porter sur son dos des instruments, dans la composition desquels il entre du fer, de l'acier, du cuivre et autres métaux, comme pioche, bêche, chaîne en fer, etc.

490. D. N'est-il pas dangereux de respirer l'air frais du soir dans la saison des grandes chaleurs ?

R. Dans les contrées tempérées, l'air du soir, lorsqu'on le respire dans un lieu élevé où sa circulation est facile, n'est pas à redouter pour les personnes bien portantes; mais il n'en est pas de même dans les climats où l'humidité qui règne pendant la nuit, est très-dangereuse. Le danger est plus grand encore dans les pays couverts de

marais et d'étangs, parce que dans ces localités
l'air humide contient des exhalaisons qui donnent
lieu à des épidémies de fièvres intermittentes, de
fièvres pernicieuses ou de dyssenteries de mauvais caractère (1). Dans toutes les contrées, quelles
qu'elles soient, les personnes délicates ou souffrantes, surtout celles qui ont à redouter le retour d'une fièvre intermittente disparue depuis
peu, doivent éviter avec soin la fraîcheur du soir
et du matin.

(2) Voyez quelle est l'influence des miasmes des
marais et des étangs, n° 412.

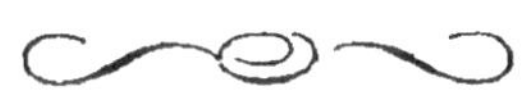

CHAPITRE II.

De l'Air non naturel.

491. D. Quelles sont les altérations que l'air peut éprouver ?

R. L'air peut d'abord éprouver une décomposition des principes dont il est formé, ou bien se trouver mélangé : 1º à des miasmes; 2º à des gaz; 3º à des odeurs fortes; 4º à des poussières qui donnent à ce fluide des qualités malfaisantes.

492. D. Quel est le signe auquel on reconnaît de suite que l'air que l'on respire est malsain ?

R. On reconnaît qu'un air est insalubre, lorsqu'il a une odeur infecte et suffocante, comme, par exemple, celui d'un étang, d'un fossé nouvellement curé, d'un animal en putréfaction, ou bien encore celui d'un local tenu longtemps fermé, ou contenant beaucoup plus de monde que le comporte son étendue, etc.; en général, aussitôt que nous respirons un air qui répugne à l'odorat, nous pouvons être assurés qu'il est malsain.

ARTICLE PREMIER.

De l'Air décomposé.

493. D. Quelles sont les causes qui peuvent décomposer l'air et le rendre ainsi impropre à la vie ?

R. Les causes qui décomposent l'air sont nombreuses, mais plusieurs d'entr'elles n'agissent que rarement et d'une manière accidentelle. Nous ne parlerons donc que de celles qui ont une influence fréquente sur l'homme et les autres êtres vivants. L'air est décomposé :

A. Par la *respiration de l'homme et de tous les animaux* qui respirent dans l'air. Toutes les fois qu'il y a un grand nombre de personnes ou d'animaux dans un lieu étroit, où l'air ne peut se renouveler facilement, ce fluide est bientôt décomposé et privé d'un des principes qui entrent dans sa composition, en sorte qu'il devient ainsi impropre à la vie. C'est ce qui arrive dans les spectacles, les églises, les prisons, les hôpitaux, les appartements étroits où se trouvent rassemblé un grand nombre de personnes, ainsi que dans les écuries trop peu spacieuses pour les animaux qu'elles renferment (1).

(1) En respirant, l'homme et les animaux décomposent l'air et lui enlèvent son principe vivifiant (ap-

B. *Par les plantes vivantes :* les tiges, les feuilles et les fleurs de tous les végétaux, herbes, arbres et arbustes, décomposent aussi l'air, en sorte qu'il est dangereux de respirer dans les lieux clos, comme les serres, les caves, les appartements où l'on renferme plusieurs plantes délicates et rares pendant l'hiver (1).

C. *Par tous les moyens d'éclairage et de chauffage,* c'est-à-dire par le gaz, par la bougie, la chandelle et les différentes espèces d'huile que l'on brûle pour éclairer; ensuite par la braise et le charbon de bois ou celui de pierre, etc. Tous ces corps en brûlant développent des principes qu'il est dangereux de respirer.

D. *Par toutes les substances que l'on fait fermenter pour obtenir une boisson alcoolique,* comme la vendange, les fruits avec lesquels on

pelé gaz oxigène); ils rendent en échange un autre principe qui est un poison (appelé acide carbonique).

Il résulte de ces deux faits que dans les lieux où respirent beaucoup d'hommes ou d'animaux, l'air, lorsqu'il ne peut se renouveler, est bientôt privé de son principe vivifiant et surchargé de celui qui détruit la vie.

(1) Les fleurs des plantes dégagent nuit et jour le gaz qui détruit la vie (acide carbonique), tandis que les feuilles et les tiges ne produisent ce gaz que pendant la nuit, et dans la journée elles développent en grande quantité le gaz qui est favorable à la vie (oxigène).

C'est pour ce motif que l'air de la nuit est moins sain que celui du jour.

obtient le cidre et le poiré; l'orge et le houblon servant à la préparation de la bière, etc. Toutes ces fermentations produisent en grande quantité le gaz nuisible à la vie et sont capables de donner lieu à l'asphyxie.

494. D. Que faut-il faire pour éviter les dangers de la décomposition de l'air par les différentes causes dont il vient d'être question ?

R. A. Dans les monuments, les établissements et maisons destinés à recevoir un grand nombre de personnes ou d'animaux, tels que les spectacles, les églises, les communautés religieuses, les hôpitaux, les prisons, les maisons d'école, les casernes, les écuries des grandes fermes, etc., il faut avoir soin d'établir des ouvertures suffisantes, pour que l'air puisse s'y renouveler facilement à mesure qu'il est décomposé. Dans les circonstances exceptionnelles où les réunions sont plus nombreuses que d'habitude, il faut encore tenir une ou plusieurs portes ou fenêtres ouvertes, soit momentanément, soit d'une manière continue.

495. B. Si on a des *plantes*, des *arbustes vivants*, ou des *branches*, des *feuilles* récemment séparées de leur tronc, dans un appartement, il ne faut jamais y passer la nuit avant d'en avoir enlevé ces plantes et renouvelé l'air, en ouvrant, pendant quelques instants, les portes et les fenêtres.

496. C. Dans les lieux éclairés au *gaz*, à la

chandelle, à la *bougie*, avec des *lampes* où brûlent des huiles de diverse nature, il faut avoir soin que l'air puisse également s'y renouveler, surtout si ces lieux sont étroits et peu élevés, comparativement au nombre de lumières qui les éclairent.

Mais c'est surtout dans les appartements où l'on allume de la *braise* et du *charbon*, qu'il est essentiel d'entretenir un grand courant d'air; car la braise et le charbon enflammés développent, en peu d'instants, une grande quantité d'un gaz qui éteint la vie (oxide de carbone), qui est dix fois plus meurtrier que le gaz qui se dégage des plantes et de la respiration des animaux; aussi voit-on journellement des accidents plus ou moins graves, occasionnés par le charbon allumé dans des chambres dont les ouvertures sont fermées. On ne saurait donc trop appeler l'attention sur l'imprudence que commettent beaucoup de personnes, lorsqu'elles placent des réchauds pleins de braise allumée au milieu d'une chambre dont toutes les fenêtres et les portes sont clauses.

Il est également dangereux : 1° *de fermer la clé d'un poêle qui contient du charbon allumé*, parce que le gaz qui s'en dégage reflue dans l'appartement; 2° *de noircir les poêles avec de la mine de plomb*, car il faut savoir que, sous l'influence de la chaleur qui se développe quand on chauffe le fourneau, la mine de plomb se transforme en partie en ce gaz si meurtrier (oxide de cabone); 3° de faire *chauffer au rouge un poêle en fonte lorsqu'il est neuf*, parce qu'alors il s'en dégage une substance (carbone) qui, en se mélangeant à l'air, produit le gaz très-dangereux dont nous venons de parler (oxide de carbone). Le danger de chauffer jusqu'au rouge un poêle neuf en fonte est d'autant plus grand, que la chambre est plus étroite et plus privée d'air; 4° de *chauffer des fers à repasser* avec du charbon dans un appartement où il n'y a pas un grand courant d'air. Les repasseuses doivent se servir des nouveaux fers à repasser et des plaques, que l'on chauffe dans un appareil particulier déposé dans une cheminée.

497. D. Il est malsain, et souvent même dangereux, de respirer l'air des caves, des cuveries *où l'on fait fermenter* : 1° la *vendange;* 2° les *fruits* avec lesquels on obtient le *cidre* et le *poiré ;* 3° l'*orge* et le *boublon* qui donnent la *bière*, etc., car cette fermentation produit en grande quantité le gaz insalubre que dégage la respiration des animaux et les plantes (1). Pendant l'époque des vendanges, on voit beaucoup de personnes qui tombent subitement asphyxiées, soit en ouvrant les portes d'une cave contenant de la vendange, soit en se penchant sur une cuve pour fouler le raisin.

498. Il est insalubre de *respirer l'air de la*

(1) Voyez le n° 495, A et B.

nuit, lors même que l'on n'aurait pas à redouter sa fraîcheur et son humidité. On doit donc éviter de laisser ouvertes les portes et les fenêtres de l'appartement où l'on couche, à moins que l'air n'y soit malsain et suffocant.

499. D. Que faut-il faire aux personnes asphyxiées par un air décomposé ?

R. Cet air est celui qui, comme nous l'avons dit, existe dans les lieux où il y a rassemblement d'un grand nombre de personnes, comme les spectacles, les églises, etc. (1). Lorsqu'une personne se trouve mal, c'est-à-dire tombe en faiblesse en respirant cet air, il faut : 1° l'exposer dans un air libre, pur et frais ; 2° desserrer tous les vêtements qui, chez elle, pourraient gêner la respiration ; 3° lui jeter sur la figure quelques gouttes d'eau froide ; 4° lui frotter les tempes, les narines et les lèvres avec du vinaigre, de l'eau de Cologne, de l'eau des Carmes et autres liqueurs aromatiques et alcoolisées ; 5° lui faire respirer les mêmes liquides, et lui en faire boire au besoin quelques gouttes dans de l'eau.

500. D. Quels sont les moyens à employer contre l'asphyxie par la vapeur de charbon, de braise et des cuves de vendange en fermentation ?

R. Ces moyens consistent : 1° à éloigner aussitôt la personne asphyxiée du lieu où se dégagent les gaz malfaisants ; 2° à l'exposer à un air cou-

(2) Voyez le n° 493, A.

rant et pur, soit dans une chambre dont on ouvre toutes les portes et les fenêtres, soit dans une cour, etc.; 3° à la déshabiller entièrement, sans redouter pour elle l'influence du froid qui ne peut être qu'utile en cette circonstance; 4° à asperger tout son corps, mais surtout la poitrine et le visage, avec de l'eau froide vinaigrée; 5° si cette personne peut avaler, à lui faire prendre, par cuillerée, de l'eau dans laquelle on fait entrer un peu de vinaigre ou de jus de citron; 6° à lui laver les diverses parties du corps avec de l'eau contenant une liqueur aromatique, comme de l'eau de Cologne, de lavande, des Carmes, ou eau-de-vie simple, etc. Quelques minutes après ces lotions, il faut essuyer le corps et le frictionner fortement à sec avec un morceau de flanelle ou d'étoffe quelconque de laine; puis on recommence les aspersions d'eau froide, auxquelles on fait succéder encore les frictions sèches; 7° à lui chatouiller les lèvres et le nez avec les barbes d'une plume; puis on brûle sous les narines des allumettes souffrées ou du papier; on peut aussi approcher, avec précaution, de ces parties, un flacon d'éther ou d'ammoniaque liquide (alcali volatil). Nous disons avec précaution, car si on débouchait trop le flacon, ou si on le laissait trop longtemps ouvert, l'éther et l'ammoniaque pourraient produire des accidents graves qu'il faut éviter; 8° à lui faire de fortes frictions sous la plante des pieds, dans la paume des mains, et le long de l'épine du dos, avec une brosse dure ou des linges de laine; 9° si ces moyens sont insuffisants, quoique généralement il n'y a pas besoin de recourir à d'autres dans le plus grand nombre des cas, on pratique alors la saignée et l'insufflation dans les poumons. Cette dernière opération exige des précautions qu'un médecin seul peut bien observer; 10° dès que la respiration est rétablie, il faut coucher le malade dans un lit bien chaud, en ouvrant encore les portes et les croisées pendant quelque temps, et en ne laissant dans la chambre que le nombre de personnes nécessaires pour soigner le malade.

ARTICLE II.

De l'air contenant des miasmes.

501. D. Quels sont les miasmes qui peuvent se mélanger à l'air?

R. Ce sont : 1° ceux que développent certains malades, tels que ceux atteints de typhus, de peste, de dyssenterie, de phthisie, de petite vérole et de toute autre maladie contagieuse; 2° ceux produits par les marais, les étangs, les inondations, lorsque les eaux se sont retirées, et par toutes les eaux croupissantes; 3° ceux qui se dégagent des matières végétales et animales en putréfaction, tels que ceux qui proviennent des fumiers, des toits à porcs, des égoûts, des cadavres, etc.; 4º ceux que forment les terres nouvellement défrichées, ou qui n'ont pas été cultivées depuis longtemps, surtout quand elles sont fertiles; 5º ceux qui se développent dans les ateliers, les caves, les celliers, les écuries, les appartements mal propres et privés d'air.

§ I.

Miasmes des malades.

502. D. Quelle distinction doit-on établir entre les miasmes qui se dégagent des malades ?

R. On doit distinguer ces miasmes en deux genres. Ceux du premier genre sont assez subtils pour se mélanger à l'air, et communiquer la maladie aux personnes qui respirent cet air, sans que celles-ci ayant touché le malade, ou un objet qui a été en contact avec son corps, comme vêtements quelconques, instruments dont il s'est servi etc. Lès miasmes du second genre ne se répandent point dans l'air, mais pénètrent directement dans le corps de celui qui touche la partie malade ou malsaine qui les développent.

503. D. Quels sont les malades qui développent des miasmes qui se mélangent à l'air ?

R. Ce sont ceux atteints de l'une des maladies suivantes : 1º de petite vérole; 2º de rougeole; 3º de scarlatine; 4º de dyssenterie; 5º de fièvre typhoïde ou fièvre de quarante jours, parce que c'est ordinairement le temps de sa durée; 6º enfin, de toute maladie dans laquelle on rend des humeurs malsaines qui infectent l'air, comme, par exemple, les crachats et les sueurs des poitrinaires, le produit d'une suppuration abondante provenant d'une plaie, d'un abcès, un dévoiement donnant des matières très-fétides, etc.

Les maladies éruptives de la peau, telles que la rougeole, la scarlatine et la petite vérole, se communiquent très-facilement aux personnes qui ne les ont pas encore éprouvées; la petite vérole atteint même quelquefois ceux qui ont été vaccinés; mais, dans cette circonstance, elle est beaucoup moins forte et moins dangereuse que lorsqu'on n'a pas été soumis à l'action du vaccin. Les exhalaisons des matières que l'on rend dans la dyssenterie, peuvent produire la même maladie chez les personnes qui les respirent, surtout pendant l'été, lorsque l'air est chaud et humide. La fièvre typhoïde devient souvent épidémique lorsqu'elle se manifeste dans un pays; elle attaque spécialement les enfants et les jeunes gens. L'air vicié par les émanations de crachats purulents et des sueurs des poitrinaires, ou par celles qui se dégagent dès suppurations fétides et abondantes, comme la chose à lieu dans les hôpitaux militaires en temps de guerre, peuvent produire chez ceux qui les respirent habituellement des maladies plus ou moins graves, telles que la dyssenterie, la fièvre typhoïde, la fièvre maligne, la phthisie, si on a la poitrine délicate, etc.

504. D. Quels sont les meilleurs moyens à employer pour éviter les maladies contagieuses occasionnées par les miasmes mélangés à l'air ?

R. Le meilleur et le plus sûr moyen d'éviter les maladies contagieuses, dont il vient d'être question dans le numéro précédent, est de s'éloigner de la chambre, de la maison, et même du pays qu'habitent les personnes atteintes de ces maladies, ou de n'y séjourner que le moins qu'on le peut, lorsqu'il y a nécessité de le faire.

Mais lorsque par devoir, par profession ou par humanité, on se trouve obligé de soigner des malades atteints de maladies contagieuses, voici les précautions qu'il est bon de prendre pour éviter ces maladies.

Il faut : 1° renouveler souvent l'air de la chambre, en ouvrant les portes et les fenêtres pendant quelques instants, mais en ayant soin, en même temps, que le malade ne soit point incommodé par les courants d'air froid, appelés *vents coulis*. On prévient cet accident en fermant les rideaux du lit du malade, pendant que s'opère le renouvellement de l'air dans sa chambre;

2° Tâcher de ne point respirer l'haleine du malade, ni les exhalaisons qui s'échappent de son lit. Si on ne peut se soustraire à cet inconvénient, il faut aussitôt en corriger les mauvais effets, en respirant de l'éther, du vinaigre, du camphre, ou, mieux encore, du chlore qui seul a la propriété de décomposer les miasmes;

3° Avoir soin de ne pas laisser séjourner dans la chambre, mais d'en éloigner le plus promptement possible, toutes les matières que rend le malade, tels que crachats, urines, produits des selles ou d'une suppuration, linge dans lequel il a transpiré, etc.;

4° Tenir le malade très-proprement, et le changer de linge aussi souvent que possible; si, malgré ces précautions, il existe quelque odeur forte ou désagréable provenant du malade, maintenir dans sa chambre un vase contenant du *chlorure de chaux* (1) dissout dans un peu d'eau, et que l'on remue de temps en temps avec une baguette de bois ou autre corps. A défaut de cette substance, on peut faire brûler du sucre, du genièvre, de l'encens ou toute autre substance ayant une odeur agréable; on peut également répandre dans la chambre un peu de vinaigre, d'eau-de-vie, d'eau de Cologne, etc.; mais ces derniers moyens masquent seulement la mauvaise odeur des miasmes, sans les décomposer et les détruire comme fait le chlore;

5° Prendre le grand air le plus souvent qu'on le peut, lorsqu'on n'est point obligé de rester dans la chambre du malade, dans laquelle on ne

1, Le chlorure de chaux se trouve tout préparé chez les pharmaciens qui indiquent la manière de s'en servir.

Le prix peu élevé de cette substance fait que les ouvriers les plus pauvres peuvent s'en procurer.

doit jamais coucher, ni même prendre ses repas;

6° Avoir dans la bouche et mâcher quelque racine, feuilles, fruits, écorce d'une plante aromatique, comme gentiane, quinquina, angélique, écorces d'orange ou de citron, ou bien du camphre que l'on fume en cigarette; la fumée de tabac peut même remplacer toutes ces choses si elle n'incommode pas le malade;

7° Cracher fréquemment quand on est près du malade; car l'expérience a prouvé que ceux qui n'avalent point leur salive, contractent moins facilement la contagion;

8° Se laver souvent les mains et se rincer la bouche avec de l'eau vinaigrée, et répandre même un peu de vinaigre sur tous ses vêtements lorsqu'on s'approche du malade; si la maladie est contagieuse, ne pas porter de vêtements de laine qui retiennent mieux les miasmes que les étoffes de toile ou de coton;

9° Vivre sobrement, et prendre des aliments plutôt nourrissants et fortifiants que de nature froide, relâchante et venteuse; boire un peu de bon vin et de café à l'eau, mais ne point faire usage de liqueurs spiritueuses et de toute boisson fortement excitante;

10° Éviter les excès de tous genres, mais principalement ceux du libertinage, parce qu'ils épuisent plus promptement que tous les autres les forces de la vie qui garantissent notre corps contre les influences malsaines; il faut aussi éviter les veilles prolongées qui affaiblissent beaucoup le corps, et le dispose singulièrement à contracter les maladies de toute espèce. Les personnes qui veillent les malades ne doivent donc jamais veiller plus de vingt-quatre heures sans prendre au moins ensuite une journée de repos;

11° Ne pas craindre de contracter la maladie de la personne que l'on soigne, car la crainte affaiblit beaucoup et prédispose singulièrement à l'invasion des maladies règnantes;

12° Avoir la précaution de ne pas placer dans la chambre où l'on doit passer la nuit, les vêtements que l'on a portés pendant le séjour qu'on a fait dans l'appartement du malade, mais les suspendre dans un lieu où règne un grand courant d'air.

13° Comme on a observé que dans les épidémies de maladies très-graves, telles que la peste, le thypus et certaines fièvres malignes, les personnes affectées de vieilles plaies, d'ulcères, ou portant des cautères, sont moins sujettes à contracter la maladie que les autres; on peut, en cette circonstance, faire momentanément usage d'un cautère ou d'un vésicatoire, que l'on renouvelle jusqu'à la fin de l'épidémie;

14° Enfin, cesser toute communication avec le malade, dès qu'on ressent quelque indisposition, comme maux de tête, lassitudes, perte d'appétit, assoupissement, etc.

505. D. Quelles sont les maladies auxquelles

donnent lieu les miasmes qui se communiquent, non au moyen de l'air comme les précédentes, mais par le simple contact du malade ou d'un objet dont il a fait usage ?

R. Ces maladies sont : 1° la gale; 2° les dartres; 3° la teigne ou ràche; 4° la vérole ou maladie honteuse; 5° le charbon malin; 6° la morve, le farcin et les dartres des animaux; 7° la rage; 8° les accidents graves que développe le contact de la viande putréfiée sur une plaie.

506. D. Quelles sont les précautions à prendre pour éviter de contracter la gale, les dartres, la teigne et la vérole ?

R. Ces précautions se résument, en général, dans le soin qu'on doit avoir de ne pas toucher le corps, les vêtements et tous les objets dont se sont servis les personnes atteintes de ces maladies. C'est ainsi qu'il faut :

1° Ne jamais *coucher* avec ceux qui sont atteints soit de gale, soit de dartres, soit de teigne et même de maladie honteuse. On doit éviter avec autant de soin de se servir des draps dans lesquels ils ont déjà couché;

2° Ne pas toucher les mains ou autres parties du corps, ni les vêtements, ni les instruments et autres objets dont se sont servis ces malades. Lorsqu'on veut usager ces objets, il faut avoir la précaution préalable, si ce sont des habits ou du linge, de les bien lessiver et de les laver plutôt deux fois qu'une, et de les exposer ensuite à la vapeur de soufre que l'on fait brûler sur la braise allumée. Si ce sont des outils, des instruments, les faire bien tremper dans l'eau de savon, ou de potasse, ou de chaux, ou une eau dans laquelle on met un peu d'acide sulfurique ou hydrochlorique, et ensuite les bien nettoyer;

3° Ne jamais mettre sur sa tête, ni même toucher avec les mains, la coiffure, ni rien de ce qui a été en contact avec la tête de celui qui à la teigne ou ràche;

4° Ne pas manger avec la cuillère ou la fourchette, ni boire dans le verre, ni fumer avec la pipe, ni se raser avec le rasoir de celui qui a soit des dartres, soit la gale, soit la vérole, soit de simples boutons d'échauffement ou provenant de la fièvre.

507. D. Y a-t-il danger de porter le linge et les vêtements d'une personne morte de la poitrine?

R. Non, si on a eu auparavant la précaution de bien lessiver et laver, deux fois au besoin, ces linges et vêtements, et ensuite de les soumettre à l'action du chlore, qui a la propriété de décomposer et détruire les miasmes de quelque nature qu'ils soient.

508. D. Quelles précautions faut-il prendre lorsqu'on se trouve près de personnes ou d'animaux atteints de *charbon malin?*

R. Dans cette circonstance il faut:

1° Ne jamais toucher les plaies des personnes

ou animaux atteints de charbon, ni même les linges ou autres objets sur lesquels sont déposés les humeurs qui s'écoulent de ces plaies;

2º Enterrer, aussitôt que le pansement de ces plaies est achevé, les linges et autres choses qui ont servi au pansement précédent, et qu'on vient d'enlever de dessus la plaie;

3º Si, par accident ou par inadvertance, on a touché le charbon ou un des objets qui ont été en contact avec lui, essuyer promptement la partie qui a pu recevoir le venin, et la laver aussitôt avec de l'eau fortement vinaigrée ou salée;

4º Ne pas faire écorcher, pour en avoir la peau, les animaux morts du charbon, ni manger leur chair qui est un poison, mais les enterrer le plus promptement possible et assez profondément, pour que certains animaux, tels que chiens, cochons, loups, ne les déterrent pas pour s'en repaître.

509. D. La *morve* et le *farcin*, maladies propres au cheval, ne se communiquent-ils pas à l'homme?

R. La *morve* et le *farcin* se communiquent facilement du cheval à l'homme. Lorsqu'un cheval est atteint de cette maladie, il faut le faire abattre au plutôt, et bien faire attention de ne pas contracter la contagion si on est obligé d'approcher l'animal.

Les bergers et toutes les personnes qui soignent le bétail, et surtout les jeunes veaux, sont sujets à contracter, par l'attouchement de ces animaux, des dartres farineuses sur les mains, la figure et autres parties du corps. Comme ces éruptions ne tiennent point à l'échauffement et à l'âcreté du sang, elles disparaissent facilement, lorsqu'on cesse de toucher les animaux qui les ont produites, et en les lavant une fois ou deux par jour avec du petit lait, de l'eau de tilleul, ou de fleurs de sureau, ou bien encore avec de l'eau légèrement salée.

510. D. Quelles précautions faut-il prendre quand on a été mordu par un animal enragé ?

R. Il n'y a guère que les chats, les chiens et les loups dont la morsure développe la rage, non-seulement quand ces animaux sont atteints de cette térrible maladie, mais encore lorsqu'ils ne l'éprouvent pas. L'observation a fait connaître, en effet, que la colère seule suffit pour donner à leur salive ou bave des qualités malfaisantes qui développent la rage. Il est donc prudent, toutes les fois qu'on a été mordu par un de ces animaux, d'avoir aussitôt recours à l'unique remède qui existe contre la rage, quand on l'applique à temps, c'est-à-dire la cautérisation par le fer chaud. Dès que la morsure est faite, on doit aussitôt laver la plaie avec de l'eau vinaigrée ou salée, bien faire couler le sang, et aller trouver le plus tôt possible le chirurgien qui doit faire la cautérisation.

511. D. N'y a-t-il pas du danger à se couper ou à se piquer avec l'instrument dont on s'est servi pour couper une viande putrifiée, ou seulement un peu faite ?

R. Il est beaucoup d'animaux dont la chair ne se mange que lorsqu'elle est un peu faite : telle est celle du chevreuil, du lièvre, de la bécasse et de tout le gibier à viande noire. Lorsqu'on dépouille ces animaux, on doit bien prendre garde de se couper avec l'instrument dont on se sert, parce que l'introduction dans le sang d'une humeur plus ou moins corrompue peut donner lieu à de graves accidents, comme boutons ou plaies gangreneuses et fièvre de mauvais caractère. Le danger est plus grand encore, si la chair est celle d'animal ou d'homme atteint de maladie contagieuse (1).

§ II.

Miasmes des Marais et des Etangs.

512. D. Quelles sont les maladies que produisent le plus communément les miasmes des marais, des étangs et de toutes les eaux stagnantes ?

R. L'air chargé de ces miasmes se reconnaît facilement à son odeur particulière de bois gâté et d'œufs pourris, qui est forte et très-désagréable. Les maladies que cet air produit le plus communément, surtout pendant l'été, sont la dyssenterie, la fièvre typhoïde, la fièvre intermittente, dont les accès prennent souvent le caractère de fièvre pernicieuse, la fièvre jaune dans les climats très-

(1) Voyez le n° 505.

chauds. En automne et en hiver, cet air malsain et très-humide donne souvent lieu à des épidémies de pleurésies et de pneumonies, dans lesquelles l'emploi de la saignée et des sangsues est mortel. Ces maladies ne sont combattues avec succès que par le vomissement au moyen de l'émétique ou de l'ipécacuanha, et ensuite l'administration du quinquina, de la quinine et un régime qui fortifie légèrement le corps au lieu de l'affaiblir.

513. D. Quelles sont les précautions à prendre pour se garantir contre l'influence des miasmes des marais et des étangs ?

R. Quand on habite un pays où règne un air aussi malsain, il est difficile de se soustraire à ses atteintes; si cependant on est obligé d'y fixer son séjour, voici les précautions que l'on a à prendre pour se garantir, autant que faire se peut, de sa dangereuse influence.

1° Si la chose est praticable, choisir son habitation dans le lieu le plus éloigné de celui où se dégagent les miasmes, et ensuite sur le point le plus élevé et placé au nord plutôt qu'au midi des marais et des étangs. Il faut en même temps éviter de faire des ouvertures à l'habitation du côté par lequel arrivent les miasmes, c'est-à-dire du côté du marais ou de l'étang qui les produit;

2° Faire en sorte que l'habitation soit séparée du lieu d'où se dégagent les miasmes par un massif d'arbres qui forment un rempart contre eux, et éviter avec soin que la maison ne soit pas située entre le marais et des arbres épais, ou une forêt qui empêche le dégagement des miasmes à mesure qu'ils se forment;

3° Rentrer dans son habitation au soleil couchant et n'en sortir le matin que tard, c'est-à-dire lorsque le soleil est déjà un peu élevé sur l'horizon; car c'est le soir et le matin que l'air est le plus humide et qu'il contient le plus de miasmes;

4° Ne pas sortir à jeun, principalement à l'époque où règnent les fièvres, c'est-à-dire dans les mois de juillet, août et septembre; car on contracte plus facilement les maladies épidémiques quand on a l'estomac vide;

5° Faire toujours un peu de feu, même en été, dans la chambre que l'on habite, et surtout dans celle où l'on couche;

6° Tenir exactement fermées les portes et les fenêtres de son habitation tant que dure le serein de la nuit et du matin;

7° S'il y a un étage à la maison, habiter cet étage plutôt que le rez-de-chaussée;

8° Etre toujours bien vêtu, surtout quand on sort de son habitation. Les vêtements de laine, surtout la flanelle appliquée directement sur la peau, sont surtout utiles dans ces pays où l'air humide est un obstacle constant à la transpiration;

9° Se livrer pendant la journée à l'exercice le plus actif qu'on peut faire, sans en éprouver une trop grande fatigue;

10° Prendre une nourriture succulente et fortifiante, plutôt que rafraîchissante et relâchante,
c'est-à-dire qu'on doit se nourrir de viande plutôt
que de légumes. L'usage du vin, du café à l'eau,
du thé, et même des liqueurs fortes prises avec
modération, et du tabac à fumer, est nécessaire
pour combattre l'action affaiblissante des miasmes
que l'on respire;

11° Si, malgré ces précautions, on éprouve de
la faiblesse, si on perd l'appétit, si un sentiment
de malaise se fait éprouver, etc., il faut alors
prendre quelque préparation de quinquina, à
faible dose, dans le but de relever et de soutenir
les forces avant que leur chûte complète n'amène
la fièvre dont on est menacé; mais le moyen le
plus sûr d'éviter alors la maladie, est de venir
habiter dans un air moins insalubre.

§ III.

*Miasmes des matières végétales et animales
corrompues.*

514. D. Quelles sont les objets d'où se dégagent
les miasmes de cette espèce ?

R. Ce sont : 1° les fumiers ; 2° les égoûts et les
fosses que l'on fait dans les villages pour ramasser
de la boue, ou faire pourrir les herbes des jar-
dins ; 3° le chanvre que l'on fait rouir ; 4° les
fruits, les légumes qui se gâtent dans les caves,

les celliers; 5° les cadavres des cimetières et des lieux où l'on enterre les animaux.

545. D. N'est-il pas dangereux de respirer ces miasmes ?

R. Ce sont surtout les habitants des campagnes qui ont besoin de connaître le danger auquels ils s'exposent lorsqu'ils placent des toits à porcs, lorsqu'ils entassent des fumiers infects autour de leurs habitations, lorsqu'ils ont soin même d'y entretenir des égoûts et des fosses pour y ramasser de la boue et y faire pourrir des herbes vertes et des ordures de toute espèce. Si ces foyers d'infection n'ont pas autant d'inconvénients quand ils sont bien aérés, il n'en est pas de même lorsqu'ils sont renfermés dans des cours étroites et environnées de murs élevés ou de gros arbres, car, dans cette circonstance, les miasmes qui se dissipent facilement au grand air, s'entassent et deviennent très-dangereux pour ceux qui les respirent. On ne saurait donc trop surveiller les fumiers et les ordures que certaines personnes ne craignent pas d'entasser, non-seulement autour, mais même jusque dans l'intérieur des habitations, des écuries, des granges, des caves, etc. Combien d'épidémies de fièvre typhoïde, de fièvre pernicieuse, combien de santés languissantes sont dues à cette cause que ne soupçonnent même pas les victimes de son influence !

Les fumiers, les toits à porcs et les fosses dans lesquelles on fait pourrir des ordures et des herbes vertes, doivent donc être toujours placés dans un lieu bien aéré, et le plus éloigné que possible des habitations; il faut, en outre, si la chose est praticable, qu'ils soient placés au nord et non au midi du corps de logis.

On doit aussi redouter l'influence très-dangereuse des miasmes qui se dégagent du *chanvre que l'on fait rouir*, et de toutes les herbes potagères, légumes et fruits qui se gâtent dans les caves, les celliers, et surtout si la décomposition de ces substances se fait dans l'intérieur des appartements où l'on séjourne habituellement. Il en est de même des miasmes qui proviennent des *cimetières* et des *lieux où l'on enterre les animaux*, comme bœufs, vaches, chevaux. C'est surtout quand il règne une épidémie ou une épizootie donnant lieu à une grande mortalité, qu'il faut faire attention à ces foyers de contagion. On ne doit pas oublier non plus qu'il est dangereux d'habiter, surtout pendant les grandes chaleurs, près des *mares* où s'amassent toutes les immondices des rues d'un village, et dont beaucoup de maires tolèrent l'existence. Cependant, c'est un des premiers devoirs de la police municipale de faire disparaître ces foyers d'infection.

D'un autre côté, on voit dans les villes les ouvriers pauvres n'avoir pour habitation qu'une seule pièce qui est basse, sans lumière et souvent humide. Quand ces petits logements, pour toute une famille, ne sont pas tenus très-proprement, quelle n'est pas leur insalubrité ! Dans ces lieux privés d'air, on respire en grande quantité les miasmes engendrés par la malpropreté des meubles et des planchers, sur lesquels fermentent constamment tous les restes de la nourriture de la famille et les saletés rapportées de la rue par les pieds. Des grabats où sont entassés pêle-mêle des individus dont le corps et les vêtements sont couverts de crasse, ajoutent encore à l'insalubrité de ces logements. Il faut remarquer encore que le plus ordinairement toute la maison et ses dépendances sont dans les mêmes conditions de saleté ; les cours, les escaliers sont couverts d'immondices et de déjections ; les latrines sont toujours ouvertes et remplies au dehors d'urine et de matière des selles, etc. Quelle santé, quelque robuste qu'on la suppose, ne finirait pas à la longue par ressentir les atteintes malfaisantes d'un air aussi malsain !

§ IV.

Miasmes des fosses d'aisances.

516. D. Les *fosses d'aisances* ne développent-elles pas des miasmes qu'il est dangereux de respirer ?

R. Oui, ces miasmes sont connus sous les noms vulgaires de *mitte* et de *plomb ;* ils consistent dans des gaz d'une odeur pénétrante, qui font éprouver des picottements dans les yeux et empêchent de respirer. Quand on est fréquemment et longtemps soumis à leur dangereuse influence, ils sont très-nuisibles à la santé ; ils peuvent même occasionner la mort.

517. D. Que faut-il faire pour empêcher ces miasmes de s'accumuler dans les fosses d'aisances et pour les décomposer ?

R. Il faut : 1º construire ces fosses de manière à ce qu'il y ait toujours un courant d'air rapide qui entraîne les miasmes à mesure qu'ils se forment ; 2º si, malgré cette précaution, les miasmes ne se dégagent pas suffisamment, il faut avoir soin de verser de temps en temps dans les latrines une solution de chlorure de soude ou de chaux, et mieux encore de sulfate de fer (1) qui décompose les miasmes.

518. D. Quels sont les moyens à employer contre l'asphyxie produite par les miasmes des fosses d'aisances et des égouts ?

R. Ces moyens consistent : 1º à exposer le malade à l'air pur, à le déshabiller, à lui faire des aspersions d'eau vinaigrée et des frictions sèches, comme la chose se pratique dans l'asphyxie par le charbon (2) ; 2º à faire inspirer à distance du chlore. Il ne faut pas trop approcher le flacon du nez, parce que ce gaz suffoquerait lui-

____

(1) Ces substances se trouvent chez les pharmaciens qui indiquent la manière de s'en servir.

(2) Voyez le nº 500.

même s'il arrivait en trop grande quantité dans les poumons; 3° si, en tombant dans la fosse d'aisances, le malade a avalé une certaine quantité de matières fécales et d'urine, il faut le faire vomir, soit en lui chatouillant la luette avec une barbe de plume, soit en lui faisant prendre de 10 à 15 centigrammes d'émétique, ou de 75 centigrammes à 1 gramme de poudre d'ipécacuanha dans une verrée d'eau douce; 4° faire pratiquer une et même plusieurs saignées pour combattre les congestions de sang dans le cerveau, et qui ont presque toujours lieu dans l'asphyxie.

ARTICLE III.

Des Emanations nuisibles mélangées à l'air.

519. Quelles sont les émanations qu'il est dangereux de respirer ?

R. Les émanations qui peuvent exercer une funeste influence sur la santé quand on les respire, sont celles qui proviennent : 1° des maisons nouvellement construites; 2° des fleurs et des feuilles des plantes; 3° des terres défrichées; 4° de métaux; 5° de certaines matières végétales et animales non corrompues; 6° les différentes poussières ou fumées qui peuvent se mélanger à l'air que l'on respire.

§ I.

Emanations des Maisons nouvellement construites.

520. D. Quelles sont les émanations dangereuses qui se dégagent des maisons nouvellement
construites ou de celles qu'on a réparées ?

R. Ce sont : 1° celles qui proviennent des vernis et des couleurs à l'huile, dans lesquelles il
entre de la ceruse, de la litharge et autres substances vénéneuses ; 2° celles que donnent le
plâtre et la chaux récemment employés, ainsi que
les bois de construction, s'ils ne sont pas bien
secs au moment de s'en servir.

C'est s'exposer à une maladie mortelle que
d'habiter une maison neuve, ou un appartement
qui vient d'être réparé, avant que les murs, les
plafonds et les boiseries ne soient parfaitement
secs et ne donnent plus aucune odeur. Il est prudent encore, pendant les premiers jours où l'on
habite un appartement de ce genre, et quoiqu'il
paraisse ne plus offrir aucun danger, d'en renouveler souvent l'air et d'entretenir un feu continuel dans les chambres où l'on réside habituellement, surtout dans celles où l'on couche.

§ II.

Emanations des fleurs.

521. D. N'y a-t-il pas des fleurs qui peuvent produire des indispositions plus ou moins graves par les émanations qui s'en dégagent?

R. Toutes les fleurs qui ont un parfum un peu fort, que ce parfum soit fade, suave ou désagréable, produisent, principalement chez les personnes nerveuses, de violents maux de tête et même des envies de vomir. Si ces émanations irritantes exercent longtemps leur action sur les personnes qu'elles affectent, elles peuvent même occasionner la défaillance.

522. D. Quelles sont les fleurs communes dont il est dangereux de respirer longtemps les émanations?

R. Ce sont celles de la violette, du lys, du seringat, du jasmin, de la rose, du pavot, des différentes espèces de mauve, etc.; plusieurs végétaux, tels que le mancenilier et le sumac véneneux, donnent des émanations qui sont un véritable poison et peuvent occasionner la mort. Les émanations des fleurs aromatiques, telles que celles du thym, du piment, de la marjolaine, de la mélisse etc., sont moins à redouter, quoiqu'elles peuvent toujours donner des maux de tête aux sonnes qui ont l'odorat très-sensible.

Il faut donc éviter de renfermer dans l'appartement que l'on habite, surtout pendant la nuit, si on y couche, une certaine quantité de fleurs odorantes, parce qu'elles peuvent nuire, non-seulement par le gaz insalubre qu'elles produisent (1), mais encore par les émanations qui s'en dégagent.

§ III.

Emanations des terres défrichées.

523. D. L'air qui passe sur les terres nouvellement remuées ou défrichées, n'est-il pas insalubre ?

R. Oui, les terres nouvellement défrichées, et celles que l'on cultive après un long repos, celles qui proviennent des fossés, des canaux, des étangs, des rivières que l'on cure, les plaines qui ont été couvertes plus ou moins longtemps par des inondations, donnent des émanations semblables aux miasmes qu'il est dangereux de respirer. C'est surtout pendant les grandes chaleurs que ces émanations sont dangereuses, car elles peuvent donner lieu alors aux mêmes maladies que les miasmes des marais et des étangs, ainsi que ceux qui se dégagent des matières ani-

(1) Voyez décomposition de l'air par les plantes, n° 493, B.

males et végétales en putréfaction (1), c'est-à-dire à des fièvres typhoïdes, intermittentes, à des dyssenteries, etc.; on doit donc éviter de respirer ces émanations, en ayant soin de ne pas séjourner longtemps dans les lieux où elles peuvent exercer leur influence.

§ IV.

Emanations des métaux.

524. D. Quels sont les métaux qui donnent des émanations dangereuses ?

R. Les métaux qui donnent des émanations qu'il est dangereux de respirer, sont 1° le mercure ; 2° l'arsenic ; 3° les préparations de plomb et cuivre, et, en particulier, la ceruse et le vert de gris.

Les mineurs, les peintres, les plombiers, les fondeurs en caractères, les doreurs sur métaux, les chaudronniers, les teinturiers, les ouvriers qui travaillent dans les manufactures de glaces, sont sujets à des maladies plus ou moins graves, dont les plus ordinaires sont des coliques très-dangereuses, une toux séche, l'asthme, la consomption, le tremblement et la paralysie partielle

(1) Voyez miasmes des marais et et des étangs, n° 512 et miasmes des matières végétales et animales en putréfaction, n° 514.

des membres, des étourdissements et des accès d'épilepsie.

525. D. Quelles sont les précautions à prendre pour éviter les accidents occasionnés par les émanations dangereuses des métaux ?

R. Il faut : 1º qu'il règne dans les ateliers où les ouvriers travaillent, des courants d'air assez forts pour entraîner les émanations à mesure qu'elles sont produites;

2º Eviter de respirer ces émanations, soit en s'éloignant, autant que possible, du lieu d'où elles se dégagent, si on n'est pas obligé d'en être à proximité; soit en se couvrant le nez et la bouche avec une gaze ou une toile fine, qui les arrête en partie, avant qu'elles n'arrivent dans les poumons;

3º Ne jamais aller au travail à jeun;

4º Faire usage, autant que possible, d'aliments gras, légers et adoucissants, tels que bons consommés, lait, beurre frais, œufs à la coque, poissons, viand s blanches, etc., et avoir soin de ne pas faire sa nourriture ordinaire d'aliments lourds, échauffants ou irritants. Les boissons alcooliques, tels que le vin pur, l'eau-de-vie et toutes les liqueurs fortes, sont également nuisibles aux ouvriers qui travaillent les métaux dont les émanations sont à redouter. Lorsqu'ils prennent des boissons de ce genre, ils doivent les étendre de beaucoup d'eau;

5º Eviter avec la plus scrupuleuse attention la *constipation*. Pour favoriser la liberté du ventre, les ouvriers, dont nous parlons ici, doivent employer de préférence l'huile d'olives dont ils avalent une ou deux cuillerées à jeun, dès qu'ils sentent qu'ils sont plus resserrés qu'à l'ordinaire. L'huile d'olives a pour effet non-seulement de relâcher, mais encore d'enduire les intestins et de les défendre contre l'action malfaisante des parcelles métalliques ;

6° Se laver souvent le corps et changer d'habits toutes les fois qu'on quitte le travail, afin d'éviter l'absorption des parcelles métalliques qui s'attachent à la peau et aux vêtements;

7° Prendre le plus d'exercice qu'on le peut au grand air, pendant les heures où le travail est suspendu ;

8° Quitter son travail pendant quelques jours aussitôt qu'on ressent quelque indisposition, et prendre, pendant ce temps de repos, des lavements de mauve, de graine de lin, de son et quelque boisson adoucissante, comme bouillon de veau, de grenouilles, de poulet, etc.;

9° Enfin, si, malgré ces précautions, l'indisposition fait des progrès, il faut appeler un médecin.

§ V.

Emanations des Substances végétales et animales.

526. D. Quelles sont les émanations végétales et animales qui, par leur action plus ou moins prolongée, peuvent nuire à la santé ?

R. Ce sont les émanations qui proviennent :
1º des *peaux fraîches* et des *cuirs crus* que travaillent les tanneurs et les corroyeurs; 2º des *suifs*, des *huiles* et de *toutes les graisses* que l'on fait bouillir, comme la chose a lieu dans les ateliers où l'on fabrique la chandelle et les cierges; 3º des *viandes grillées*, des *fritures* et des *roux* que l'on fait pour les ragoûts; 4º des *fromageries*, des *vinaigreries*, et, en un mot, de toutes les substances qui ont une odeur âcre et pénétrante.

527. D. Quels sont les effets de ces émanations sur la santé ?

R. Ces émanations sont beaucoup moins à redouter que celles des métaux, car la plupart d'entre elles n'ont aucune influence sur les personnes robustes qui ont bonne poitrine; néanmoins comme on a observé qu'elles prédisposent à l'irritation et à l'inflammation des entrailles et des poumons, ceux qui, par profession, sont obligés de les respirer habituellement, doivent faire attention si elles ne leur font pas éprouver un échauffement dans l'estomac et les intestins, ou bien une toux sèche et fréquente qui pourrait dégénérer en une maladie grave de la poitrine, s'ils continuaient à subir plus longtemps l'influence d'une vapeur irritante.

Les corroyeurs et les chandeliers doivent avoir soin de travailler les cuirs, les peaux et les suifs, avant qu'ils éprouvent un commencement de putréfaction et qu'ils développent des miasmes. Les vapeurs du vinaigre sont très-dangereuses aux personnes qui ont la poitrine délicate.

ARTICLE IV.

Poussières mélangées à l'air.

528. D. Quelles sont les poussières qu'il est dangereux de respirer ?

R. Il est dangereux de respirer longtemps toute poussière, quelle que soit sa nature; mai scertaines professions imposent souvent cette dure nécessité à ceux qui les exercent; telles sont celles : 1º de farinier; 2º de boulanger; 3º de fabricant ou marchand de gypse; 4º de plâtrier; 5º de meulier; 6º de tailleur de pierre; 7º d'amidonnier; 8º de peigneur de chanvre; 9º de cardeur; 10º de batteur en grange, etc.

529. D. Quels sont les effets ordinaires des poussières sur la santé ?

R. Les poussières suspendues dans l'air nuisent principalement aux yeux, aux poumons, et déterminent dans ces organes des maladies plus ou moins graves. En entretenant une inflammation continuelle dans les yeux, elles peuvent affaiblir la vue et même la faire perdre entièrement; elles rendent aussi asthmatiques et poitrinaires toutes les personnes qui ont la poitrine délicate.

530. D. Quelle est l'imprudence que commettent souvent les ouvriers qui travaillent dans la poussière ?

R. Les ouvriers, sujets par état à respirer continuellement une poussière quelconque, éprouvent souvent le besoin de boire ; il en est beaucoup qui, pour se désaltérer pendant l'époque de leur travail, ne boivent que du vin ou du cidre purs, et quelquefois même de l'eau-de-vie ou autre liqueur forte. Ces boissons violemment excitantes, prises habituellement dans l'intervalle des repas, et, de plus, lorsque le corps est déjà échauffé par le travail, produisent à la longue, chez le plus grand nombre des ouvriers qui ont cette mauvaise habitude, une inflammation incurable des intestins, et augmente chez eux la disposition qu'ont les yeux et la poitrine à s'irriter sous l'influence d'une poussière plus ou moins mordante.

D'ailleurs, les boissons alcooliques prises pures ne désaltèrent pas ; elles ne font qu'ajouter à l'échauffement que le corps contracte déjà naturellement par le travail. Les ouvriers ne doivent donc boire, pour se désaltérer, quand ils respirent des poussières irritantes, et surtout quand ils sont sujets à boire fréquemment, que du vin, du cidre ou une des boissons économiques dont nous avons conseillé l'emploi (1), coupée avec au moins moitié ou les deux tiers d'eau.

531. D. Quelle est la poussière la plus dangereuse à respirer ?

R. La poussière la plus dangereuse à respirer

(1) Voyez le n° 452.

est celle de la *chaux vive;* introduite en certaine quantité dans les poumons, elle y développe une inflammation aiguë et tenace, qui résiste le plus ordinairement à tous les moyens de guérison. Ce sont les cultivateurs qui se servent quelquefois de la poussière des fonds de fours à chaux qu'ils sèment dans leurs champs en guise de gypse, qui ressentent l'influence de cette dangereuse poussière. Nous avons vu nous-mêmes trois d'entre eux, et des plus robustes, mourir de la poitrine par suite de cette imprudence.

532. D. Que faut-il faire quand on exerce une profession dans laquelle on respire habituellement une poussière quelconque, et que la poitrine ou l'estomac en souffre ?

R. Le moyen le plus sûr et le plus prompt d'éviter les inconvénients graves attachés à une profession où l'on respire constamment une poussière dangereuse, est de quitter cette profession dès qu'on sent que la poitrine en est fatiguée, c'est-à-dire dès qu'on éprouve de l'oppression et une toux sèche; car tous ceux qui s'obstinent à exercer une profession de ce genre, quand la poitrine est déjà malade, ne tardent pas à succomber.

Du Tabac à priser.

533. D. Le *tabac à priser,* dont nous parlons ici, parce que c'est aussi une poudre ou poussière, est-il avantageux ou nuisible à la santé ?

R. On a beaucoup exagéré les inconvénients comme les avantages du tabac à priser; si on l'a vu quelquefois produire, par le fait de l'éternuement, des accidents très-graves, des ruptures d'anévrismes, la perte de la vue, des hémorrhagies très-fortes, l'avortement, etc., il est bon de savoir aussi que ces accidents sont tellement rares, qu'ils ne doivent point effrayer les priseurs en bonne santé. D'un autre côté, il est certain que dans les inflammations anciennes des yeux ou des oreilles, dans les maux continuels de tête ou de dents, dans les dispositions à la migraine, ainsi que dans plusieurs maladies du cerveau, le tabac à priser produit de très-bons effets en appelant sur le nez, et en faisant couler par cette voie, les humeurs dont la présence fatigue les autres parties de la tête.

Les seuls inconvénients attachés à l'usage du tabac en poudre, sont la malpropreté et l'odeur désagréable qu'il communique à ceux qui l'ont contractée; ensuite l'incommodité de l'espèce de cautère qu'il établit dans le nez et qu'il est dangereux de supprimer lorsqu'il existe depuis long-temps. On ne peut nier cependant que l'*abus* du tabac à priser, en irritant trop violemment le cerveau, peut l'ébranler et le disposer à plusieurs maladies, tels qu'étourdissements, perte de sommeil, extases, hallucinations, apoplexie, etc.

En résumé, l'usage du tabac à priser, comme celui du tabac à fumer, n'est presque jamais utile à la santé; c'est une mauvaise et dispendieuse habitude que les ouvriers, surtout ceux qui n'ont pas toujours le nécessaire, feraient bien de ne pas contracter.

ARTICLE VI.

Des Fumées et Vapeurs mêlées à l'air.

534. D. Quelles sont les fumées et vapeurs qu'il est dangereux de respirer ?

R. Ce sont celles qui se dégagent : 1° des fours à chaux; 2° des fours à charbon; 3° des fourneaux où l'on fait fondre le verre et les métaux; 4° des laboratoires de chimie; 5° des mines; 6° du tabac que l'on fume.

535. D. A quelles maladies donnent lieu ces vapeurs ou fumées ?

R. L'air chargé de vapeurs ou fumées qui se dégagent des fours à chaux, des fours à charbon, des alambics des distillateurs, des mines où règne un air épais et des gaz dangereux, des laboratoires de chimie si souvent remplis de vapeurs extrêmement irritantes et même vénéneuses, est très-nuisible à la santé. Quand on le respire souvent, on est sujet à éprouver une foule de maladies plus ou moins graves, comme étourdissements, faiblesses, oppressions, crachement de sang, asthme, catarrhe, phthisie, coliques, pissement de sang, etc. L'air sec et brûlé des feux ardents que l'on fait dans les fours à cuire le pain, dans les hauts-fourneaux où l'on fond la fonte et le verre, est également insalubre, lors même qu'il ne contient pas de vapeurs nuisibles; il a pour effet de dessécher les poumons et le sang, de gêner la respiration, de donner lieu à la plupart des maladies dont la poitrine peut être le siége, de pouvoir déterminer l'apoplexie chez les personnes qui y sont disposées, enfin de provoquer une transpiration très-abondante qui a ses dangers lorsqu'on n'en surveille pas les suites (1).

536. D. Que doivent faire les chefs d'industrie pour empêcher, autant que possible, que ces causes d'insalubrité agissent sur leurs ouvriers ?

R. Ils doivent avoir soin que leurs ateliers, leurs laboratoires et leurs fourneaux soient construits de manière à ce que l'air extérieur puisse y circuler librement, et que la fumée, les vapeurs et toutes les exhalaisons dangereuses soient entraînées au dehors à mesure qu'elles se forment.

537. D. Que doivent faire de leur côté les ouvriers pour se garantir, autant que possible, de l'action dangereuse de ces vapeurs et de la chaleur excessive des grands fourneaux ?

R. Ils doivent : 1° ne pas rester trop longtemps à l'ouvrage, de manière à ce qu'ils aient le plus de temps possible pour respirer un air salubre, et

(1) Voyez maladies des boulangers, n° 686; des chaufourniers, n° 688; des verriers, n° 692.

rafraîchir ainsi et purger les poumons des vapeurs nuisibles qui y ont pénétré pendant le temps
du travail ; 2° lorsqu'ils quittent leur besogne et
qu'ils sont en grande transpiration, se couvrir
d'un vêtement chaud, se retirer dans une chambre
fermée, et éviter avec soin de rester dans un courant d'air, dans un corridor, ou près d'une porte
ou d'une fenêtre ouverte; 3° ne pas prendre,
pendant cet état de transpiration, des boissons à
une basse température ou de nature froide, tels
que de l'eau, de la limonade, des sirops de groseilles, d'orgeat, de la bière, etc. Si alors ils
ont soif, ils doivent avoir la précaution de faire
chauffer de l'eau et en verser un peu dans le vin,
le cidre, la bière, ou toute autre boisson fermentée dont ils veulent faire usage ; 4° ne pas
manger également, en cette circonstance, des
fruits de nature froide et relâchante, comme melon, prunes, poires, etc. ; 5° éviter de faire un
usage habituel de l'eau-de-vie, du vin pur et de
tous les aliments secs, âcres et irritants (1);
6° boire tous les jours, avant et après le travail,
une ou deux verrées d'une boisson adoucissante
et onctueuse, comme lait frais, décoction de racine de guimauve ou de graine de lin, dans le
but d'empêcher ou de combattre l'échauffement
et le dessèchement de la poitrine et du sang, qui
perd une grande partie de son eau par les transpirations abondantes.

(1) Voyez quelle est la nature de chaque aliment.

Du Tabac à fumer.

538. D. Quels sont les effets du tabac à fumer sur le corps ?

R. La fumée du tabac, introduite dans la bouche, irrite plus ou moins vivement cette partie, selon la force du tabac et la sensibilité de la personne qui fume ou qui chique. Cette irritation de la bouche et de la gorge, qui a pour effet direct de faire saliver, se communique, lorsqu'elle est un peu violente, à tous les nerfs du corps, mais particulièrement à ceux de la poitrine, de l'estomac et de la peau, en sorte qu'elle produit fréquemment chez les personnes délicates les accidents qui sont la conséquence de l'abus de la pipe et de la chique.

539. D. Quels sont les accidents occasionnés par les abus de la pipe ?

R. L'abus de la pipe a pour effet : 1° de provoquer d'abord une toux sèche et d'échauffer, d'irriter les poumons, au point que l'on peut mourir de la poitrine si on ne cesse à temps la funeste habitude de fumer ; 2° de produire des douleurs, des crampes· d'estomac, et même l'inflammation de cet organe ; 3° de donner lieu, chez les personnes qui ont la peau délicate, à des éruptions de pustules et autres boutons à la peau ; 4° d'agacer les nerfs, de rendre le caractère plus irritable, d'échauffer le corps et de produire la maigreur chez les individus d'un tempérament sec et très-nerveux. Les personnes robustes qui fument modérément n'éprouvent point ces accidents.

540. D. Quelles sont les personnes auxquelles l'abus de la pipe et de la chique est surtout funeste ?

R. Ce sont : 1° celles qui ont la poitrine faible, sujettes à la toux, au rhume, à l'enrouement; 2° celles dont l'estomac est faible ou irrité; 3° celles qui sont sujettes à la constipation et à éprouver souvent de la soif; 4° celles qui, quoique robustes, sont maigres et ont beaucoup de bile; 5° les jeunes gens, et tous ceux qui, ayant les nerfs délicats, ne peuvent supporter, sans en être incommodés, l'action des substances irritantes.

Nous ferons remarquer, à cette occasion, qu'il est déplorable de voir fumer des enfants de dix à douze ans; la fumée âcre du tabac leur irrite l'estomac et la poitrine, et provoque chez eux une salivation abondante qui les épuise. Comme à cet âge l'usage de la pipe est une dépravation, il est rare qu'à cette mauvaise habitude il ne s'en joigne pas d'autres, comme l'abus des boissons fermentées et le libertinage. On ne doit donc pas s'étonner si ces jeunes gens, quand ils sont arrivés à l'âge de vingt ans, sont faibles, délicats comme des vieillards, et si un grand nombre d'entre eux meurent prématurément.

541. D. L'usage modéré du tabac à fumer n'est-

il cependant pas bon à la santé dans certaines circonstances ?

R. En raison de son action irritante qui tend les nerfs de tout le corps, porte à la peau et excite l'action de l'estomac, l'usage modéré du tabac à fumer peut être avantageux toutes les fois qu'on se trouve sous l'influence de causes qui relâchent et affaiblissent le corps, c'est-à-dire : 1º dans les saisons très-humides, quel que soit le pays qu'on habite; 2º dans les contrées couvertes de marais, d'étangs, et sujettes, pour ce motif, à des brouillards épais et malsains; 3º quand on habite une maison humide, surtout si on est obligé d'y séjourner habituellement; 4º si on se trouve dans la nécessité de faire usage d'une eau insalubre ou d'aliments de mauvaise qualité, ou trop peu nourrissants pour soutenir les forces; 5º lorsqu'on a une tendance à beaucoup engraisser, soit parce que l'on ne peut prendre assez d'exercice, soit parce que l'embonpoint que l'on acquiert est un effet du tempérament; mais si on fume dans le but de dessécher le corps pour le maigrir, il faut avoir soin de ne pas empêcher les effets de cette habitude, en faisant ordinairement usage d'une nourriture succulente et abondante, ou en buvant beaucoup de bière, comme font la plupart des fumeurs.

542. D. La pipe n'a-t-elle pas pour effet de combattre la *pituite* et les *glaires* ?

R. Quand on allègue que c'est pour combattre

la pituite et les glaires qu'on fume, on devrait savoir que cette pituite et ces glaires ont leur cause quelquefois, il est vrai, dans· le défaut d'exercice ou dans une nourriture peu convenable pour le tempérament, mais le plus souvent encore dans les excès du boire et du manger, dans l'abus du vin, de la bière, des liqueurs fortes, et même de la pipe. On peut observer, en effet, que tous ceux qui vivent sobrement n'ont jamais de *glaires*, ni *eaux* qui les oppressent, ni *pituite* qui leur ôte l'appétit. La pipe étant échauffante et excitante, ne saurait être un remède contre des accidents qui sont eux-mêmes occasionnés par l'irritation des parties qui en sont le siége. Le meilleur moyen de combattre la pituite et les glaires, est d'observer une grande tempérance dans le boire et le manger et de prendre un grand exercice.

543. D. N'est-il pas dangereux de se servir d'une pipe dans laquelle d'autres personnes ont déjà fumé ?

R. Oui, car comme beaucoup de fumeurs sont malpropres, on risque de contracter aux lèvres ou dans l'intérieur de la bouche des boutons de mauvaise nature; c'est surtout la maladie vénérienne qui se communique très-facilement de cette manière. On ne doit donc jamais se servir de la pipe d'autrui, mais surtout de celle de personnes étrangères dont on ne connaît ni les mœurs, ni le tempérament (1).

(1) Voyez les maladies qui se communiquent par le contact direct, n° 503.

544. D. Quel est le moyen le plus prompt de combattre l'échauffement de la bouche et de la gorge occasionné par la fumée du tabac?

R. D'après l'expérience de plusieurs fumeurs, il paraît que c'est une solution de sel d'Epsom (sulfate de magnésie), dont on met deux ou trois grammes dans une verrée d'eau de guimauve; on se gargarise la bouche avec cette eau plusieurs fois dans la journée.

545. D. Quels sont les inconvénients attachés aux différentes manières de fumer, et qu'elle est celle à laquelle on doit donner la préférence?

R. La *pipe* a pour inconvénient de noircir les dents et d'user celles qui servent de point d'appui à son tuyau; elle donne de plus une haleine infecte et repoussante pour les personnes non habituées à l'usage du tabac.

Le *brûle-gueule*, qui est beaucoup plus irritant que la pipe, en a tous les inconvénients, et, de plus, celui de produire l'engorgement des gencives, de gâter et d'ébranler les dents; enfin, d'occasionner même quelquefois l'endurcissement et le cancer de la lèvre inférieure. Tous ces accidents ont leur cause dans la chaleur vive que fait éprouver à ces parties la proximité du fourneau où brûle le tabac.

Le *cigare* est la manière la plus simple et la plus douce de fumer le tabac; il ne contient point, comme la pipe et le brûle-gueule, cette huile âcre et caustique qui rend ceux-ci irritants; enfin, il n'use point les dents et ne donne pas une haleine aussi désagrable que les autres manières de fumer.

La *cigarette* a encore moins d'inconvénients que le cigare.

La *chique* est, avec le *brûle-gueule*, la manière de fumer le tabac la plus mauvaise et la plus dégoutante ; elle donne à la bouche une odeur repoussante, qui répugne même aux personnes habituées à l'usage de la pipe. Dans la chique, le tabac, mis en contact direct avec les glandes salivaires, les irrite violemment, et provoque ainsi une salivation abondante qui force le chiqueur à cracher continuellement, car la salive imprégnée de tabac ne pourrait être avalée sans occasionner de graves accidents. Le chiqueur s'épuise donc beaucoup plus que les fumeurs, dont plusieurs ne crachent pas. L'irritation continuelle et excessive de la bouche, entretenue par la présence du tabac, s'étend jusqu'à l'estomac et à la poitrine, qui sont encore plus fatigués dans ce cas que lorsqu'on fume.

546. D. L'usage du tabac à fumer peut-il garantir de l'action des miasmes qui donnent lieu à certaines épidémies ?

R. Comme toutes les causes qui irritent les nerfs et échauffent le sang, tels que le vin, les liqueurs fortes, les passions exaltées, etc., l'usage du tabac à fumer nous rend moins sensibles aux impressions matérielles qui agissent sur nous ; c'est ainsi qu'il peut nous prémunir, jusqu'à un certain point, contre des influences malsaines, mais il n'a aucune action particulière sur les miasmes et ne peut nous garantir contre leur insalubrité.

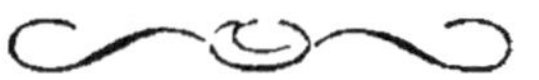

SECTION QUATRIÈME.

Des moyens de conserver au corps sa chaleur naturelle.

547. D. Quels sont les moyens par lesquels nous conservons au corps une chaleur naturelle, nécessaire à la santé ?

R. C'est au moyen : 1° des vêtements dont nous nous couvrons; 2° du chauffage des appartements; 3° des maisons qui nous abritent contre l'intempérie des saisons.

Après l'air naturel, la chaleur du corps est l'élément le plus indispensable à la santé ; elle lui est donc plus immédiatement nécessaire que les aliments et les boissons. La plupart des maladies aiguës, pour ne pas dire presque toutes, proviennent, en effet, du refroidissement du corps; il est donc de la plus haute importance de lui conserver une température convenable pour que ses fonctions s'accomplissent régulièrement.

CHAPITRE PREMIER.

Des vêtements.

548. D. Quelles sont les conditions qui, dans les vêtements, peuvent avoir de l'influence sur la santé ?

R. Les vêtements peuvent exercer une influence sur la santé : 1º par la nature de la matière dont ils sont formés; 2º par la forme qu'on leur donne.

ARTICLE PREMIER.

De la nature des Vêtements.

549. D. Considérés au point de vue de la matière dont ils sont formés, quelle distinction doit-on établir entre les vêtements ?

R. On doit distinguer les vêtements : 1º en *chauds,* qui sont ceux de laine, de soie, de pelleteries, de fourrures, de poils d'animaux et ceux de coton; 2º en *frais* ou *légers,* faits avec le fil de lin, de chanvre et autres plantes.

550. **D.** Dites quelles sont les propriétés qui distinguent ces vêtements les uns des autres, et qui font qu'ils sont plus ou moins chauds ?

R. Les vêtements de laine, de soie, de poils, de fourrures, etc., se distinguent de ceux en toile de lin ou de chanvre en ce que : 1º ils empêchent davantage la chaleur développée par le corps de s'échapper; 2º ils ne se laissent pas non plus pénétrer avec autant de facilité par l'air du dehors; 3º ils sont également pénétrés plus lentement et plus difficilement par l'humidité; 4º ils se sèchent aussi moins rapidement, propriété à laquelle ils doivent de moins refroidir le corps que les vêtements de toile, lorsqu'ils sont mouillés; 5º comme ils sont pénétrés avec moins de facilité par l'air que les vêtements de toile, ils sont, pour ce motif, plus frais qu'eux quand la chaleur de l'air est excessive; 6º ils échauffent, excitent et font transpirer la peau, lorsqu'ils sont en contact avec elle; mais ils absorbent la sueur et empêchent aussi de refroidir le corps, tandis que la toile calme et rafraîchit la peau, mais est très-froide quand elle est humide.

551. **D.** Que concluez-vous de la connaissance des propriétés qui distinguent les vêtements chauds des vêtements frais ?

R. On doit conclure de cette connaissance, que les vêtements de laine, de soie, de fourrures, etc., conviennent mieux que les vêtements de toile toutes les fois qu'il est nécessaire de garantir le corps : 1° contre le froid et l'humidité de l'air; 2° contre les ardeurs du soleil dans les contrées où l'air est brûlant et où le corps transpire constamment, comme en Afrique, par exemple; 3° quand on est exposé à être mouillé par la sueur ou par la pluie, et qu'on ne peut changer facilement de linge. L'usage des vêtements de laine, et surtout de la flanelle, est principalement utile quand on est sujet à éprouver des variations brusques dans la température de l'air, comme la chose a lieu dans les gorges des pays montagneux, ou lorsque la santé exige que la peau soit excitée et transpire plus que d'habitude; mais il ne convient pas toutes les fois que la peau est le siége de demangeaisons, de boutons, de rougeurs, de dartres, etc. Dans cette circonstance, le contact frais de la toile est seul capable de calmer l'échauffement de la peau.

552. D. La manière dont les étoffes sont tissées ne les rend-t-elle pas plus ou moins chaudes?

R. On a observé que les étoffes sont d'autant plus chaudes : 1° que leur trame est moins serrée, moins lisse et plus floconneuse; 2° que leur couleur est plus blanche, moins foncée; c'est ainsi que les bas, les camisoles, les mantelets, soit en laine, soit en coton, dont le tricot est lâche, peluché, sont plus chauds que ceux dont le tissu est plus serré et plus lisse, lors même que la quantité de matière qui entre dans leur composition est la même; d'un autre côté, il est reconnu par l'expérience que les étoffes de couleur foncée, surtout celles de couleur noire, sont plus froides en hiver et plus chaudes en été, ce qui est le contraire pour la couleur blanche.

553. D. La teinture des vêtements ne peut-elle pas nuire quelquefois à la santé ?

R. Il entre dans les teintures beaucoup de substances vénéneuses. On a souvent vu des étoffes, dont la teinture était mal fixée, se déteindre par le fait de la transpiration ou de la pluie, et la couleur, pénétrant jusqu'à la peau, être absorbée et donner lieu à des accidents plus ou moins graves.

ARTICLE II.

De l'usage des Vêtements chauds et des Vêtements frais.

554. D. Quels sont les individus dont la santé exige qu'ils soient vêtus chaudement ?

R. Ce sont les jeunes enfants jusqu'à l'âge de trois à quatre ans, et pendant l'hiver seulement, car pendant l'été ils ne demandent que des vêtements légers qui ne les fassent pas suer (1); 2° les convalescents et les personnes d'un tempérament délicat; 3° les femmes, pendant l'époque des règles et pendant les deux ou trois jours qui sui-

____

(1) Voyez vêtements des enfants, n° 804.

vent celui où elles cessent; 4° les vieillards. Le froid est plus dangereux pour tous les individus dont nous venons de parler qu'une température un peu trop élevée; cependant les vieillards, pour lesquels le froid est surtout à redouter, ne doivent contracter l'habitude des habits chauds qu'autant qu'ils sentent que le froid nuit à leur santé, lorsque jusqu'alors ils n'ont jamais été vêtus chaudement.

555. D. Quels sont les personnes auxquelles est utile l'usage de la flanelle appliquée directement sur la peau ?

R. Ce sont : 1° les personnes grasses qui suent facilement, et sont, pour ce motif, souvent exposées à se refroidir; 2° celles qui sont sédentaires, soit par profession, soit parce qu'elles se trouvent dans l'impuissance de prendre aucun exercice; 3° celles sujettes aux maladies de poitrine, au rhume, au catarrhe, à la pleurésie, etc.; 4° celles qui ont une inflammation ancienne des intestins, des obstructions au foie et à la rate, etc.; 5° celles qui contractent facilement des rhumatismes, des névralgies, la goutte, ou qui sont déjà affectées de ces maladies; 6° aux femmes qui ont des fleurs blanches; 7° aux jeunes enfants d'un tempérament délicat, qui ont la peau pâle, froide, relâchée, ou qui ont le carreau (gros-ventre), ou qui se nouent, qui ont les articulations grossies, gorgées; 8° à ceux qui exercent des professions exigeant fréquemment le passage subit du chaud au froid, comme, par exemple, les tonneliers, les marchands de vin qui demeurent longtemps dans des caves plus ou moins fraîches, après avoir sué en y travaillant ; les boulangers et les forgerons qui passent subitement de la chaleur excessive de leurs fours, de leurs fourneaux, à l'air souvent glacial du dehors ; 9° aux marins qui vont successivement dans des contrées où ils éprouvent l'action des températures les plus extrêmes ; 10° aux pêcheurs, aux bateliers et à tous ceux qui passent une grande partie de leur vie sur l'eau ou sur le bord des rivières, des étangs, etc. ; 11° enfin, aux personnes qui, ayant une dartre ou autre maladie de la peau sur une partie visible, comme à la figure, aux mains, désirent déplacer cette affection et l'attirer sur une partie du corps où elle est cachée.

556. D. L'usage des vêtements de laine, appliqués directement sur la peau, n'a-t-il pas des inconvénients quand on l'adopte sans nécessité ?

R. Cet usage, quand il n'est pas nécessaire à la santé, a les inconvénients suivants : 1° en ouvrant les pores de la peau pour la faire transpirer, il rend le corps beaucoup plus sensible au froid ; 2° il dispose ainsi à toutes les maladies contre lesquelles il est un excellent remède quand elles existent, c'est-à-dire au rhume, au catarrhe, aux névralgies, aux rhumatismes, etc. ; 3° en habituant le corps à une action très-salutaire dans la

maladie, de rendre plus tard cette action ineffi-
cace quand on est obligé d'y recourir, et qui ne
peut être remplacée que par des moyens douloureux, tels que vésicatoires, cautères, moxas, etc.

On ne peut donc trop blâmer l'usage, généralement trop répandu, des vêtements de flanelle
pour les jeunes gens et les enfants qui n'éprouvent aucune des maladies qui en exigent impérieusement l'emploi.

557. D. Quelles sont les circonstances où l'on
ne doit jamais quitter les vêtements de flanelle
quand on les a adoptés, et celles où l'on peut
s'en dépouiller en prenant certaines précautions ?

R. On ne doit jamais quitter la flanelle lorsqu'on en a adopté l'usage : 1° pour cause de faiblesse due, soit à l'âge avancé, soit au tempérament, soit à un épuisement occasionné par des
excès de débauche, de travail, par de longs et profonds chagrins, ou par une maladie de long cours,
sujette à des retours plus ou moins fréquents,
comme rhume, catarrhe, rhumatismes, etc. ;
2° pour cause de profession, qui expose souvent
le corps à des refroidissements, et dont nous
avons déjà parlé (1).

On peut, au contraire, cesser l'usage des vêtements de flanelle lorsqu'on l'a adopté dans le
but de guérir une maladie qui a été produite par
une cause accidentelle, et qui, une fois guérie,

______

(1) Voyez le n° 555.

n'a pas de raison de se reproduire, à moins qu'on ne s'expose à l'action de la cause qui y a donné lieu la première fois. Dans cette circonstance, on peut considérer l'application de la flanelle comme un remède dont l'action ne doit être que passagère, et qui devient inutile quand une fois elle a opéré son effet; mais c'est au médecin à reconnaître les cas où l'on peut impunément quitter les vêtements de flanelle lorsqu'on les a portés pendant un certain temps.

558. D. Quelles précautions doit-on prendre quand on quitte les vêtements de flanelle ou autres en laine, appliqués sur la peau?

R. Il faut : 1º ne se dépouiller de ces vêtements qu'en été, lorsque les chaleurs sont bien établies; 2º avoir soin de les remplacer, pendant quelques jours, par un autre qui ne soit qu'un peu moins chaud; puis substituer à ce second vêtement un troisième encore un peu plus léger, que l'on porte encore pendant plusieurs jours, pour ne le quitter qu'au jour où la chaleur est un peu plus forte que d'habitude (1); c'est ainsi que

(1) Quand on veut quitter l'habitude du gilet de flanelle, on peut commencer, par exemple, par le mettre dessus la chemise au lieu de le laisser sur la peau; après l'avoir porté ainsi pendant quelques jours lui substituer un gilet de coton un peu moins chaud, et que l'on porte aussi dessus la chemise pendant quelque temps, jusqu'à ce que survienne un jour plus chaud que d'ordinaire. C'est alors qu'on peut quitter ce der-

le corps peut s'habituer insensiblement à passer sans danger d'un vêtement plus chaud et plus excitant à un autre plus frais.

559. D. A quelle époque de l'année les personnes faibles et délicates doivent-elles prendre et quitter les vêtements d'hiver ?

R. Les personnes souffrantes ou d'un tempérament faible doivent prendre de bonne heure les vêtements d'hiver et ne les quitter que tard, lorsque les chaleurs sont bien établies, c'est-à-dire au commencement du mois de juin. Quand elles se déshabillent, elles doivent, en outre, le faire avec beaucoup de précautions, et ne pas passer trop subitement des vêtements chauds à ceux qui sont frais; on doit suivre à cet égard les indications contenues dans la note du précédent numéro 558. D'ailleurs, les personnes faibles, maladives, étant sujettes à se refroidir facilement, il est prudent de leur part de ne jamais trop se déshabiller, même pendant les grandes chaleurs, car une transpiration un peu forte n'a pas pour elles les inconvénients d'un refroidissement.

560. D. Quelles sont les personnes auxquelles conviennent les vêtements frais ?

R. Les vêtements légers conviennent, surtout pendant les saisons chaudes: 1° aux enfants et aux jeunes gens; 2° aux individus d'une constitu-

nier vêtement, et se contenter de mettre seulement une veste, un habit un peu plus chaud que celui que l'on portait ordinairement avec le gilet de flanelle.

tion sèche, nerveuse, suant difficilement; 3° à ceux qui ont beaucoup de sang, et, généralement, à toutes les personnes robustes, qu'elles soient vieilles ou jeunes, lorsqu'elles n'éprouvent aucun inconvénient de leur usage.

561. D. Quels sont les inconvénients des vêtements chauds chez les personnes auxquelles les vêtements frais sont utiles?

R. Ces inconvénients sont d'échauffer ces personnes, de déterminer chez elles des maux de tête, une agitation insupportable des nerfs, des sueurs qui les fatiguent et les affaiblissent; d'augmenter la sensibilité de la peau et de les disposer ainsi à des éruptions de boutons de diverse nature; outre que les vêtements légers les préservent des accidents que nous venons de signaler, ils leur font de plus conserver ou contracter l'habitude de mieux supporter les intempéries des saisons et les variations plus ou moins brusques de la température de l'air.

562. D. N'est-il pas dangereux de laisser sécher sur le corps les vêtements mouillés par la sueur ou par la pluie?

R. Oui, c'est une imprudence que commettent souvent les habitants des campagnes surtout, et qui est pour eux une cause très-fréquente de maladies. Lorsqu'on a été mouillé par la pluie ou par une forte transpiration, il faut prendre garde, principalement si le temps est froid, de demeurer immobile en plein air, et surtout de ne pas s'y asseoir; on doit, au contraire, prendre le plus de mouvement qu'on le peut, jusqu'à ce qu'on soit rentré chez soi, pour se débarrasser promptement de ses vêtements mouillés et en revêtir d'autres qui soient chauds et secs. Si, malgré cette précaution, on éprouve un sentiment de frisson, il est prudent de se mettre au lit après l'avoir bassiné, et de boire une infusion chaude de thé, de fleurs pectorales, de vin chaud. (1).

563. D. Quels sont les effets de la saleté des vêtements sur la santé ?

R. La saleté des vêtements, surtout de ceux appliqués immédiatement sur la peau, tels que les chemises, les gilets de flanelle, les caleçons, les draps de lit, etc., a pour mauvais effet : 1° de donner lieu à des émanations dangereuses à la santé, parce qu'on les respire continuellement; 2° d'entretenir sur la peau une crasse qui est un obstacle à la transpiration de la peau, et devient ainsi la source de diverses maladies; 3° de favoriser le développement des éruptions à la peau, des dartres, de la gale, des boutons de diverse nature, de la vermine, etc. Ce n'est pas seulement dans son linge, ses habits et sa personne qu'on doit faire régner la propreté, mais encore dans les habitations et leurs dépendances, dans les ustensiles de cuisine, etc. (2).

(1) Voyez quels sont les moyens de combattre le refroidissement, n°s 471 et 473.

(2) Voyez ce que nous disons à cet égard à l'article *Propreté*, n° 650 et suivants.

564. D. Les vêtements de laine et autres matières animales n'exigent-ils pas une plus grande propreté que ceux faits avec de la toile de lin, de chanvre, etc.?

R. Les vêtements de laine, de soie et autres matières animales, demandent à être lavés avec beaucoup plus de soin que ceux en toile, parce qu'ils retiennent mieux les vapeurs de la transpiration du corps, les miasmes des maladies contagieuses et toutes les émanations dangereuses à la santé. C'est donc principalement quand il règne des maladies contagieuses (1) que l'on peut gagner, ou que l'on habite un lieu d'où se dégagent des miasmes pestilentiels (2), ou que l'on exerce une profession dans laquelle on travaille sur des matières donnant des émanations dangereuses (3), que les vêtements de laine exigent une extrême propreté; il est même bon de n'en pas porter si des vêtements de toile ou de coton sont suffisamment chauds.

ARTICLE III.

De la Forme des Vêtements.

565. D. La forme des vêtements peut-elle exercer une influence sur la santé?

(1) Voyez le n° 503.
(2) Voyez miasmes, n°s 501, 503, 505, 512 et 514.
(3) Emanations des métaux, n° 524; des substances végétales et animales, n° 526.

R. La forme des vêtements peut avoir une influence sur la santé, en raison de l'ampleur plus ou moins considérable qu'elle laisse à ces vêtements. Lorsque les vêtements sont trop étroits, ils exercent une compression plus ou moins dangereuse sur certaines parties du corps. C'est ainsi que la compression des membres, du cou, de la poitrine, du ventre, par des vêtements trop étroits, a pour effet direct d'empêcher la libre circulation du sang dans ces parties et de contrarier leurs fonctions, au point de donner lieu à des accidents plus ou moins graves, tels qu'étourdissements, coups de sang dans le cerveau, suffocation, crachements et vomissements de sang, mauvaises digestions, varices, etc. (1). Il est donc très-important pour la santé que la forme des vêtements leur laisse l'ampleur désirable, afin que tous les mouvements et toutes les fonctions du corps n'en éprouvent aucune gêne.

La forme des vêtements a encore pour résultat de les rendre plus ou moins chauds, selon l'ampleur qu'on leur donne; ainsi les vêtements *étroits* sont plus chauds que ceux qui sont plus *larges*, parce qu'ils retiennent mieux la chaleur du corps et qu'ils ne permettent pas à l'air de pénétrer dans leur intérieur; aussi doivent-ils être préférés dans les saisons froides et les climats où la tem-

(1) Voyez, à cet égard, l'usage de chaque vêtement en particulier.

pérature est sujette à éprouver des variations brusques et très-marquées. Les vêtements qui ont de l'ampleur, et qui sont plus frais pour ce motif, doivent être en usage pendant les grandes chaleurs et dans les pays du midi.

566. Quels sont les inconvénients qui peuvent résulter de certains changements apportés par la mode dans la forme des vêtements?

R. Après avoir adopté les manches longues, les robes montantes, les gilets croisés, les boas et autres fourrures très-chaudes, les cache-nez, etc., qui couvrent bien le dos, le·cou, la poitrine, souvent la mode substitue tout-à-coup à ces vêtements, et d'une saison à l'autre, les manches courtes, les robes décolletées, les gilets ouverts, etc. Ces brusques changements dans la forme des vêtements donnent lieu à des maux de dents, des névralgies, des fluxions à la tête, à des rhumes, des catarrhes, etc. Nous ferons remarquer que l'on voit beaucoup de militaires contracter, lorsqu'ils se retirent du service, des affections de poitrine occasionnées par le froid qu'ils éprouvent dans cette partie, en cessant tout-à-coup de porter l'habit boutonné jusqu'au cou.

Lorsque la mode introduit de pareils changements dans les vêtements, il ne faut les adopter qu'avec réserve et prendre les précautions nécessaires pour éviter un refroidissement.

ARTICLE IV.

De l'usage de chaque Vêtements en particulier.

§ I.

Des Chemises de coton et des Chemises de toile.

567. D. Dans quelles circonstances les chemises de coton sont-elles moins saines que celles de toile ?

R. Nous avons vu, en parlant de la nature des vêtements, que le coton est rangé parmi les matières avec lesquelles on confectionne les vêtements chauds (1); il en a donc toutes les propriétés, cependant à un moindre degré que la laine, le poil et les fourrures d'animaux. Les chemises que l'on fait avec les différents tissus de coton, appelés *calicot, madapolam, percale, jaconat, indienne,* sont plus chaudes et excitent davantage la peau que celles de toile de lin ou de chanvre; elles sont donc malsaines et incommodes, lorsque : 1° on a la *peau très-sensible,* parce que ces chemises occasionnent alors de l'agitation, des demangeaisons, et peuvent même faire pousser des boutons; 2° qu'il existe déjà des *rougeurs,* des *dartres,* des *éruptions,* ou bien une *plaie,* des *clous* et autres inflammations de la

(1) Voyez le n° 549.

peau. Le contact échauffant de la toile de coton non-seulement s'oppose à la guérison des maladies de la peau, mais tend encore à les augmenter, tandis que l'action calmante et rafraîchissante des toiles de lin et de chanvre est avantageuse en cette circonstance.

568. D. Dans quelles circonstances, au contraire, les chemises de coton sont-elles plus salubres que celles de toile de lin ou de chanvre?

R. Les chemises de coton doivent être préférées à celles de toile : 1° lorsqu'on est exposé à être souvent mouillé par la sueur ou la pluie, parce que ces chemises étant moins froides que celles de toile quand elles sont humides, on risque moins avec elles d'éprouver un refroidissement; 2° en hiver, parce qu'elles ne font pas éprouver de frissons comme celles de toile, quand on change de linge, et qu'en outre elles sont beaucoup plus chaudes; 3° pendant les grandes chaleurs de l'été, lorsqu'on est obligé de travailler dans la campagne, exposé à toutes les ardeurs du soleil, et qu'on n'a pas d'autre vêtement sur le dos, comme les moissonneurs, les faneurs, etc. Dans ce cas, la chemise de calicot non-seulement garantit mieux le corps contre la chaleur du soleil, mais encore contre la fraîcheur des courants d'air qui surviennent alors quelquefois quand le ciel vient à se couvrir de nuages.

569. D. La chemise n'exige-t-elle pas plus de propreté que les autres vêtements.

R. Comme ce vêtement absorbe continuellement la sueur et essuie la crasse du corps, il demande donc a être souvent changé, surtout chez les ouvriers et les cultivateurs qui le salissent plus que les personnes sédentaires moins sujettes à transpirer; étant en contact direct avec la peau, la chemise y développe, lorsqu'elle est sale, des boutons, des dartres, etc., et s'oppose de plus à sa transpiration. Les ouvriers sujets à beaucoup transpirer par l'effet d'un travail fatigant, devraient mettre une chemise propre, au moins deux fois la semaine au lieu d'une, comme ils le font ordinairement.

§ II.

Des Chaussures.

570. D. Quelles sont les chaussures les plus généralement employées ?

R. Ce sont : les *bas*, les *chaussons*, les *souliers*, les *bottes*, les *brodequins*, les *bottines* et les *sabots*.

Bas et Chaussons.

571. D. Quelle distinction doit-on établir entre les bas et entre les chaussons ?

R. On peut diviser les bas et les chaussons : 1° en *chauds*, qui sont ceux de laine, de soie, de poil d'animal; 2° en *frais*, qui sont ceux de fil et de coton.

572. D. Quelle est la manière d'agir des bas *chauds* sur les pieds ?

R. Les bas et les chaussons de laine ou de poil d'animal provoquent, chez le plus grand nombre des personnes, une transpiration continuelle et abondante des pieds, lorsqu'ils sont en contact direct avec la peau. Toutes les fois que ces chaussures produisent cet effet, elles refroidissent les pieds plutôt que de les réchauffer, parce que la transpiration de ces organes ne se fait qu'aux dépens de leur chaleur naturelle, et que d'ailleurs le contact de bas humides est toujours froid et malsain.

Les bas et toutes les chaussures de laine ne sont donc une chaussure réellement chaude que pour les personnes qui ne *transpirent pas aux pieds;* quant à celles qui ont toujours ces parties en sueur, elles doivent préférer les bas de coton ou de fil qui ne font pas transpirer. Si, pendant les froids de l'hiver, elles trouvent cette chaussure trop légère, elles peuvent ajouter par dessus des bas ou chaussons de laine, qui sont beaucoup plus chauds employés de cette manière, parce qu'ils n'agissent pas directement sur la peau.

573. D. Quelles sont les personnes auxquelles sont nécessaires les chaussures chaudes ?

R. L'usage des chaussures chaudes est nécessaire : 1º aux vieillards qui ont toujours les extrémités froides et les réchauffent difficilement; 2º aux personnes condamnées à un état sédentaire pour cause de profession ou d'infirmités; car la marche active est le meilleur moyen de se réchauffer les pieds quand ils sont froids; 3º aux valétudinaires, aux convalescents; 4º à ceux qui sont exposés à avoir les pieds dans l'eau ou sur un terrain humide, surtout quand ils ne portent pas de sabots, mais des souliers ou des bottes dont l'empeigne peut être facilement pénétrée par l'humidité.

574. D. Quelles sont, au contraire, les personnes auxquelles les chaussures chaudes ne conviennent pas ?

R. Les bas de laine et toutes les chaussures chaudes ne conviennent pas : 1º aux enfants qui sont naturellement moins frileux que les grandes personnes; les fortes transpirations qu'excitent chez eux les chaussures chaudes leur rendent les pieds délicats et plus sensibles au froid, en sorte que lorsqu'ils sont privés de ces chaussures, la moindre fraîcheur suffit pour leur faire contracter le rhume et les rendre malades; 2º aux personnes qui marchent beaucoup, parce que dès que le froid cesse d'être excessif, ces chaussures font enfler les pieds par la grande chaleur qu'elles y développent et rendent ainsi la marche pénible; 3º enfin, à toutes les personnes robustes qui éprouvent rarement le froid aux pieds.

575. D. Quelles sont les personnes qui doivent porter des bas de fil ou de coton ?

R. Les bas et les chaussons de fil ou de coton sont plus frais que ceux de laine ; ceux de coton sont un peu plus chauds que ceux de fil, sans cependant exciter la transpiration des pieds. C'est par ce motif que, comme ceux de fil, les bas de coton conviennent : 1° à tous ceux qui ne doivent pas porter de chaussures chaudes, et dont nous venons de parler dans le précédent numéro. Nous ferons observer que, si ce n'était la propreté et la décence, les enfants au-dessus de trois ou quatre ans, et les jeunes gens, pourraient au besoin se passer de cette chaussure, en leur en faisant contracter l'habitude dès le bas-âge. Combien ne voit-on pas dans les campagnes de pauvres enfants qui vont toujours pieds nus, qui marchent dans l'eau et la boue par les temps les plus froids, et qui contractent moins facilement le rhume et autres maladies que les enfants bien chaussés ; 2° à ceux qui ont des plaies, des boutons ou inflammation quelconque aux pieds ou aux jambes.

576. D. Que pensez-vous de l'habitude qu'ont beaucoup d'ouvriers et de cultivateurs, dans les campagnes surtout, de remplacer les bas et les chaussons par de la paille lâchement tressée qu'ils mettent dans leurs souliers ou leurs sabots ?

R. Cette habitude est très-saine, car la paille remplace avantageusement toutes les autres chaussures en cette circonstance : 1º parce qu'elle retient très-bien la chaleur que développent les pieds ; 2º parce qu'elle a sur les tissus chauds l'avantage de ne pas exciter comme eux la transpiration des pieds ; 3º parce qu'étant peu dispendieuse et facile à se procurer, de pouvoir être changée souvent et facilement.

Souliers, bottes, brodequins, sabots.

577. D. Quelles sont les matières employées pour la confection des *souliers*, des *brodequins* et des *bottes*, d'un usage vulgaire ?

R. Pour confectionner ces différentes chaussures, on se sert des peaux tannées ou cuirs : 1º de veau ; 2º de bœuf et de vache ; 3º de chèvre et de cabri ; 4º de divers genres d'étoffe.

578. D. Que pensez-vous de chacune de ces chaussures ?

R. Les souliers, les bottes et les brodequins faits avec du bon *cuir de veau*, bien confectionnés et assez larges pour ne faire éprouver aucune gêne aux pieds, sont la chaussure la plus généralement portée, par les hommes, dans les villes. Elle mérite cette préférence en raison de ce qu'elle est assez légère, flexible et assez forte pour bien garantir les pieds du froid et de l'humidité, et en même temps pour supporter la fatigue d'une longue marche.

579. Les souliers et les brodequins dits *ferrés*,

dont l'empeigne est en cuir très-fort de *vache* ou .
de *bœuf*, et dont la semelle très-épaisse est garnie
de gros clous, sont la chaussure ordinaire des
habitants des campagnes quand ils ne portent pas
de sabots. Les voituriers, les gardes-champêtres
et forestiers, les chasseurs et tous ceux qui sont
obligés de faire habituellement des courses dans
des terrains humides, boueux ou pierreux, n'en
portent pas d'autres. Cette excellente chaussure
n'a pas d'autre inconvénient que d'être un peu
lourde ; mais aucune ne peut la remplacer pour
ceux qui sont obligés de faire de longues marches
dans des chemins difficiles ou humides. Quand ils
sont bien graissés avec du sain-doux, les souliers
et brodequins en cuir de vache garantissent aussi
bien les pieds de l'humidité que les sabots, et
sont beaucoup plus commodes pour la marche ; la
neige seule peut les pénétrer à la longue.

580. On fait avec la peau de *chèvre* et celle de
cabri, appelée *cabron*, ou avec différentes étoffes
de laine ou de toile, etc., des chaussures plus
légères, plus fraîches et plus flexibles que celles
dont l'empeigne est en cuir ; elles conviennent
pendant l'été aux personnes qui ont des cors, des
oignons ou quelque enflure dans les pieds ; mais
on ne peut s'en servir pour une marche un peu
longue ou dans des chemins difficiles. Ces souliers, légers et flexibles, et dont la semelle est
très-mince, ont l'inconvénient de rendre les pieds
délicats et de faire trouver incommodes les chaussures plus lourdes et moins douces.

581. D. Quels sont les avantages et les inconvénients des *bottes* et des *souliers*, et dans quelles circonstances doit-on préférer l'une de ces chaussures à l'autre ?

R. Les *bottes* ont les avantages suivants sur les *souliers* : 1° elles garantissent mieux les jambes contre le froid et l'humidité. On doit leur donner la préférence sur les souliers toutes les fois qu'on est obligé de marcher dans l'eau, dans la rosée ou la neige, ou qu'on est exposé à être mouillé par la pluie, ou, enfin, quand on veut voyager par les grands froids, soit en voiture, soit à cheval; 2° elles gênent moins le coude-pied que les souliers qui, pour être bien fixés dans la marche, demandent que leurs cordons soient un peu serrés. La compression plus ou moins forte exercée alors sur les nerfs et les vaisseaux du dos du pied, peut donner lieu à un engourdissement plus ou moins douloureux des orteils.

D'un autre côté, les bottes ont pour inconvénients : 1° d'être beaucoup plus gênantes pour la marche que les souliers; elles finissent toujours par blesser les pieds, par y produire des ampoules, des entamures, surtout pendant les grandes chaleurs; 2° d'être une chaussure très-chère pour les ouvriers.

582. D. Les sabots sont-ils une bonne chaussure ?

R. Les sabots en bon bois forment la chaussure la plus saine que l'on puisse porter par les temps

froids et humides; il n'en est point d'aussi chaude,
ni de plus difficile à être pénétrée par l'eau; elle
n'a que l'inconvénient de rendre la marche pénible et trop bruyante dans les appartements.
Les sabots sont donc la meilleure chaussure pour
empêcher le froid aux pieds; ils conviennent pendant l'hiver : 1° aux ouvriers sédentaires qui ne
peuvent prendre un exercice suffisant pour se réchauffer les pieds; 2° à tous ceux qui se trouvent
dans l'obligation de travailler les pieds dans l'eau
ou dans la terre humide; 3° aux cultivateurs qui
piochent, qui sombrent les champs et les vignes,
qui curent des fossés, etc.; opérations pendant
lesquelles ils ont presque constamment les pieds
ensevelis dans une terre froide et humide. Outre
les avantages dont nous venons de parler, les
sabots ont encore celui d'être une chaussure solide et peu coûteuse pour l'ouvrier, relativement
au prix des autres chaussures.

583. D. Que doit-on penser de l'habitude
qu'ont beaucoup de cultivateurs de se déchausser
entièrement pour travailler la terre quand elle
est froide et humide ?

R. Qu'ils commettent une imprudence qui est
pour eux la source d'une foule de maladies,
comme rhume, fluxions de poitrine, esquinan-
cies, douleurs de rhumatismes dans les jambes,
dont ils se ressentent toute leur vie, etc.

584. D. Comment doivent être confectionnés les
souliers, les bottes et les brodequins pour ne pas
donner lieu à ces accidents ?

R. Ces chaussures doivent : 1° être suffisamment larges et longues pour ne pas faire éprouver aucune gêne aux pieds ; 2° avoir bien la forme du pied, et, par conséquent, être ronds et larges par le bout, et non prolongés en pointe ; 3° être faites avec un cuir souple qui ne gêne point les pieds dans leurs mouvements ; 4° que la semelle soit suffisamment forte et épaisse pour empêcher les cailloux et les corps pointus sur lesquels on marche, de blesser les pieds ; 5° que leurs talons soient plats et larges, car les talons étroits et élevés rendent la marche peu solide et peuvent même occasionner des chutes et des entorses.

585. D. Que pensez-vous des chaussures en *caoutchouc* ou *gomme élastique*, qui sont en usage depuis quelque temps ?

R. Cette chaussure est la plus propre à garantir les pieds de l'humidité, surtout pendant les temps de dégel ; elle a aussi l'avantage de bien maintenir la chaleur des pieds quand elle est séparée d'eux par une chaussure intermédiaire, comme chaussons, souliers ; mais elle a, pour ce motif, l'inconvénient de provoquer une transpiration abondante aux pieds et de les rendre frileux, en sorte qu'on ne peut plus se passer de cette chaussure par les temps froids dès qu'on l'a adoptée.

Les chaussures en caoutchouc ne peuvent convenir : 1° qu'aux vieillards, chez lesquels la circulation du sang est si faible, qu'ils ont toujours les pieds glacés avec les chaussures ordinaires les plus chaudes; 2° aux convalescents qui, par circonstance, se trouvent obligés de s'exposer à un air froid et de marcher sur un terrain humide; 3° aux personnes qui éprouvent un dérangement dans leur santé, par suite de la suppression d'une transpiration abondante des pieds qu'il importe de rétablir; 4° à ceux qui se trouvent dans la nécessité de voyager à pied dans la neige, par un temps de dégel, car le caoutchouc est la seule matière employée pour les chaussures qui ne se laisse pas pénétrer par l'humidité de la neige, quand celle-ci a exercé longtemps son action.

§ III.

Des vêtements du tronc.

586. D. Quelles sont les vêtements ordinaires qui servent à couvrir le tronc ?

R. Ce sont : les chemises, les corsets, les gilets, les camisoles, les pantalons, les habits, les redingotes, les vestes, les blouses, etc.

D. De quelles manières ces vêtements peuvent-ils exercer une influence sur la santé ?

R. Ces vêtements qui couvrent le tronc peuvent agir sur la santé en raison : 1° de la compression plus ou moins forte qu'ils exercent sur les parties qu'ils couvrent; 2° de leur forme, qui tend à les rendre plus ou moins chauds et plus ou moins propres à bien couvrir les parties qu'ils doivent protéger contre le froid ou la chaleur.

587. D. Quels sont les effets produits sur le corps par la trop forte compression des vêtements ?

R. La trop forte compression des organes par les vêtements a pour effet direct : 1º d'empêcher d'abord la circulation du sang, de la lymphe et de toutes les humeurs dans les parties comprimées ; 2º d'y produire ensuite des engorgements plus ou moins dangereux, et de s'opposer à l'accomplissement régulier de leurs fonctions ; 3º de donner lieu, au bout d'un certain temps, à des maladies graves et souvent mortelles.

588. D. Quelles sont les maladies qui peuvent être occasionnées par la compression que les vêtements exercent sur le ventre et la poitrine ?

R. Les *corsets* de femmes, les *robes* et les *pantalons* attachés trop haut et dont la ceinture est trop étroite, ainsi que les gilets et les habits qui serrent trop le tronc, peuvent donner lieu à une foule d'accidents dont les principaux sont :

1º De rendre d'abord les digestions difficiles, et, plus tard, de faire contracter à l'estomac, aux intestins, au foie et à la rate, des engorgements incurables qui font languir toute la vie ;

2º En empêchant le mouvement régulier de la respiration, de produire des suffocations, des crachements de sang, et de faire devenir poitrinaires à la longue les personnes qui ont les poumons délicats ;

3º De disposer aux battements de cœur, aux anévrismes et à l'apoplexie, par la gêne qu'ils apportent dans la circulation du sang dans tous les organes;

4° D'être chez les enfants et les jeunes personnes une cause de déviation de l'épine du dos, parce qu'ils empêchent, par leur compression, le développement et le libre exercice des muscles destinés à maintenir le tronc dans une position naturelle au moyen de leur contraction;

5° De favoriser la formation des hernies ou ruptures, en refoulant les intestins dans le bas-ventre;

6° D'empêcher chez les jeunes filles le développement du foie, de la poitrine et des seins;

7° Chez les femmes enceintes, le corset trop serré peut produire, avec plus de facilité que chez les autres personnes, tous les accidents dont il vient d'être question, mais encore l'engorgement inflammatoire des mamelles; lorsqu'il ne comprime que la base de ces organes, et s'il est appliqué sur toute leur surface, il peut, en outre, occasionner leur affaissement et l'aplatissement du mamelon et de la glande qui forme le lait; ces deux derniers accidents rendent l'allaitement impossible, ou au moins fort difficile;

8° Enfin, chez les femmes enceintes, le corset et autres vêtements qui serrent le ventre et la poitrine, s'opposent au développement de l'enfant qui devient difforme ou bien meurt et donne lieu à un avortement.

23.

§ IV.

Des Vêtements des membres et du cou.

589. D. Quels sont les vêtements qui peuvent avoir de l'influence sur les membres et sur le cou ?

R. Ce sont : les *cols de chemises*, les *cravates*, les *jarretières* et les *manches de chemises* ?

590. D. Quels sont les inconvénients des cols de chemises et des cravates trop serrés ?

R. Lorsque le cou est trop serré par un col de chemise ou par une cravate, on peut éprouver des étourdissements, des évanouissements, des coups de sang et la plupart des maladies dont le cerveau peut être le siége. La compression habituelle du cou donne lieu aussi à l'engorgement des glandes de cette partie, spécialement de celles qui sont sous la mâchoire ; c'est donc une habitude dangereuse de porter des cols et des cravates trop serrés. Les vêtements qui entourent le cou doivent être flexibles et lâchement noués, de manière à ce qu'ils ne gênent pas la circulation du sang et qu'ils ne provoquent par une transpiration trop abondante.

591. D. Quels sont les inconvénients des *jarretières* et des *manches de chemise*, des *robes* ou des habits trop serrés ?

R. Les jarretières serrant trop les jambes produisent : 1° des varices chez les personnes qui n'en ont pas, et augmentent cette affection chez ceux qui en sont déjà atteints, mais surtout chez les femmes enceintes; 2° l'engorgement des pieds et des jambes, d'où peut survenir l'impuissance de marcher; 3° de favoriser, pendant les froids de l'hiver, le développement des engelures. La compression des poignets et des bras par les manches de chemises, d'habits, de robes, etc., par les bracelets, produit des accidents semblables à ceux occasionnés par les jarretières trop serrées.

§ V.

Des Coiffures.

592. D. Combien y a-t-il d'espèces de coiffures?

R. La coiffure est *naturelle* ou *artificielle*. La coiffure naturelle se compose des cheveux et de la barbe; la coiffure artificielle comprend les chapeaux, les bonnets, les calottes, et tous les vêtements qui ont pour but de garantir la tête et la figure contre l'intempérie des saisons.

593. D. La chevelure est-elle un vêtement suffisant pour garantir la tête contre le froid et l'ardeur du soleil?

R. Lorsqu'elle est bien garnie, comme dans le jeune âge, et, en la laissant suffisamment longue, la chevelure devrait tenir lieu de tout autre vêtement pour la tête. L'habitude d'aller tête nue rend cette partie moins sensible au froid, au chaud, aux courants d'air, et la préserve ainsi de la plupart des maladies qu'elle est susceptible de contracter, tels que rhumatismes', névralgies, fluxions, maux de dents, d'yeux et d'oreilles, etc. Il est donc très-bon de contracter cette habitude dès l'enfance, et de la conserver dans l'âge adulte comme dans la vieillesse, quand on le peut.

594. D. Doit-on porter les cheveux longs ou courts ?

R. Les cheveux, quand on les a beaux, doivent toujours être assez longs pour garantir suffisamment la tête, les oreilles et la nuque; si la mode des cheveux courts, qui laisse ces parties à découvert, n'a aucun inconvénient chez les individus jeunes et robustes, et est, en outre, favorable à la propreté, on doit reconnaître aussi qu'elle est ordinairement chez les personnes délicates l'origine de la plupart des maladies de la tête, dont nous venons de parler dans le numéro précédent. La chevelure longue n'a d'autres inconvénients que les soins qu'elle exige pour être tenue propre; elle demande à être peignée souvent et décrassée de temps en temps avec de l'eau de savon.

595. D. Quelles précautions faut-il prendre quand on se fait couper les cheveux ?

R. Il faut : 1° éviter de se faire tondre pendant les froids de l'hiver, tant que l'air n'est pas radouci; car si la tête se trouve plus découverte que d'habitude par les temps froids, il est rare que l'on ne contracte pas un mal de dents, une fluxion ou quelque engorgement des glandes du cou, etc.; 2° avoir plus soin encore qu'à l'ordinaire de ne pas s'exposer, le jour où l'on s'est fait couper les cheveux, aux courants d'air qui existent dans les corridors, près des portes et des fenêtres ouvertes; 3° conserver, pendant toute la journée au moins, sur sa tête le chapeau, le bonnet ou la casquette que l'on porte habituellement.

596. D. Les cheveux deviennent-ils plus épais lorsqu'on les tond souvent, et qu'on les rase ou qu'on les enduit de pommades, dites *philocomes*.

R. Les cheveux coupés plus haut que leurs racines ou bulbes ne se multiplient pas, et si ces racines sont intéressées dans cette opération, ils en souffrent souvent. L'épaisseur des cheveux dépend de leur constitution native, et de la vie de la peau où ils sont implantés et d'où ils tirent leur nourriture. Les remèdes extérieurs ne peuvent avoir qu'une faible influence pour empêcher la chute des cheveux malades, lorsque ceux-ci ne trouvent plus dans la peau les éléments d'une bonne santé, tandis que pour faire reparaître ceux qui sont tombés, parce que leurs racines, profondément altérées ou entièrement péries, n'ont pu les nourrir plus longtemps. Ce n'est que par un bon régime de vie, par la propreté de la chevelure à laquelle contribue l'emploi des pommades douces qui ne contiennent aucun principe corrosif, c'est surtout en évitant les excès, les maladies et les causes particulières qui hâtent la chute des cheveux, qu'on parvient à les conserver. Les personnes qui ont les cheveux fins et la peau délicate, peu épaisse, perdent ordinairement leurs cheveux de bonne heure, beaucoup plutôt que ceux chez qui le contraire à lieu.

Les *causes de la chute des cheveux* sont : 1º certaines maladies aiguës de long cours, comme les fièvres typhoïde, muqueuse, etc.; 2º l'infection vénérienne; 3º les grands chagrins et toutes les affections vives de l'âme quand elles ont une longue durée; 4º le tempérament qui porte à un embonpoint excessif, et à d'abondantes et fréquentes transpirations chez les personnes qui ont la peau peu épaisse; 5º l'habitation dans les climats très-chauds, lorsqu'on est né et qu'on a toujours habité un pays beaucoup plus froid; 6º les coiffures trop chaudes qui entretiennent une transpiration permanente à la tête.

597. D. Quelles sont les circonstances où il est nécessaire de se couvrir la tête, lors même qu'on a l'habitude de la laisser nue ?

R. On doit avoir soin de se couvrir la tête avec une coiffure quelconque : 1º quand on est malade ou seulement indisposé; 2º lorsqu'on se trouve, surtout si on est en sueur, dans un courant d'air frais; 3º toutes les fois qu'on est obligé d'être exposé, principalement dans un lieu où l'air ne circule pas, aux ardeurs d'un soleil ardent; car quelque habituée que soit la tête aux intempéries des saisons, elle court risque alors de recevoir

un coup de soleil très-dangereux, puisqu'une inflammation du cerveau ou un coup de sang dans
cet organe peut en être la conséquence; 4° pendant les froids excessifs de l'hiver, si on est obligé
de quitter son habitation.

598. D. Est-il bon à la santé de porter la barbe
longue ?

R. Il en est de la barbe comme des cheveux;
il est certain qu'elle est le vêtement naturel de
la figure, comme les cheveux sont celui de la tête.
Lorsqu'on laisse croître la barbe, elle doit prévenir bien des maux de dents, des névralgies, des
fluxions à la tête, des enrouements et autres maladies de la gorge; mais comme les cheveux longs,
elle exige une extrême propreté, autrement elle
devient le siége de la vermine et d'une crasse
méphitique, malsaine et dégoûtante.

599. D. Quelles sont les *coiffures artificielles*
les meilleures ?

R. Pour les personnes qui restent en chambre
ou dans les ateliers couverts, la forme de la coiffure importe peu; mais lorsqu'on est en plein
air, les coiffures doivent avoir pour but de garantir non-seulement la tête, mais encore les
oreilles, le cou, et surtout les yeux et la figure
contre la chaleur et la lumière du soleil, ainsi
que contre la pluie. C'est pour ce motif qu'il est
nécessaire que la coiffure soit garnie de bords
plus ou moins larges; toutes celles qui en sont
dépourvues, tels que bonnets de laine ou de co-

ton, calottes et certaines casquettes, ne remplissent qu'imparfaitement le but d'utilité que l'on se propose en s'en couvrant la tête.

La meilleure coiffure, pour se garantir contre la pluie et le soleil, est donc le chapeau à larges bords et entrant facilement dans la tête, afin qu'il n'exerce sur elle aucune compression fatigante qui peut souvent occasionner des maux de tête. Ce chapeau doit être, autant que possible, en paille pendant les temps chauds, et en feutre l'hiver.

600. D. N'est-il pas dangereux de porter des coiffures trop chaudes ?

R. Oui, car à moins que la tête ne soit le siége de douleurs et de maladies qui exigent beaucoup de chaleur, il ne faut porter que des coiffures légères, qui ne doivent avoir d'autre but que de garantir là tête de la pluie et des ardeurs du soleil et du froid.

Les coiffures trop chaudes, surtout pendant les grandes chaleurs d'été, ont pour inconvénients : 1° d'attirer le sang à la tête, et de disposer ainsi aux diverses maladies dont cette partie est le siége, c'est-à-dire aux maux de tête et de dents, aux étourdissements, aux coups de sang, aux fluxions, etc.; 2° d'entretenir dans la tête une transpiration continuelle, qui a pour effet direct de rendre cette partie du corps très-sensible au froid et de hâter la chute des cheveux.

§ VI.

Des Lits.

601. D. Quels sont les effets des *lits mous* sur la santé ?

R. Les *lits mous* relâchent beaucoup le corps, le font transpirer et le rendent ainsi faible et beaucoup plus sensible à l'impression du froid, du chaud et de toutes les influences qui agissent sur lui. Il est surtout mauvais de coucher sur la plume, parce que non-seulement elle affaiblit, mais qu'elle échauffe beaucoup. Une couche trop molle est surtout nuisible aux enfants, parce qu'elle les rend faibles, paresseux, et les dispose à uriner dans leur lit, ou entretient chez eux cette infirmité quand ils en sont affectés. On ne doit coucher dans un lit mou que lorsqu'on éprouve une grande fatigue ou une maladie aiguë, c'est-à-dire toutes les fois qu'il est nécessaire de relâcher le corps quand il est trop irrité.

602. D. Quelle est la manière d'agir des *lits durs* sur le corps ?

R. Les *lits durs* produisent des effets opposés à ceux que déterminent les lits mous, c'est-à-dire qu'ils fortifient le corps, le rendent moins sensible à toutes les impressions physiques, et contribuent de cette manière à rendre l'homme plus robuste. Ces lits exercent une heureuse influence, surtout sur les enfants, les jeunes gens et les personnes qui ont les chairs molles et les nerfs faibles, relâchés.

Les lits durs ne conviennent pas : 1º lorsqu'on éprouve une grande fatigue par suite d'un travail ou d'un exercice extraordinaire; 2º si l'on est échauffé, si l'on ressent une grande agitation occasionnée par l'irritation, l'agacement des nerfs; 3º lorsqu'on a une maladie de nature inflammatoire, accompagnée d'une fièvre plus ou moins vive, comme fluxion de poitrine, fièvre typhoïde, etc.; 4º lorsqu'on est excessivement faible, parce que la tension des nerfs, occasionnée par la dureté du lit, serait pénible et empêcherait de dormir. Un simple matelas de crin avec une paillasse est la meilleure couche pour la santé; on ne doit donc jamais avoir dans son lit, à moins que la santé l'exige, plusieurs matelas ou lits de plume.

603. D. N'est-il pas dangereux de se mettre dans un lit froid et humide où l'on a pas couché depuis longtemps?

R. Oui, car lorsqu'un lit n'a pas été occupé depuis longtemps, les draps, les couvertures et les matelas sont toujours humides, et dès lors dangereux lorsqu'on doit éprouver leur contact pendant une nuit entière. Si on se trouve dans la nécessité de coucher dans un lit froid et humide, il faut avoir la précaution, surtout si on est mal disposé, de le bien bassiner auparavant, jusqu'à ce que son intérieur soit sec.

604. D. Est-ce une bonne habitude de bassiner son lit avant de se coucher ?

R. Cette habitude est mauvaise pour les personnes robustes, jouissant d'une bonne santé, parce qu'elle finit par les rendre frileuses, en sorte que si, par hasard, ces personnes se trouvent dans la nécessité de coucher dans un lit froid, elles peuvent y prendre mal, ou au moins ne pas y reposer convenablement. On ne doit donc faire bassiner son lit, dans la saison rigoureuse, que lorsqu'on est malade, convalescent ou d'une santé très-faible.

605. D. N'est-il pas salubre d'exposer souvent au grand air les draps, les couvertures et les matelas des lits ?

R. Oui, cette précaution a pour effet de dissiper les vapeurs de la transpiration qui pénètrent les draps, les matelas et les couvertures, et qui, en fermentant dans le lit, peuvent donner lieu à des miasmes plus ou moins nuisibles.

606. D. Quelle doit être la position du corps dans le lit ?

R. Il faut que la tête soit toujours sensiblement plus élevée que les pieds. Cette position est surtout nécessaire aux personnes qui, ayant habituellement la tête lourde, sont menacées d'un coup de sang; l'usage d'un oreiller qui leur tienne la tête élevée leur est donc indispensable.

607. D. N'est-il pas mauvais à la santé de coucher dans des alcôves profondes ou dans des ri-

deaux bien fermés, qui empêchent la libre circulation de l'air ?

R. Lorsque l'air que l'on respire pendant la
nuit ne peut se renouveler facilement, il est bientôt altéré, et dès lors nuisible (1). Il est donc insalubre de coucher dans des alcôves, des rideaux
fermés, des cabinets étroits où l'air ne peut se
renouveler. Lorsqu'on est obligé de passer la
nuit dans un lieu de ce genre, il faut faire en
sorte de ménager une libre circulation à l'air que
l'on respire, en ouvrant la porte d'un appartement
voisin, ou d'un corridor, ou bien en entr'ouvrant à
peine une fenêtre, quoique l'air du dehors ne
soit pas salubre pendant la nuit (2).

(1) Voyez le n° 493.
(2) Voyez le n° 498.

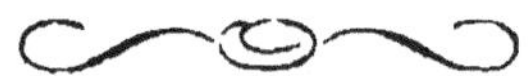

CHAPITRE II.

Des moyens de Chauffage.

608. D. Quels sont les moyens communément employés pour se chauffer ?

R. On emploie pour se chauffer, ainsi que les appartements : 1° des *poêles;* 2° des *cheminées;* 3° des *chaufferettes.* Les combustibles dont on fait usage sont : le bois, le charbon de bois, le charbon de terre ou houille et le coke.

ARTICLE PREMIER.

De l'usage des poêles et des cheminées.

609. D. Est-il plus sain de chauffer les appartements avec des poêles ou avec des cheminées ?

R. Le feu du poêle chauffe mieux et plus promptement que celui de cheminée; mais quand sa chaleur est un peu élevée, il est malsain : 1° parce qu'il rend l'air épais et suffocant; 2° parce qu'il porte le sang à la tête sans réchauffer les pieds ; 3º parce que sa chaleur excessive porte à la transpiration, en sorte que lorsque l'on sort en cet état pour entrer dans l'air souvent glacial du dehors, on prend facilement froid et l'on contracte alors un rhume, un catarrhe, une névralgie, etc. ; 4º de dessécher l'air de la chambre et de le rendre beaucoup plus irritant pour la poitrine. On peut assurer, sans crainte d'être dans l'erreur, qu'une grande partie des indispositions ou maladies que l'on éprouve pendant l'hiver, est due à la chaleur excessive entretenue dans les habitations par les poêles que l'on chauffe trop (1).

610. D. Quels sont les meilleurs poêles pour chauffer les appartements ?

R. Les poêles ou fourneaux en fonte ou en tôle ont l'avantage de chauffer plus promptement que ceux de faïence, et sont les seuls dont puissent se servir les ouvriers qui ne font qu'un feu, parce que seuls ils sont confectionnés de manière à ce qu'on y puisse faire cuire les aliments ; mais ces poêles ont l'inconvénient : 1º de donner une chaleur trop vive qui dessèche l'air, produit des douleurs de tête et irrite la poitrine des personnes qui ont cette partie faible ou malade ; 2º de se refroidir plus promptement et de consumer plus de combustible que les fourneaux en faïence.

La chaleur des poêles en faïence est plus

____

(1) Voyez salubrité des habitations, nº 628.

douce et plus salubre que celle qui se dégage de ceux en métal quelconque; aussi convient-elle mieux aux personnes souffrantes ou délicates qu'incommode toujours la chaleur des poêles en fonte.

611. D. Dans quelles circonstances l'usage des poêles est-il surtout nuisible ?

R. On doit éviter de se chauffer avec un poêle : 1º lorsqu'on est affecté d'une maladie de poitrine, comme rhume, catarrhe, etc.; 2º lorsqu'on est sujet à se refroidir facilement en passant du chaud au froid; 3º lorsqu'on a une tendance à avoir le sang à la tête et qu'on éprouve, par suite de cette disposition, une fluxion, un mal de dents, une névralgie, etc.; 4º surtout quand on est menacé d'un coup de sang dans le cerveau.

La chaleur des poêles ne peut être utile que pendant l'époque des froids rigoureux, lorsque le feu d'un foyer ne peut donner qu'une température insuffisante pour de jeunes enfants, pour des vieillards, des malades ou des convalescents.

612. D. Lorsqu'on se sert d'un poêle pour se chauffer, quelle précaution faut-il prendre ?

R. Comme la chaleur des poêles, surtout de ceux en fonte, dessèche beaucoup l'air des appartements et le rend ainsi irritant et insalubre pour la poitrine, il faut avoir soin : 1º de placer sur ces poêles un vase d'eau qui y demeure constamment, afin de remplacer dans l'air l'humidité que lui enlève la chaleur du fourneau; 2º de renouveler assez fréquemment l'air de la chambre, en ouvrant, pendant quelques instants, une fenêtre ou une porte ; 3° modérer la chaleur de manière à ce qu'elle ne soit jamais excessive.

613. D. Quels sont les avantages du feu de cheminée ?

R. Si le feu de cheminée échauffe plus lentement et d'une manière plus incomplète les appartements, il a sur celui des poêles l'avantage : 1° de laisser à l'air que l'on respire une certaine fraîcheur qui rend les poumons et les autres parties du corps moins sensibles au froid et les empêche de contracter aussi facilement, lorsqu'on est exposé à l'air du dehors, une des maladies qui ont leur cause dans un refroidissement ; 2° de communiquer principalement sa chaleur aux pieds, qui sont toujours la partie la plus frileuse du corps, car lorsqu'elle est chaude, on ressent rarement le froid autre part ; 3° de conserver à l'air toute sa pureté et de ne pas le rendre épais, malsain et irritant, comme celui des chambres à poêle ; 4° de ne pas attirer non plus le sang à la tête, et de ne pas donner lieu à tous les accidents occasionnés par la chaleur des poêles (1).

614. D. La chaleur provenant des différents combustibles, c'est-à-dire du bois, de la houille et du coke, est-elle la même ?

R. Non, car la chaleur du coke est âcre, irri-

(1) Voyez les n°s 611 et 628.

tante et dessèche beaucoup plus l'air que celle du bois et de la houille; cette substance répand, en outre, dans l'air une poussière fine très-mauvaise pour la poitrine. Le charbon de terre ou houille donne aussi une chaleur sèche qui agace les nerfs et est peu salubre pour les poumons; il a encore l'inconvénient d'exhaler une odeur désagréable et de produire une fumée très-subtile, qui noircit tous les appartements et jusqu'au linge renfermé dans les meubles. C'est la chaleur du bois enflammé qui est la plus douce et la plus salubre; elle convient mieux aux malades, aux convalescents, et spécialement à ceux qui ont la poitrine malade.

ARTICLE II.

De l'usage des chaufferettes.

615. D. L'usage des chaufferettes est-il salubre ?

R. Beaucoup de femmes se servent de chaufferettes pour se garantir les pieds du froid, lorsqu'elles sont obligées de rester longtemps immobiles à la même place, soit à l'air libre, soit dans des chambres, lorsqu'on n'y fait pas de feu. Telles sont les revendeuses, les marchandes en plein air, et toutes les ouvrières qui ont une profession sédentaire. Pour les faire renoncer au funeste usage des chaufferettes, il doit leur suffire de savoir que la vapeur de charbon et la chaleur

excessive qui s'en dégage, peuvent occasionner :
1° les fleurs blanches; 2° des règles trop abondantes et même des pertes; 3° la formation de
varices et d'ulcères aux jambes; 4° des hémorrhoïdes; 5° des rhumatismes dans les jambes et
le bas-ventre; 6° l'asphyxie, des brûlures aux
pieds et aux jambes, et même l'incendie, lorsqu'en
guise de chaufferettes on se sert de pots remplis
de braise allumée.

616. D. Quel meuble peut-on substituer aux
chaufferettes et aux pots de braise, pour garantir
les pieds du froid ?

R. Le meilleur meuble qui puisse remplacer
la chaufferette et le pot de braise allumée pour
se réchauffer les pieds, est un vase en terre cuite,
en verre ou en métal, et ayant une forme un peu
aplatie qui permette aux pieds de bien s'appliquer sur sa surface, et que l'on remplit d'eau
bouillante. A défaut de ce meuble, on peut se
servir de caillou, de carreau, de morceau de fer,
ou, mieux encore, de sable, que l'on introduit
dans une caisse en bois mince, dont l'intérieur
est garni de tôle, après les avoir fait chauffer à
une assez haute température. On peut se contenter aussi en donnant à ces objets une moindre
chaleur, de les mettre dans un petit sac ou de
les envelopper simplement d'une étoffe de laine.

CHAPITRE III.

Des Habitations.

617. **D.** Quelle est la position la plus avantageuse pour la salubrité des habitations ?

R. Les maisons les plus saines sont celles qui sont 1° construites sur un terrain sec, de nature pierreuse ou sablonneuse; 2° situées à mi-côte d'un versant; 3° exposées au levant ou au nord, plutôt qu'au midi. Cependant les habitations placées au nord d'une haute montagne, qui ne reçoivent point ou peu de soleil, sont insalubres, surtout pour les personnes qui ont la poitrine malade ou sujettes aux douleurs de nerfs et aux rhumatismes; 4° bien éclairées et ouvertes de manière à ce que l'air puisse y circuler librement pour dissiper l'humidité.

618. **D.** Quels sont les lieux où les habitations sont malsaines ?

R. Ce sont : 1° les lieux humides, où l'on trouve l'eau à deux ou trois pieds de profondeur; 2° ceux eutourés de marais, d'eaux croupissantes et infectes, ou voisins d'eaux dans lesquelles on fait rouir le chanvre, et de tout lieu quelconque d'où se dégagent soit des miasmes (1), soit des émanations nuisibles (2); 3° ceux fréquemment exposés aux brouillards, aux débordements des torrents, des rivières et des fleuves; 4° ceux environnés de fossés remplis d'eau tranquille, ou bien de forêts, de montagnes, d'arbres ou de murs élevés qui empêchent la libre circulation de l'air; 5° enfin ceux abrités des vents du nord et du levant, et ouverts seulement aux vents du sud.

619. D. Les habitations voisines des fleuves, des rivières et de toutes les eaux courantes qui rendent l'air humide, sont-elles malsaines ?

R. Les eaux tranquilles et croupissantes donnent seules des exhalaisons malfaisantes; aussi, quoique voisines des eaux courantes qui entretiennent dans l'air une constante humidité, les habitations ne sont point malsaines, pourvu toutefois qu'elles soient situées sur un terrain naturellement sec, où l'air puisse circuler librement.

620. D. A quels signes reconnaît-on qu'une habitation est humide ?

R. On reconnaît qu'une habitation est humide lorsque : 1° les boiseries et les plafonds se gâtent;

____

(1) Voyez miasmes des marais, n° 512; des matières végétales et animales, n° 514.

(2) Emanations des terres défrichées, n° 523; des substances végétales et animales, n° 526.

2º le pain se moisit facilement; 3º le fer et l'acier se rouillent promptement; 4º les meubles s'altèrent; 5º le sel de cuisine est toujours humide, et se fond même sans qu'on ait versé de l'eau dessus.

621. D. Quels sont les principaux moyens à employer pour empêcher, autant que possible, l'humidité de régner dans les maisons situées sur un sol marécageux ?

R. Lorsqu'une habitation est malsaine, parce qu'elle est située sur un terrain humide, il faut : 1º entraîner les eaux environnantes et les empêcher de pénétrer dans l'habitation, soit au moyen de fossés et de saignées, soit en exhaussant le sol, en le comblant de matériaux secs qui absorbent l'humidité, tels que le déblai de démolition, le charbon, les cailloux, le mâchefer, etc. ; 2º établir, par dessus ces matériaux, des planchers en bois qui sont les plus salubres; 3º détruire les obstacles, les murs, les haies, les arbres, etc., qui empêchent les rayons du soleil et les vents de parvenir jusqu'à l'habitation ; 4º ouvrir de larges croisées et pratiquer de nombreux courants d'air qui dessèchent les appartements; 5º faire souvent du feu dans les chambres, surtout dans celles où l'on couche et où l'on réside habituellement.

622. D. Quelles précautions doit-on prendre quand on est obligé d'habiter une maison humide ?

R. Il faut : 1º résider, si la chose est possible, dans l'étage le plus élevé de la maison, et surtout y coucher, car les rez-de-chaussée des maisons humides sont très-malsains; 2° se tenir toujours bien vêtu et surtout bien chaussé. C'est dans cette circonstance que les vêtements de laine, appliqués directement sur la peau, sont surtout salutaires; 3° faire usage de viande plutôt que d'aliments maigres; il faut en excepter le lard et toute chair de cochon, qui a pour effet de diminuer la transpiration; 4° fumer un peu de tabac et faire un usage modéré de vin et autres boissons fermentées; 5° ne négliger aucun moyen de favoriser la transpiration; 6° faire un feu continuel dans l'habitation, si la chose est possible, et l'aérer souvent; 7° veiller avec la plus grande attention à la propreté de l'habitation. On peut prendre encore la plupart des précautions que nous avons conseillées contre l'action des miasmes des marécages. (1).

623. D. L'humidité des habitations est-elle la seule cause qui les rendent insalubres ?

R. Non, on doit placer encore parmi les causes d'insalubrité des maisons : 1° le défaut de lumière et de renouvellement d'air, inconvénients qui se rencontrent dans toutes les habitations trop étroites et trop basses, où les plafonds sont si peu élevés et les fenêtres si étroites, que l'air ni la lumière ne peuvent y pénétrer; 2° la malpropreté, qui est souvent si grande, que l'air des appartements est encore infecté par la fermentation

(1) Voyez le n° 515.

et la corruption de toutes sortes d'ordures, de fenils, ainsi que par les émanations qui se dégagent des meubles, des linges, des ustensiles de cuisine, qui sont d'une saleté excessive; 3⁰ les émanations malfaisantes des fruits, des légumes qui fermentent, se gâtent, et que les habitants des campagnes entassent dans leurs chambres et jusques sous leur lit; 4⁰ la proximité de latrines, de fumiers, de toits à porcs, de fosses où l'on fait pourrir des herbes, de la paille, des mares, des matières animales, etc., et que les habitants des campagnes ne craignent pas d'avoir près de leurs habitations; 5⁰ les vapeurs malfaisantes qui se dégagent des bois verts, de la chaux, du plâtre, des vernis et des couleurs à l'huile employés dans la construction et les réparations des maisons; aussi est-il dangereux d'habiter trop tôt un appartement neuf ou nouvellement réparé (1); 6⁰ l'air insalubre des gorges profondes, où ni les vents, ni le soleil ne peuvent pénétrer. Cet air contracte des qualités malfaisantes, parce qu'il ne peut se renouveler que difficilement et qu'il manque aussi de lumière.

624. D. Que faut-il faire pour empêcher l'air de se corrompre dans les appartements?

R. Il faut le renouveler souvent, en tenant ou-

(1) Voyez émanations des maisons nouvellement construites, n° 520.

vertes les portes et les fenêtres le plus longtemps possible, et principalement celles des chambres où l'on couche. Cette précaution est surtout nécessaire lorsqu'il y a des malades (1), ou que la même pièce est occupée habituellement par un grand nombre de personnes, parce que leur respiration et les émanations qui se dégagent de leurs corps corrompent l'air (2).

625. D. A quelles maladies donnent lieu ordinairement le manque de lumière et la présence d'un air humide et impur dans les habitations ?

R. A toutes les maladies qui ont leur cause dans le relâchement et la faiblesse du corps, c'est-à-dire : 1º à l'engorgement des glandes et aux humeurs froides; 2º à l'inflammation des yeux et à l'affaiblissement de la vue; 3º à la lividité du teint et de toute la peau; 4º à l'asthme, aux catarrhes, aux fluxions de poitrine; 5º aux digestions difficiles et au dévoiement; 6º aux rhumatismes nerveux ou inflammatoires; 7º chez les enfants et les vieillards surtout, à la bouffissure des chairs et à l'hydropisie. Le mauvais air est un poison qui détruit rapidement la santé.

626. D. A quels signes reconnaît-on que l'air d'un appartement est insalubre ?

R. Outre les signes qui indiquent que l'air d'une maison est humide, et dont nous venons de

____

(1) Voyez le nº 504.
(2) Voyez le nº 494.

parler (1), on peut être assuré que cet air est encore insalubre dès qu'il fait éprouver une odeur infecte et suffocante ; tel est : 1º celui d'un appartement, d'une cave, d'un cellier, tenus longtemps fermés ; 2º celui des chambres où l'on a couché ; 3º celui des écoles où se trouvent réunis beaucoup d'enfants ; 4º celui des ateliers, surtout si ces ateliers renferment des matières donnant des émanations désagréables à l'odorat et de mauvaise nature, comme cuirs, suifs, etc. ; 5º celui qui passe sur des fumiers, des étangs, des terres nouvellement défrichées, etc. (2).

627. D. Lorsqu'on est obligé de résider dans une maison qui contient un air malsain, quelles précautions doit-on prendre pour s'en garantir ?

R. Les moyens propres à purifier l'air des appartements consistent en général : 1º à renouveler le plus souvent, et le plus longtemps qu'on le peut, cet air, en tenant ouvertes toutes les portes et les fenêtres ; 2º en faisant disparaître les objets qui corrompent l'air ; 3º à détruire les miasmes et les émanations qui pourraient s'attacher aux boiseries, aux meubles, aux étoffes contenus dans l'appartement, au moyen du chlorure de chaux dont nous avons déjà parlé (3).

(1) Voyez le nº 620.

(2) Voyez émananations des maisons nouvellement construites, nº 520 ; des fleurs, nº 521 ; des terres défrichées, nº 523 ; des substances végétales et animales, nº 526.

(3) Voyez le nº 504, page 550.

628. D. N'est-il pas dangereux de trop chauffer les chambres où l'on réside habituellement?

R. Oui, car la chaleur excessive des appartements excite la transpiration et rend les poumons très-sensibles à l'action du froid. Si, dans cette condition, on passe subitement dans l'air froid du dehors, on risque, quoique bien vêtu, de contracter un rhume, un catarrhe, une fluxion de poitrine, des fluxions à la tête, des maux de dents, etc. On ne saurait donc trop blâmer la mauvaise habitude de ceux qui font de leurs habitations, pendant l'hiver, de véritables fournaises au moyen de poêles ardents qui rendent l'air suffocant et malsain. Chez beaucoup d'ouvriers des villes et des campagnes, il n'y a qu'une chambre où l'on fasse du feu pendant l'hiver; lorsqu'on y chauffe le poêle pour faire cuire les aliments, et que toute la famille, souvent nombreuse, est rassemblée dans cette pièce, on y respire un air étouffant, âcre et infect qui est très-mauvais à la santé. Il arrive souvent aussi que ceux qui habitent constamment cette pièce, pendant quatre à cinq mois de l'année, n'ont pas même la précaution d'en renouveler l'air de temps en temps, en ouvrant les portes et les fenêtres pendant quelques minutes.

SECTION CINQUIÈME.

Des moyens particuliers de salubrité.

629. D. Quels sont les moyens de salubrité qui exercent spécialement une heureuse influence sur la santé ?

R. Si une bonne alimentation, si la respiration d'un air salubre, si une température convenable exercent l'action la plus immédiatement nécessaire à la santé, il est encore d'autres influences d'un ordre secondaire qui ne sont point à négliger, et sans lesquelles les autres conditions hygiéniques cessent de produire leurs bons effets.

Parmi ces influences, nous placerons en première ligne, la *propreté* qui a pour but de nous soustraire à une foule de cause d'insalubrité qui peuvent exister tant sur nous-mêmes que dans nos habitations; en second lieu, les *bains* qui, pris à propos, exercent la plus heureuse influence sur la santé.

CHAPITRE PREMIER.

De la propreté.

630. D. Quelle est l'influence de la propreté sur la santé ?

R. La propreté est un des moyens les plus efficaces que nous puissions mettre en usage pour la conservation de notre santé; elle a pour effet de faire disparaître plusieurs causes d'insalubrité qui engendrent beaucoup de maladies. Elle est une vertu dont la pratique est facile dans toutes les professions et dans toutes les conditions de la vie; la paresse et l'insouciance sont les seules causes qui empêchent de se procurer ses bienfaits.

631. D. Quels sont les bons effets de la propreté sur le corps ?

R. Lorsqu'on lave souvent le corps pour le débarrasser des impropretés qui le couvrent, et qu'ensuite on change de linge, on facilite la transpiration, on fortifie la peau, et cette opération a encore pour effet tout particulier de ranimer et de rafraîchir le corps et l'esprit, car lorsqu'elle est terminée on se trouve plus gai et plus dispos qu'auparavant. Outre qu'elle est très-importante pour la santé, la propreté donne une bonne opinion de ceux qui la pratiquent; elle est donc un agrément de la vie et un ornement qui a plus d'attrait que la parure. La saleté étant presque toujours un effet de la paresse, fait supposer toutes les conséquences de ce vice.

632. D. Quels sont les mauvais effets de la malpropreté ?

R. La malpropreté a pour effets : 1° d'engendrer la vermine qui règne sur le corps ou dans les habitations, tels que poux, puces, punaises, araignées et autres insectes; 2° de produire et d'entretenir les maladies de la peau, la teigne ou *râche*, la gale, les dartres, les boutons chancreux, les demangeaisons; 3° de faire exhaler au corps une odeur plus ou moins infecte, qui fait redouter son approche et provoquer le dégoût chez nos semblables; 4° en empêchant la transpiration de la peau de prédisposer aux diverses maladies qui peuvent être la suite de cet obstacle à une fonction si essentielle; 5° de favoriser la carie des dents et la production de boutons à la figure, aux lèvres et d'apthes dans la bouche, lorsque ces parties ne sont pas tenues proprement; 6° de donner lieu à des maladies plus ou moins graves des paupières, des oreilles, et de toutes les parties d'où suinte une humeur particulière, comme les aisselles, le nombril, etc. ; 7° d'être une cause fréquente de fièvres typhoïdes, malignes, occasionnées par les miasmes et les émanations qui se dégagent des maisons tenues malproprement (1).

633. D. Quelles sont les personnes auxquelles la propreté est surtout nécessaire ?

R. C'est : 1° aux ouvriers exerçant des professions qui font beaucoup transpirer ou qui sont obligés de travailler, de manipuler des substances sales, malsaines et même dangereuses, tels que certains métaux (2); étant exposés à avoir le corps et leurs vêtements couverts de crasse ou pénétrés par des miasmes, des émanations dangereuses, on conçoit qu'il leur importe beaucoup de se laver souvent le corps, mais surtout les mains et les pieds, parties plus exposées que les autres aux contacts malsains; ils doivent aussi changer souvent de chemise, et tenir aussi propres que possible leurs autres vêtements; 2° aux jeunes enfants, à cause de la délicatesse de leur peau qui s'irrite et s'enflamme facilement sous l'influence de la saleté; 3° à toutes les personnes chez lesquelles les exhalaisons naturelles de la peau ont lieu difficilement, et tels sont les vieillards, les habitants des villes qui prennent peu d'exer-

(1) Voyez le nᵒˢ 515 et 625.
(2) Voyez le n° 524.

cice et tous ceux qui sont d'un tempérament faible; 4° aux personnes qui soignent les malades, surtout quand ces malades sont atteints d'affections contagieuses (1).

634. D. Après le corps et les vêtements, quels sont les objets qui demandent à être tenus propres dans l'intérêt de la santé ?

R. La propreté doit exister : 1° dans *tous les meubles*, mais notamment dans les *couvertures*, les *draps*, les *matelas*, les *paillasses* et les *bois de lit;* on doit prendre la peine de les débarrasser chaque jour des insectes incommodes qui peuvent s'y trouver, comme puces, punaises, etc., et d'exposer de temps en temps au grand air les draps, les matelas et les couvertures; 2° *dans les ustensiles de cuisine et la vaisselle* dont on se sert pour préparer et manger les aliments, ce sont surtout les ustensiles et la vaisselle de plomb, d'étain et de cuivre qui exigent une extrême propreté. Il faut également avoir grand soin de ne jamais manger d'aliments qui ont été refroidis dans des vases faits avec ces métaux, car dans cette condition il s'y forme promptement des poisons extrêmement dangereux. Chaque jour on voit des empoisonnements occasionnés par la négligence des précautions dont nous parlons; 3° sur les *murs*, les *planchers* et les *plafonds* des appartements; il faut les débarrasser des araignées et des

(1) Voyez miasmes des malades, n° 503.

punaises, et bien laver les planchers quand ils sont couverts d'une saleté apportée par les pieds ou par des graisses répandues, etc.; 4° dans les *caves*, les *granges*, les *écuries* et les *alentours des habitations*; 5° dans les vêtements, mais surtout dans ceux qui touchent directement la peau, tels que caleçons, gilets de flanelle, chemises, etc.

635. D. Dans quels lieux la propreté est-elle surtout nécessaire ?

R. La propreté est principalement nécessaire : 1° dans les lieux où se trouvent rassemblées un grand nombre de personnes, comme dans les hôpitaux, les communautés religieuses, les écoles, les ateliers, les hôtels, les familles nombreuses, etc.; 2° dans les appartements des malades, car si la propreté est indispensable à la santé des personnes bien portantes, elle l'est encore davantage à celle de ceux qui sont souffrants.

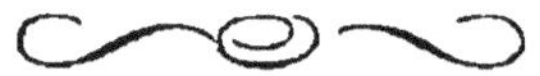

CHAPITRE II.

Des Bains.

636. D. Combien y a-t-il de sortes de bains?

R. On distingue les bains : 1º en *chauds*; 2º en *tièdes*; 3º en *frais*; 4º en *froids*; 5º en *médicinaux*, dans lesquels on fait entrer des médicaments; mais nous ne devons point nous occuper de ces bains qui ne sont point du domaine de l'hygiène.

637. D. Doit-on faire usage de bains chauds lorsqu'on n'est point atteint d'une maladie qui en exige impérieusement l'emploi?

R. Non, car les bains chauds sont très-dangereux; ils produisent de l'agitation, du malaise, des étourdissements, portent avec impétuosité le sang à la tête et à la peau, et peuvent donner lieu à des hémorrhagies graves, à l'apoplexie et à une mort subite. On ne doit donc jamais prendre de bains chauds qu'autant qu'ils sont prescrits par le médecin, car il est des cas où ils peuvent être utiles.

638. D. Quels sont les effets des bains tièdes ?

R. Les bains tièdes sont ceux dont on fait le plus fréquemment usage ; ils ont pour effets : 1º de nettoyer le corps des impropretés qui peuvent s'y trouver ; 2º de calmer l'agitation, les douleurs et les malaises qui tiennent à l'échauffement du corps, ainsi qu'à la tension des nerfs et des autres fibres des organes, quelle que soit la cause de ces accidents.

639. D. Dans quelles circonstances conviennent les *bains tièdes ?*

R. Ces bains sont utiles : 1º dans les grandes fatigues du corps et de l'esprit, lorsqu'on éprouve de la soif, de l'échauffement, de la lassitude ; 2º dans l'agitation causée par le chagrin, l'inquiétude ou une forte passion ; 3º dans les inflammations et les irritations de l'estomac, des intestins, du foie, de la vessie, etc., pourvu qu'il n'y ait pas de fièvre en même temps ; 4º dans la gale, les dartres vives et toutes les éruptions de la peau non accompagnées de fièvre quand elles débutent ; 5º dans la plupart des maladies de nerfs, dans les palpitations occasionnées par l'agitation des nerfs et non par la simple faiblesse.

640. D. N'est-il pas des circonstances où les *bains tièdes* peuvent être nuisibles ?

R. Les bains tièdes peuvent être dangereux : 1º quand ils sont pris immédiatement après le repas ; il faut un intervalle d'au moins trois à quatre heures entre le repas et le bain ; 2º lorsqu'on n'a point d'appétit, que la langue est blanche, chargée, que la bouche est amère et qu'il y a besoin d'être évacué par le haut ou par le bas; 3° quand on se sent faible, épuisé soit par le travail, soit par la maladie, soit par l'âge, soit par de grands excès; 4° toutes les fois qu'on a une hémorrhagie par un organe quelconque, et qu'on est seulement disposé à éprouver cet accident; 5° lorsqu'on a le rhume, qu'on tousse, et dans toutes les maladies de poitrine; 6° dans les anévrismes et autres maladies du cœur et des artères, où l'on doit craindre d'activer la circulation du cœur; 7° dans les rhumatismes; 8° aux femmes pendant l'époque des règles; 9° enfin dans toutes les maladies où il y a de la fièvre, et celles accompagnées d'une grande faiblesse.

641. D. Quelles sont les personnes auxquelles conviennent les *bains frais* ?

R. Les *bains frais* sont utiles : 1° aux individus jeunes et robustes; 2° aux personnes d'un tempérament sanguin, c'est-à-dire qui ont beaucoup de sang et qui sont dans la force de l'âge; 3° dans la paralysie des intestins et plusieurs maladies de nerfs qui tiennent à la faiblesse; 4° aux enfants qui ont une disposition à la nouûre et aux humeurs froides; mais il ne faut pas les laisser longtemps dans l'eau; on doit se contenter de les plonger, chaque jour, une fois ou deux, dans ce liquide, les retirer aussitôt, puis les essuyer et les envelopper de vêtements secs. On fait prendre ces bains frais aux enfants, pendant l'été, lorsqu'ils n'ont aucune maladie qui peut en contre-indiquer l'emploi et qu'ils ont l'estomac vide.

642. D. Quelles sont les personnes auxquelles les *bains frais* peuvent être nuisibles ?

R. Les bains frais sont dangereux pour : 1° les personnes faibles et souffrantes ; 2° les convalescents ; 3° les vieillards ; 4° ceux qui ont la poitrine délicate, sujets à la toux, au rhume, aux fluxions de poitrine ; 5° les personnes qui ont des rhumatismes, la goutte, des névralgies ; 6° ceux qui ont l'estomac, les intestins irrités ou enflammés, ou qui éprouvent des coliques ; 7° toutes les personnes échauffées, lorsque leurs urines sont rouges et peu abondantes, qu'elles vont peu du ventre, qu'elles éprouvent de la soif, etc. ; 8° ceux qui viennent de manger, parce qu'alors ils peuvent mourir subitement d'une indigestion ; 9° ceux qui suent. Si on veut se baigner dans l'eau fraîche quand le corps est en transpiration, il faut attendre que la sueur soit ralentie et le corps rafraîchi par un peu de repos ; 10° ceux qui ont des boutons enflammés, des clous, des dartres vives et autres maladies aiguës de la peau ; 11° ceux qui éprouvent un sentiment de frisson ou de fièvre, ou une indisposition quelconque du corps ; 12° les femmes pendant l'époque de leurs règles, circonstance où elles doivent s'abstenir de toute espèce de bains ; 13° il est aussi dangereux de se laver les pieds, les mains et les différentes parties du corps, dans toutes les circonstances où les bains frais sont nuisibles; 14° les individus d'un tempérament sec et qui ont beaucoup de bile, dont la peau est pâle et jaune, les bains frais leur agacent les nerfs, leur resserrent l'estomac, leur donnent des crampes et des spasmes dans les différentes parties du corps; 15° ceux enfin qui ont le sang faible, qui ont peu de chaleur naturelle, quel que soit leur âge. Il est beaucoup de maladies où les bains frais sont utiles, mais il n'appartient qu'au médecin d'en prescrire l'emploi.

643. D. Lorsque pendant les grandes chaleurs de l'été on éprouve le besoin de se rafraîchir le corps et que la santé le permet, que doit-on faire s'il n'y a pas de rivière pour se baigner ?

R. Il faut se laver de temps en temps les mains et la figure avec de l'eau fraîche, mais *non froide*, comme est celle sortant d'un puits ou d'une source profonde et abondante, car le contact d'un liquide aussi froid sur le corps, surtout quand on a bien chaud, est très-dangereux. L'eau fraîche appliquée sur le corps, le rafraîchit, le fortifie et le relève de l'abattement où il se trouve. Si, pendant les grandes chaleurs, on sent que le sang se porte avec trop de violence à la tête, on peut prévenir un coup de sang en se lavant la figure avec de l'eau fraîche.

644. D. Les *bains froids* peuvent-ils être utiles à la santé ?

R. Les *bains froids*, pris dans un intérêt de santé, ne conviennent guère que dans les pays du nord où ils sont mieux supportés que dans les climats chauds ou tempérés ; aussi, est-il très-imprudent, quel que robuste qu'on soit, de se plonger dans l'eau froide (c'est-à-dire n'ayant pas au moins 8 ou 10 degrés au-dessus de zéro), surtout pendant les chaleurs de l'été. Une maladie presque toujours mortelle est la suite ordinaire de cette imprudence. Il est inutile de dire que les bains froids sont encore plus dangereux que les bains frais dans les circonstances où ceux-ci sont contre-indiqués (1).

645. D. Où convient-il de prendre les bains frais lorsqu'ils peuvent être utiles à la santé ?

R. Dans une eau courante de fleuve, de rivière ou de mer. Il faut alors s'agiter fortement, et prendre beaucoup de mouvement quand l'eau a une température très-basse, car en restant immobile, on risque de contracter facilement toutes les maladies que peut occasionner un refroidissement.

646. D. N'est-il pas bon à la santé de prendre un bain de pied tiède, quand on a eu ces parties exposées au froid et à l'humidité pendant le jour ?

R. Outre que les bains de pieds, dans une eau tiède, sont très-sains, en ce qu'ils débarrassent les pieds de la sueur et de la malpropreté dont ces

(1) Voyez le nº 642.

parties sont couvertes, ils sont encore excellents pour prévenir la fièvre, le rhume et même les fluxions de poitrine, lorsqu'on a eu les pieds exposés pendant quelque temps au froid et à l'humidité, comme il arrive souvent aux cultivateurs et à beaucoup d'ouvriers qui travaillent dans l'eau et la terre humide.

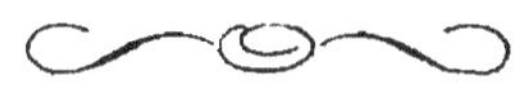

SECTION SIXIÈME.

Du repos et de l'exercice du corps et de l'esprit.

647. D. Le repos et l'exercice du corps et de l'esprit ont-ils une grande influence sur la santé?

R. Il n'est pas d'influence qui ait une action aussi marquée sur la santé que le repos et l'exercice auxquels nous nous livrons. Rien, en effet, n'épuise aussi rapidement les forces du corps et de l'esprit que la privation du repos quand il est devenu nécessaire après une grande fatigue. D'un autre côté, le repos trop habituel et trop prolongé du corps et de l'intelligence est également nuisible à l'un et à l'autre; il finit par les rendre incapables de supporter un travail auquel ils auraient pu se livrer sans fatigue, s'ils avaient conservé l'habitude d'un exercice convenable. Le trop grand repos du corps a en outre l'inconvénient de ralentir toutes les fonctions du corps, et de préparer à la longue beaucoup de maladies qui auraient pu être évitées par un travail ou un exercice modéré.

CHAPITRE PREMIER.

Du sommeil et de la veille.

648. D. Le sommeil est-il nécessaire à la santé?

R. Le sommeil est aussi indispensable à la vie que l'air et la nourriture, et rien n'abat et n'épuise aussi promptement les forces du corps que sa privation.

649. D. Quels sont les bons effets du sommeil modéré ?

R. Lorsque le sommeil est naturel et proportionné aux besoins, il rend au corps et à l'esprit les forces qu'ils ont perdues par les fatigues de la veille, et calme chez ceux qui souffrent les douleurs du corps et les peines de l'âme. Aussi observe-t-on, qu'après un repos convenable, le corps devient dispos et plus vigoureux, et que l'esprit est également plus libre et plus capable d'application.

650. D. Quels sont les mauvais effets du sommeil excessif?

R. Le sommeil habituellement trop prolongé a pour effet : 1º d'affaiblir le corps, de le faire engraisser et de le rendre lourd et paresseux ; 2º d'émousser les sens, puis d'abrutir l'intelligence, en lui faisant perdre son activité naturelle.

651. D. Quelles sont les suites des veilles prolongées ?

R. Rien n'altère aussi promptement la santé que le défaut de sommeil. Cette privation, lorsqu'elle est fréquente, a pour effet : 1º de troubler les digestions et de faire maigrir; 2º de disposer aux maladies du cerveau; 3º d'aigrir le caractère en augmentant la sensibilité des nerfs; 4º d'affaiblir le corps, et de le rendre ainsi susceptible de contracter plus facilement toutes les maladies. Les tempéraments les plus forts sont promptement ruinés par les veilles prolongées. Nous ne saurions donc trop blâmer les personnes qui sacrifient leur sommeil au plaisir ou à l'ambition. Quant à l'ouvrier qui travaille pendant la nuit, nous lui ferons remarquer que c'est un mauvais calcul de sa part, attendu que le travail de la journée souffre nécessairement beaucoup des fatigues de la nuit, sans compter, en outre, les maladies graves et très-longues qui surviennent tôt ou tard, quand on s'est épuisé la santé par le défaut de sommeil.

652. D. Le sommeil de la nuit n'est-il pas plus salutaire que celui du jour ?

R. L'expérience a prouvé que le sommeil de

la nuit est plus calme, et répare mieux les forces que celui du jour; aussi rien n'est-il plus nuisible à la santé que de se livrer fréquemment à des travaux ou à des amusements de nuit. Les personnes qui ont l'habitude de passer leurs nuits au jeu, au bal, au spectacle, à l'étude ou à des travaux manuels, ont bientôt épuisé leur santé.

653. D. Quels sont les travaux qui disposent au sommeil, et ceux qui ont, au contraire, pour effet de l'éloigner?

R. Les exercices et les travaux fatigants du corps, surtout quand ils ont lieu en plein air, portent au sommeil, tandis que ceux de l'intelligence, qui exigent une forte application, l'éloignent et le rendent plus léger.

654. D. Quelles sont les personnes qui ont le plus besoin de sommeil?

R. Ce sont les enfants, les femmes, les personnes faibles, les hommes de lettres, ceux qui s'appliquent à un travail qui exige une application soutenue, les personnes maigres et toutes celles qui sont très-irritables, parce que, pendant la veille, les nerfs de tous ces individus sont plus tendus et fatiguent davantage que ceux des hommes plus robustes, et que ceux des vieillards qui sont plus insensibles.

655. D. Quelle doit être, en général, la longueur du sommeil?

R. Pour les personnes fortes et bien portantes, surtout quand elles fatiguent, le sommeil doit être de six à sept heures. Il est des hommes très-robustes auxquels suffit un sommeil de trois ou quatre heures ; mais pour les enfants, les jeunes gens, les tempéraments faibles, le sommeil peut être, sans inconvénient, de dix à douze heures. Comme le sommeil favorise le développement de l'embonpoint, les personnes grasses, ou qui ont une tendance à engraisser, doivent rester peu au lit, et moins dormir que celles qui sont maigres.

656. D. Quelles sont les heures les plus convenables pour se lever et pour se coucher ?

R. En général, il convient de se coucher entre huit et dix heures du soir, et de se lever en été entre quatre et cinq heures, et en hiver entre six et sept heures du matin.

657. D. Doit-on être bien couvert quand on dort ?

R. Comme le corps développe moins de chaleur naturelle pendant le sommeil que dans la veille, et que l'air est toujours plus frais la nuit que le jour, on doit, pour ces motifs, être plus chaudement vêtu, pendant le temps du sommeil, que lorsqu'on est éveillé ; cependant il ne convient pas d'être couvert au point de provoquer la transpiration.

658. D. Dans quels lieux convient-il de dormir ?

R. Pour bien reposer et être convenablement pendant le sommeil, il faut se coucher dans une chambre sèche, dont l'air soit pur, suffisamment spacieuse et où il n'y a point de courant d'air. Il est toujours dangereux de dormir : 1° sur la terre, à cause de sa fraîcheur; 2° à l'ombre et en plein vent, en raison des courants d'air; 3° au grand soleil, la tête nue, parce qu'on peut recevoir un coup de soleil, capable de donner lieu à une maladie mortelle du cerveau; 4° dans la campagne, pendant la nuit, à cause de l'humidité, de la fraîcheur et de l'insalubrité de l'air.

659. D. N'est-il pas mauvais à la santé de dormir aussitôt après avoir mangé ?

R. Le sommeil après le repas n'a pas d'inconvénient pour les ouvriers qui se livrent à des travaux pénibles et dorment peu pendant la nuit, tandis que les personnes qui ne fatiguent pas doivent éviter de se livrer au sommeil aussitôt après avoir mangé; il vaut mieux qu'elles prennent alors un exercice modéré. Cependant, à l'époque des grandes chaleurs, et surtout dans les pays du midi, il paraît que le sommeil après midi, appelé *méridienne* ou *sieste*, est bon à la santé, sans doute, parce que, dans ces climats, les forces du corps étant abattues, la digestion a besoin de toutes celles qui restent pour s'effectuer; d'ailleurs, à cette époque de l'année, les jours étant très-longs, il est bon d'interrompre cette longue veille par un instant de repos et de sommeil.

660. D. Quelles sont les causes qui empêchent ordinairement le sommeil ?

R. Ce sont : 1° les fatigues excessives du corps et de l'intelligence; 2° les aliments lourds et échauffants, les boissons excitantes, comme vins alcooliques, café à l'eau et liqueurs fortes, pris en excès; 3° les passions vives, le chagrin, les préoccupations de l'esprit et la trop grande activité de l'imagination.

661. D. Quels sont les moyens propres à rappeler le sommeil ?

R. Le premier moyen de recouvrer le sommeil lorsqu'on l'a perdu, est d'abord d'éviter les causes qui peuvent l'éloigner, et dont il vient d'être question; en second lieu, lorsque l'insomnie ne vient pas de la trop grande fatigue du corps, de prendre de l'exercice en plein air; enfin les bains tièdes sont encore un des moyens les plus prompts et les plus efficaces pour calmer l'agitation des nerfs et ramener le sommeil.

662. D. Doit-on se coucher sur un côté plutôt que sur l'autre, sur le dos ou sur le ventre ?

R. Il est indifférent de se coucher sur un côté plutôt que sur l'autre, lorsqu'on n'a point d'organe malade qui redoute une compression quelconque, et que l'on dort bien dans cette position; c'est ainsi qu'il est des personnes qui dorment sans inconvénient, sur le dos, le ventre ou l'un des côtés; mais quand on a une maladie du cœur, un anévrisme ou des palpitations, on doit éviter de s'appuyer sur le côté gauche et sur le côté droit, si c'est une affection du foie.

CHAPITRE II.

Des exercices et des travaux fatigants.

663. D. Quelle distinction doit-on établir entre les exercices du corps ?

R. On peut distinguer les exercices du corps : 1º en ceux où tout le corps est en mouvement, tels que la marche, la course, la danse, la gymnastique et la plupart des professions pénibles; 2º en ceux où il n'y a fatigue que d'un ou plusieurs organes, comme les jambes, les bras, le tronc, les instruments de la voix et de la vue, etc.

ARTICLE PREMIER.

Des exercices qui exigent le mouvement de tout le corps.

664. D. Quels sont, sur la santé, les effets des exercices qui exigent tous les mouvements du corps ?

R. Les avantages des exercices et des travaux qui demandent le mouvement de tous les organes, sont : 1° d'augmenter la vigueur du corps et de l'esprit; 2° de donner de l'appétit, de faciliter la digestion, de faire circuler le sang et toutes les humeurs, et d'être ainsi le moyen le plus sûr et le plus indispensable d'une santé florissante; 3° de prolonger la jeunesse et de rendre robustes, et même fortes, les plus mauvaises constitutions; 4° de pouvoir guérir beaucoup de maladies regardées comme incurables, et de prévenir celles contre lesquelles les remèdes sont inefficaces, telles que les vapeurs, l'hystérie, la mélancolie, etc.; 5° de distraire l'esprit, de dissiper la tristesse et de porter à la gaieté; 6° de détourner l'homme des habitudes vicieuses qu'engendre l'oisiveté, et d'être ainsi un des moyens les plus sûrs de conserver les bonnes mœurs.

665. D. Quelles sont les professions qui exigent l'emploi de toutes les forces du corps?

R. Ce sont les professions de cultivateur, de manœuvre, de maçon, de menuisier, de charron, de maréchal, de charpentier, de carrier, de tailleur de pierres, de forgeron, de tanneur, de porte-faix, de voiturier, etc. L'état de soldat en temps de guerre et celui de marin peuvent encore être mis au rang des travaux pénibles. Dans ces dernières professions on a encore beaucoup à souffrir des longues marches, de l'intempérie des saisons, des changements de climats, de la mauvaise

nourriture et des privations de plusieurs genres ;
de là une foule de fièvres d'un caractère plus ou
moins grave, de typhus, de dyssenteries, de
rhumatismes et autres maladies qui font plus périr
d'hommes que le fer et le feu dans les combats.

666. D. Quelles sont les personnes qui peuvent
se livrer aux travaux pénibles, et quelles sont
celles auxquelles ces travaux sont nuisibles ?

R. Il n'y a que les hommes forts, robustes et
jeunes, qui non-seulement ne ressentent aucun
inconvénient des professions pénibles, mais qui
en éprouvent même une influence salutaire, parce
que l'énergie de leurs forces exige de puissantes
résistances pour pouvoir s'exercer convenablement. Au contraire, les individus d'une faible
santé sont bientôt épuisés par la grande dépense
de forces qu'exigent les travaux fatigants, qui ont
encore pour effet de les échauffer promptement
et de leur agacer les nerfs; mais ceux qui souffrent surtout des travaux pénibles sont les enfants
trop jeunes; rien n'est plus préjudiciable à leur
santé et à leur accroissement. L'avantage de leur
faire gagner leur vie de bonne heure, n'est acheté
qu'au prix de la faiblesse de leur corps et de leur
tempérament, lorsqu'ils ne succombent pas dans
le jeune âge aux maladies qu'engendre chez eux
une fatigue longue et excessive.

Comme les professions sédentaires sont moins
favorables à la santé que celles qui s'exercent en
plein air, c'est surtout dans les villes manufac-

turières que l'on rencontre cette race d'ouvriers dégénérée, dont l'enfance s'est passée dans l'air insalubre des usines et des fabriques; à trente ans ces ouvriers sont déjà usés, valétudinaires, ne pouvant presque plus rien faire, tandis que ceux qui ont été élevés, jusqu'à dix-huit ou vingt ans, à la campagne, où ils ont respiré jusque-là un air pur, sont encore forts et robustes à cinquante et soixante ans.

667. D. Quelles précautions faut-il prendre pour que les travaux pénibles ne soient pas nuisibles à la santé?

R. Ces travaux : 1º doivent être exécutés, autant que possible, en plein air; 2º être proportionnés aux forces de celui qui s'y livre; 3º ils exigent qu'on se repose de temps en temps, pendant quelques minutes, afin de donner aux organes la faculté de recouvrer les forces qu'ils ont perdues; 4º qu'on ne fasse pas d'efforts trop violents, ni trop longtemps continués.

668. D. Les travaux pénibles et les exercices violents ne sont-ils pas dangereux, lorsqu'on s'y livre avec trop d'activité et trop souvent ?

R. Oui, car si ces exercices et ces travaux sont disproportionnés aux forces, loin de donner de la vigueur, ils affaiblissent, épuisent le corps et amènent une vieillesse prématurée; aussi tous les ouvriers *laborieux* que la nécessité condamne à exercer toute leur vie une profession fatigante, arrivent rarement à un âge avancé; ils sont vieux et épuisés quand ils atteignent soixante ans, et dépassent difficilement ce terme.

669. D. N'est-il pas dangereux de se livrer tout-à-coup à un exercice violent auquel on n'est point accoutumé ?

R. Ceux qui n'ont pas l'habitude des travaux et des fatigues qui exigent une grande dépense de forces, sont bientôt épuisés s'ils veulent s'y livrer ; ils ne tardent pas à éprouver une grande lassitude, et si, malgré ce sentiment qui les avertit du besoin qu'ils ont de repos, ils continuent un travail au-dessus de leurs forces, ils s'échauffent promptement, s'affaiblissent encore davantage, et finissent par contracter des maladies plus ou moins graves. La fatigue, portée à un certain degré, est surtout dangereuse pour les vieillards et les personnes très-faibles, qui ne peuvent jamais se remettre de l'épuisement que cette fatigue a produit chez eux.

670. D. Que faut-il faire quand on est obligé de se livrer à un travail pénible ou à un exercice fatigant auquel on n'est point habitué ?

R. Dans cette circonstance, il faut : 1° ne faire que des efforts proportionnés à ses forces ; 2° que ces efforts soient faits lentement et peu continués dans les premiers temps ; chaque jour, à mesure qu'on s'habitue à la fatigue, on peut les rendre plus prolongés ; 3° se nourrir, si on le peut, avec des aliments assez succulents qui réparent suffisamment les forces ; 4° donner au repos tous les moments dont on peut disposer ; 5° observer si le corps ne s'échauffe pas (1) ; comme, dans ce cas, il contracte facilement des inflammations, des fièvres plus ou moins graves, il faut avoir soin de suspendre aussitôt son travail et de prendre des boissons rafraîchissantes, comme limonade, eau de veau ou de poulet, infusion de mauve, de chiendent, etc., jusqu'à ce que l'échauffement soit passé.

Nous devons faire observer qu'il n'y a guère que des jeunes gens robustes, jusqu'à l'âge de vingt à vingt-cinq ans, qui puissent embrasser sans danger une profession fatigante, lorsque, jusque-là, ils n'ont point été habitués aux exercices et travaux où les forces du corps éprouvent une grande dépense; car les adultes, et surtout les vieillards, contractent toujours des maladies mortelles quand ils veulent se livrer pendant quelque temps à des travaux pénibles, auxquels ils ne sont point accoutumés.

671. D. Quelles sont les maladies auxquelles sont particulièrement exposés les individus qui se livrent à des travaux ou à des exercices très-fatigants ?

R. Ce sont : 1° toutes les maladies occasionnées par le refroidissement du corps, et auxquelles sont surtout exposées les personnes exerçant des

(1) Voyez les signes auxquels on reconnaît que le corps est échauffé, page 26, n° 7.

professions qui les maintiennent dans un état de transpiration continuelle, c'est-à-dire des rhumes, des catarrhes, des fluxions de poitrine, des rhumatismes, des maux de dents, des fluxions à la tête, des coliques et des fièvres de diverse nature. La suppression de transpiration qui produit ces maladies est souvent occasionnée par *l'eau froide* que boivent les ouvriers, ou par *les habits mouillés* qu'ils conservent sur eux lorsqu'ils cessent de prendre du mouvement, ou par l'imprudence qu'ils ont de *mettre les pieds dans l'eau froide* ou une terre humide, ou bien *de se coucher à l'ombre* dans un courant d'air ou sur un terrain frais; 2° des crachements et des vomissements de sang, la rupture de vaisseaux dans l'intérieur du corps et des hernies. Ces dernières maladies surviennent principalement chez les individus qui sont fréquemment obligés de faire de grands efforts, comme cela arrive aux porte faix, aux garçons meuniers, aux charpentiers, aux voituriers, aux sauteurs, etc.; 3° enfin les maladies qui sont un effet de l'épuisement des forces et qui amènent la maigreur et la consomption.

672. D. Que doivent faire les personnes exposées à contracter ces maladies pour les éviter?

R. Elles doivent : 1° quant au refroidissement, prendre les précautions que nous avons déjà indiquées pour prévenir cet accident (1); 2° avoir

(1) Voyez le n° 472.

soin de ne jamais porter de fardeaux trop lourds, et éviter de faire des efforts qui exigent l'emploi de toutes leurs forces.

673. D. Quelle imprudence commettent très-souvent les hommes doués d'une grande force?

R. Dans le but de faire parade de leur vigueur ou pour gagner un pari, il est beaucoup d'hommes qui soulèvent ou portent des fardeaux trop pesants, ou font de très-longues courses, ou se livrent à des luttes dangereuses. Par les efforts excessifs qu'ils sont obligés de faire, ils contractent des maladies mortelles qui les font languir longtemps avant de succomber : les plus ordinaires de ces maladies sont des ruptures de veines, ou d'artères, ou de nerfs, des crachements et vomissements de sang, des hernies ou descentes plus ou moins volumineuses, etc. Il est à remarquer que presque tous les hommes d'une force supérieure meurent prématurément des suites d'une imprudence de ce genre. C'est donc avec le plus grand soin qu'il faut éviter de porter des fardeaux trop pesants, et fuir toutes les circonstances où l'on serait excité à employer toutes ses forces, lorsque rien ne nous oblige à faire de tels efforts.

674. D. N'y a-t-il pas des amusements où le corps fatigue autant que dans les travaux pénibles?

R. Tous les amusements où le corps est dans un mouvement et une agitation continuels, sont aussi fatigants que les travaux pénibles dont il vient d'être question; tels sont : les jeux de quilles, de ballon, de paume, l'escrime, la danse, la chasse, l'équitation, la natation, l'escarpolette, la gymnastique, etc.

675. D. Que doit-on penser de ces amusements par rapport à la santé ?

R. Ces amusements ont sur la santé les mêmes effets que les travaux pénibles (1); lorsqu'ils ne sont pas portés au point de produire une grande fatigue, ils sont salutaires principalement : 1º aux enfants et aux jeunes gens; rien n'est plus propre que ces exercices à les rendre robustes, agiles et vigoureux, et à leur faire acquérir une constitution saine qui est la condition indispensable d'une bonne santé; 2º aux personnes d'un tempérament mou, relâché; 3º à ceux qui ont beaucoup d'embonpoint ou qui sont disposés à en acquérir; mais comme un grand exercice a pour effet d'augmenter l'appétit, il ne faut pas que les personnes qui veulent maigrir, en prenant un mouvement inaccoutumé, profitent de cet appétit pour manger plus que d'habitude, car la plus grande quantité de nourriture qu'elles prennent alors, surtout si cette nourriture est très-substantielle, détruit les bons effets de l'exercice; 4º à ceux qui ont les nerfs délicats et habituellement agités, parce que ces exercices, pris en plein air surtout, émoussent la sensibilité en fortifiant le corps.

(1) Voyez les nᵒˢ 664 et 666.

Les amusements violents sont moins utiles aux personnes d'un tempérament sec, surtout pendant les temps froids, attendu que ces amusements par le vent du nord leur resserrent trop les nerfs. Ceux qui ont un anévrisme ou des palpitations de cœur, doivent s'en priver, ainsi que les personnes sujettes à l'asthme. Ces amusements ont tous les inconvénients des travaux pénibles lorsqu'ils produisent une fatigue capable d'amener l'épuisement des forces; ils peuvent donner lieu aux mêmes maladies (1).

676. D. Convient-il de se livrer à un exercice violent aussitôt après le repas?

R. Non, puisque la digestion peut en être troublée. Il faut qu'il y ait au moins une petite heure de repos après le repas, avant de se livrer à un travail fatigant; c'est au reste une précaution que prennent habituellement tous les ouvriers, surtout ceux des campagnes, de dormir un peu après leur repas de midi, à l'époque des grandes chaleurs; ce court sommeil suffit pour les rafraîchir et réparer leurs forces.

677. D. Lorsque, pendant les grandes chaleurs de l'été, les cultivateurs et les ouvriers veulent prendre quelque repos après midi, dans quels lieux doivent-ils dormir?

R. Dans un endroit : 1º qui soit sec et non humide; c'est ainsi que les cultivateurs ne doi-

(1) Voyez le nº 666.

vent pas se coucher, comme il le font souvent, sur une terre fraîche; 2° dans un lieu où il ne règne point de courant d'air, comme il y en a souvent dans un corridor, dans une vallée profonde où se trouve un courant d'eau; 3° exposé au soleil plutôt qu'ombragé. Cependant en été il est dangereux de dormir en plein soleil, surtout si la tête n'est pas bien couverte, car une fièvre plus ou moins forte ou une inflammation du cerveau peut être la suite de cette imprudence.

ARTICLE II.

Des Professions sédentaires.

678. D. Quelle est l'influence des professions sédentaires sur la santé?

R. Les professions qui n'exigent que de faibles mouvements de la part du corps, et qui, presque toutes, ont le désavantage de ne pouvoir être exercées en plein air, mais dans des lieux clos ou très-souvent l'air est épais et plus ou moins malsain, font perdre aux organes leur énergie et ralentissent leurs fonctions. Le défaut de mouvement qu'entraînent les occupations sédentaires, ont pour mauvais effets : 1° de ralentir la circulation du sang et des humeurs, et de favoriser ainsi la formation d'engorgements dans les glandes et tous les viscères du bas-ventre et de la poitrine; 2° d'augmenter la sensibilité et de devenir l'ori-

26.

gine d'une foule de maladies de nerfs; 3° de produire de l'oppression, de la toux et de disposer
plus particulièrement aux maladies de poitrine;
4° de rendre les digestions difficiles et d'occasionner des douleurs d'estomac et des vents;
5° de porter à la tristesse, aux idées noires;
6° d'occasionner des rhumatismes, et même la
goutte, quand on travaille dans un atelier humide;
7° de disposer aux humeurs froides et aux pâles
couleurs, et d'être cause, surtout chez les enfants,
d'une mauvaise conformation.

679. D. Quelles sont les causes qui, dans les
ateliers renfermant beaucoup d'ouvriers, contribuent le plus à les rendre malades?

R. Ces causes sont : 1° la respiration des ouvriers qui décompose l'air (1) et qui souvent aussi
a une odeur fétide et malsaine; 2° les émanations
dangereuses qui se dégagent des poumons de
ceux qui ont la poitrine malade (2). Sur un grand
nombre d'ouvriers, il est rare qu'il n'y en ait pas
quelques-uns dans ce cas; 3° la transpiration abondante qui a toujours lieu chez ces ouvriers, lorsqu'ils se livrent à un travail de force; 4° les
exhalaisons insalubres qui se dégagent des ulcères
ou des cautères, des diverses maladies de la peau,
des pustules, etc., qui se trouvent sur plusieurs
d'entre eux; 5° les émanations qui peuvent aussi

(1) Voyez le n° 493.
(2) Voyez le n° 505.

provenir des matières plus ou moins insalubres sur lesquelles ils travaillent. On doit donc éviter, quand la chose est praticable, de rassembler un grand nombre d'ouvriers dans le même atelier.

680. D. Que doivent faire les personnes qui exercent des professions sédentaires pour prévenir, autant que possible, les inconvénients attachés à ces professions ?

R. Ces personnes doivent : 1° vivre sobrement, car c'est surtout pour les ouvriers sédentaires et pour tous ceux qui ne peuvent prendre d'exercice, que l'intempérance est funeste. Les excès dans le boire et le manger ont infiniment moins d'inconvénients pour ceux qui travaillent ou qui prennent beaucoup d'exercice en plein air; 2° éviter de faire habituellement usage d'aliments lourds, échauffants, et surtout de prendre pures et en trop grande quantité des boissons alcooliques; 3° consacrer tous les moments de loisir, dont elles peuvent disposer, à un exercice actif en plein air, comme longues promenades, jeux de quilles, de ballon, culture de la terre ou tout autre travail fatigant; mais au lieu de prendre une récréation de ce genre, dans leurs moments de loisir, beaucoup d'ouvriers sédentaires, de négociants, d'employés dans les bureaux, etc., vont passer leur temps au café, à l'estaminet, au cabaret et autres lieux semblables, où ils rencontrent de nouvelles causes d'échauffement et de maladies.

681. D. A quelles personnes sont principalement nuisibles les occupations sédentaires ?

R. Les occupations qui n'exigent aucun mouvement sont surtout nuisibles : 1° aux enfants et aux jeunes gens qui, pour se bien développer et acquérir une bonne constitution, ont besoin de beaucoup de mouvement et de respirer un air pur ; 2° aux hommes, et surtout à ceux qui sont doués d'une forte constitution ; leur santé s'accommode mieux des travaux et des exercices qui exigent l'emploi de toute leur vigueur, que des professions qui les condamnent au repos. Lorsqu'ils exercent une profession sédentaire, comme celles de tailleur, de cordonnier, de compositeur d'imprimerie, de tisserand, d'hommes de lettres, etc., ils sont moins vigoureux, plus délicats et moins bien conformés que s'ils avaient exercé une profession exigeant l'emploi de toutes leurs forces. Au contraire, les femmes dont la constitution est plus faible et les chairs plus molles, sont beaucoup plus propres aux occupations qui demandent peu de force et de mouvement, tandis que les travaux trop pénibles ne leur conviennent pas. Dans les campagnes, on en voit beaucoup dont la santé est languissante par suite des efforts qu'elles ont faits, et de l'épuisement qu'elles ont éprouvé en se livrant aux durs travaux de l'agriculture.

ARTICLE III.

Des Maladies spécialement propres à certaines professions.

682. D. N'y a-t-il pas des professions qui sont sujettes à des maladies qui leur sont propres ?

R. Oui, il est plusieurs professions qui donnent lieu à des maladies qu'il importe à ceux qui exercent ces professions de connaître, afin qu'ils puissent prendre les précautions capables de les en garantir.

683. D. Quelles sont, en général, ces maladies ?

R. Ces maladies sont celles qui proviennent de la fatigue qu'éprouvent les organes qui sont particulièrement en exercice dans chaque profession ; c'est ainsi qu'il y a les maladies qui sont occasionnées par la fatigue : 1º de la voix ; 2º de la poitrine par l'effet des poussières, des vapeurs, des émanations, etc. ; 3º des bras ; 4º des jambes ; 5º du tronc ; 6º de la vue.

§ I.

Des maladies provenant de la fatigue de la voix et de la poitrine.

684. D. Quelles sont les professions dans lesquelles la voix et la poitrine fatiguent, et quelles sont les maladies provenant de cette fatigue ?

R. Les professions où la voix est sujette à éprouver une grande fatigue, sont celles d'*avocat,* de *chanteurs de théâtre* et de *place publique,* de *charlatan,* de *marchand forain,* de *crieur public;* les *orateurs,* les *prédicateurs,* ceux qui *lisent* ou *déclament* souvent à haute voix, ceux qui jouent des *instruments à vent,* de la clarinette, du cor, du basson, etc., sont aussi sujets à fatiguer beaucoup l'organe de la voix et la poitrine. Les maladies qui résultent de cette fatigue, quand elle se reproduit fréquemment, sont : 1° des extinctions de voix qui durent plus ou moins longtemps; 2° des inflammations du gosier (du larynx) et des poumons, qui peuvent devenir mortelles, car souvent, chez les personnes qui ont ces organes faibles, les inflammations de ce genre dégénèrent en phthisie, c'est-à-dire que ces personnes deviennent poitrinaires.

On doit donc quitter toute profession ou art d'agrément qui peut produire une maladie aussi grave, dès qu'on sent que la poitrine en est fatiguée.

<h2 style="text-align:center">§ II.</h2>

Maladies occasionnées par les professions où l'on respire des poussières, des vapeurs et des émanations.

685. D. Quelles sont les professions où la poitrine est fatiguée par des poussières de nature

diverse, et quelles sont les maladies occasionnées par ces poussières ?

R. Ces professions sont celles de *meuuier*, de *boulanger*, de *plâtrier*, de *chaufournier*, de *tailleur de pierre*, de *marbrier*, de *statuaire*, de *meulier*, de *fourbisseur*, etc.

Les poussières du plâtre, de la chaux, de la pierre que l'on taille, surtout celle du grès et de la meulière, celle de la farine et celle des divers métaux qu'on lime ou qu'on fourbit, pénètrent dans les poumons, s'y accumulent et finissent souvent à la longue par y former de petits amas plus ou moins volumineux, appelés calculs, qui gênent la respiration et donnent souvent lieu à l'asthme, à des crachements de sang et à des affections mortelles de la poitrine; ce sont surtout la poussière de la chaux et celle de la pierre de meulière qui sont à redouter, parce que leur présence dans les poumons y produit facilement des ulcérations donnant lieu à la phthisie.

Comme dans toutes ces professions il y a fatigue et dessèchement de la poitrine, ceux qui les exercent doivent avoir pour base de leur nourriture habituelle des aliments doux et humectants, comme soupes, potages de différentes espèces, œufs, légumes rafraîchissants, viandes peu assaisonnées, etc., et ne faire qu'un usage modéré de vin, et ne pas ou presque pas prendre de boissons alcooliques, d'eau-de-vie, de liqueurs. Une cuillerée d'huile d'olive, prise matin et soir, est aussi une bonne précaution à prendre quand on est sujet à respirer toute la journée une poussière plus ou moins dangereuse, comme celle de la chaux, du plâtre et celle qui se détache de la pierre de meulière, lorsqu'on la taille. Pour purger les poumons de la poussière qui a pu y pénétrer, il faut respirer aussi longtemps que possible le grand air. Enfin, on peut encore, pendant son travail, empêcher la poussière de pénétrer par le nez et la bouche, en couvrant ces parties d'une gaze ou d'une toile légère (1).

686. D. Outre les maladies dont nous venons de parler dans le précédent numéro, à quels autres accidents particuliers sont encore sujets les *meuniers* et les *boulangers ?*

R. Les *meuniers* sont encore exposés : 1º aux hernies ou descentes, par suite des efforts qu'ils font en portant leurs sacs. Pour prévenir cet accident, ils doivent toujours être munis d'une ceinture ou sangle très-large, serrant le bas-ventre de bas en haut; 2º à devenir sourds par l'effet du bruit du moulin qui leur fatigue l'ouïe nuit et jour; le meilleur moyen de se garantir contre cet inconvénient, est de porter dans les oreilles du coton qui amortit le bruit; 3º à être sujets aux poux, qui viennent de la fermentation de la farine dont ils sont couverts lorsqu'ils ne se tiennent pas proprement.

(1) Voyez poussières mélangées à l'air, nᵒˢ 528 et suiv.

Les *boulangers* ont à redouter : 1º les suppressions fréquentes de transpiration lorsqu'ils quittent leurs fours; quand ils sont en sueur et qu'ils sortent de leur chambre de travail, ils doivent donc avoir toujours la précaution de se vêtir promptement, et d'éviter avec soin de rester dans un lieu frais ou dans un courant d'air; 2º les maux d'yeux occasionnés par la farine ou par la vive lumière du four; ils préviendront ces accidents en ayant soin de se laver souvent les yeux avec de l'eau fraîche, à laquelle on peut ajouter un peu d'eau de roses ou de plantin. Si l'œil souffre ou est fatigué de la vive lumière du four, il faut que ces ouvriers portent des conserves bleues ou vertes pendant le temps qu'ils chauffent leur four; 3º le scorbut et l'appauvrissement du sang et même la consomption. Pour combattre la disposition à ces maladies, il est donc nécessaire que les boulangers aient toujours une nourriture assez substantielle pour réparer les forces et l'affaiblissement du sang. Les *chaufourniers*, les *verriers*, les *forgerons*, et tous ceux qui exercent une profession où l'on éprouve de fortes et continuelles transpirations, sont sujets aussi à l'appauvrissement du sang, et doivent, à cet égard, prendre les mêmes précautions que les boulangers; 4º les mauvais effets de la braise allumée qu'ils retirent de leurs fours plusieurs fois par jour pour l'éteindre dans des braisiers.

687. D. Quelles sont les professions où la poi-

trine est fatiguée par des gaz ou des vapeurs de diverse nature ?

R. Ce sont celles de *vidangeur* et de *mineur*, de *brasseur*, de *distillateur*, de *brandevinier*, de *baigneur* et d'*étuviste*, de *tanneur*, de *carrier*, quand le travail se fait dans des lieux souterrains.

Dans toutes ces professions on respire des gaz ou des vapeurs exerçant une dangereuse influence qui, dans beaucoup de circonstances, peut occasionner une mort subite; ainsi :

Les *vidangeurs* sont exposés à respirer les gaz qui se dégagent des latrines et des égouts, et qui peuvent produire chez eux une asphyxie subite; les *mineurs* travaillent dans des souterrains où se développent des gaz aussi dangereux que ceux des latrines. Ces deux professions exigent des précautions et un régime particuliers, que nous croyons superflu de rappeler ici, parce qu'aucun des ouvriers qui exercent ces professions ne doit les ignorer.

Les *brasseurs* sont exposés à respirer un air décomposé par la fermentation de l'orge et du houblon, et, par conséquent, à éprouver tous les accidents que peut occasionner cet air insalubre (1).

Les *distillateurs* d'eau-de-vie ou *brandeviniers* respirent continuellement un air chargé de vapeurs de vin et d'eau-de-vie; ils sont sujets à

(1) Voyez le n° 497.

éprouver des gonflements d'estomac qui leur ôtent l'appétit; ils ressentent aussi fréquemment des langueurs et des engourdissements qui les rendent comme stupides. Les vapeurs de l'alambic excitent la toux chez les personnes qui ont la poitrine délicate ou malade, et pour lesquelles la profession de brandevinier est très-dangereuse.

Les *chimistes*, qui sont exposés à respirer journellement les vapeurs métalliques les plus dangereuses, ainsi que les ouvriers fabricant l'*acide nitrique*, sont sujets aux affections les plus graves non-seulement de la poitrine, mais encore des autres parties du corps; des crachements de sang, des irritations très-vives et très-tenaces des poumons, l'asthme, l'inflammation des yeux, la perte des dents, le tremblement des membres, les convulsions, etc., sont les accidents qui surviennent fréquemment dans ces professions.

Les *baigneurs* et les *étuvistes* sont exposés : 1º à des étouffements si forts, qu'ils sont obligés de sortir de leurs bains pour respirer l'air du dehors; 2º à respirer une vapeur dangereuse contenant l'haleine et la transpiration de gens malsains qui viennent se baigner; 3º à contracter les maladies contagieuses (1) dont sont atteints les baigneurs, quand ces maladies se manifestent sous forme de plaies, d'ulcères, de boutons, etc.

(1) Voyez quelles sont les maladies contagieuses, nº 505.

Les *corroyeurs* et les *tanneurs* vivent au milieu d'odeurs infectes qui s'exhalent des cuirs et des diverses matières animales en putréfaction, qui sont l'objet de leur travail. En pénétrant dans le corps au moyen de la respiration, ces odeurs malsaines gâtent le sang et agissent comme un poison sur la vie. Les maladies auxquelles sont sujets les tanneurs et les corroyeurs, par le fait de leur profession, sont le scorbut, des boutons et des inflammations de nature gangreneuse, la fièvre typhoïde, la bouffissure et toutes les affections occasionnées par les brusques suppressions de transpiration.

Pour éviter les accidents occasionnés par les vapeurs et les gaz dangereux, à l'action desquels sont exposés certains ouvriers dans leurs professions, on peut voir les précautions qui ont été indiquées aux articles *miasmes* et *émanations nuisibles* mélangées à l'air. Pour les chimistes, voyez émanations des métaux (1); pour les baigneurs et étuvistes (2); pour les tanneurs et les corroyeurs (3).

Mais outre ces précautions générales, les *brandeviniers* doivent, en outre : 1º éviter de coucher, avec leur famille, dans la chambre où se fait l'eau-de-vie, comme le font beaucoup de vigne-

(1) Voyez le nº 525.
(2) Voyez les nºˢ 506 et 508.
(3) Voyez les nºˢ 514 et 526.

rons trop étroitement logés; 2º lorsqu'ils ont l'estomac gonflé par la vapeur qu'ils respirent, boire de l'eau sucrée avec de l'eau de fleur d'oranger ou quelques gouttes d'éther; 3º l'état d'engourdissement qu'ils éprouvent par fois peut être combattu par le café à l'eau.

Les *baigneurs* et *étuvistes* doivent : 1º respirer, le moins longtemps qu'ils peuvent, la vapeur de l'eau dans laquelle se sont baignés les malades atteints d'affections contagieuses de la peau, ainsi que les exhalaisons de leurs corps ; 2º respirer ensuite du vinaigre, du camphre ou tout autre arome agréable et pénétrant, et se laver même la bouche et les narines avec un peu d'eau vinaigrée; 3º avoir soin de se bien laver les mains avec de l'eau vinaigrée, de l'eau à laquelle on ajoute de l'eau de Cologne, de l'eau-de-vie, etc., s'ils ont été obligés de toucher des baigneurs atteints de maladies contagieuses.

Les *corroyeurs* et les *tanneurs* doivent : 1º respirer le plus longtemps qu'ils peuvent un air pur, qui est le meilleur moyen de corriger l'action malfaisante de celui de leurs ateliers et de leurs magasins, qu'ils doivent, autant que possible, laisser toujours ouverts aux courants d'air; 2º faire usage dans leurs aliments, lorsqu'ils ne sont pas échauffés, d'ail, d'ognon, de vinaigre, de jus de citron et autres acides; 3º boire un peu de vin, de cidre et même d'eau-de-vie, au moment où ils vont respirer l'odeur des cuirs qu'ils travaillent;

cette précaution est surtout utile en été, lorsque le temps est chaud et humide, et que les émanations malsaines des peaux et des cuirs sont plus abondantes et plus infectes ; 4° fumer du tabac ou du camphre pendant le travail ; 5° tenir très-propres et aérer souvent les ateliers et les magasins, les arroser chaque jour, pendant les fortes chaleurs, avec de l'eau vinaigrée et y tenir constamment un vase rempli de chlorure de chaux.

§ III.

Maladies particulières aux professions où les bras fatiguent principalement.

688. D. Quelles sont les professions où la grande fatigue des bras est une cause fréquente de maladies ?

R. Les personnes qui sont exposées à contracter des maladies par suite de la fatigue des bras, sont : 1° les femmes délicates qui *tricottent* beaucoup ; 2° celles qui *filent* ou qui *cardent* la laine ou le coton ; 3° celles qui *cousent* pendant une grande partie de la journée, comme les couturières ; 4° celles qui *lavent les planchers* et qui *cirent les parquets ;* 5° celles qui *récurent fréquemment* les ustensiles de cuisine et autres objets ; 6° celles qui sont obligées de *lever* et d'*écarter continuellement les bras* pour mesurer des étoffes, pour ôter et replacer des paquets plus ou moins lourds sur des rayons, comme font les demoiselles employées dans les magasins de nouveauté et de draperie; 7° les femmes peu vigoureuses de la campagne qui sont obligées de *piocher*, de *sarcler*, de *sombrer* dans des terres difficiles, sont particulièrement exposées à contracter des crampes et des inflammations d'estomac et des intestins, des chutes de matrice, des pertes et des fausses couches quand elles sont enceintes; 8° outre ces maladies, les *laveuses de lessive* sont encore sujettes, en ayant les mains, pendant une grande partie de la journée, dans une eau plus ou moins froide, à la suppression des règles, aux coliques et aux différentes affections de poitrine, comme rhume, fluxions de poitrine, oppressions, etc.; 9° les *blanchisseuses* éprouvent, par le fait de leur profession, des engelures, des catarrhes, des difficultés de respirer, des rhumatismes, des coliques, des suppressions, des fleurs blanches, des crampes ou des faiblesses d'estomac, des maux de tête, des varices et des engorgements dans les jambes.

Les hommes qui exercent des professions où les bras fatiguent beaucoup, comme celles de menuisier, de vigneron, de tailleur de pierres, etc., sont aussi sujets à ressentir des maux d'estomac quand ils sont délicats ou qu'ils veulent se forcer au travail; mais ils sont beaucoup moins sujets à ces maladies que les femmes, parce qu'ils sont beaucoup plus forts.

689. D. Par quelles précautions peut-on prévenir en partie les maladies qui ont leur cause dans la fatigue des bras ?

R. Les personnes délicates qui souffrent de la fatigue que leur occasionne la fatigue des bras, doivent avoir la précaution : 1° de ne pas mettre trop de vivacité et de force dans les mouvements qu'elles exécutent, mais y apporter plus de mesure et de lenteur; 2° de ne pas travailler trop long-temps sans prendre de repos, et ne jamais dépasser les heures fixées pour leur travail; 3° de cesser leur travail et de se reposer pendant un temps plus ou moins prolongé dès qu'elles ressentent les premières atteintes de la maladie qu'elles ont à redouter; 4° de ne jamais plonger subitement leurs mains dans l'eau chaude, dans l'eau froide, comme le font souvent les blanchisseuses et les laveuses dans certaines circonstances; 5° lorsque ces personnes lavent en hiver, pendant les froids rigoureux, d'adoucir leur eau avec de l'eau chaude, surtout si elles ont déjà du rhume ou une autre indisposition; 6° les repasseuses doivent, en outre, avoir soin de prendre les précautions que nous avons indiquées contre l'influence dangereuse du charbon, de la braise et des fers à repasser (1); 7° ces ouvrières doivent aussi s'asseoir pendant le temps où leur travail n'exige pas qu'elles soient sur leurs jambes, et respirer

(1) Voyez le n° 496.

le moins possible la vapeur du linge qu'elles re-
passent, en détournant un peu la tête au moment
où cette vapeur se dégage du linge; 8° elles doivent aussi respirer, aussi longtemps qu'elles le
peuvent, le grand air dans leurs moments de repos
et de loisirs; 9° enfin, quitter entièrement une
profession, quand on se sent trop délicat pour
l'exercer, autrement elle finit par produire une
maladie mortelle.

§ IV.

Maladies des professions où le tronc fatigue.

690. D. A quelles maladies sont exposés les
ouvriers qui sont obligés d'avoir le corps penché
en avant lorsqu'ils travaillent ?

R. Cette position est celle des *tailleurs d'habits*
et des *couturières*, des *cordonniers*, des *bourre-
liers*, des *graveurs*, des *horlogers*, de *ceux qui
aiguisent les couteaux et les rasoirs*, des *bureau-
crates*, etc., et, en général, de tous ceux qui travaillent étant assis; elle comprime les poumons,
le foie, l'estomac et les intestins, gêne ainsi les
fonctions de ces organes et peut leur faire contracter facilement des irritations, des inflammations et des engorgements plus ou moins graves.
Les ouvriers qui exercent ces professions sont
sujets aux maux de tête, à des douleurs dans la
poitrine et l'estomac, aux mauvaises digestions,

aux vents, aux hémorrhoïdes, à l'oppression, perdent souvent la vigueur des jambes parce qu'ils ne les exercent pas assez, et deviennent aussi facilement poitrinaires lorsque leur tempérament est délicat. Les difformités du corps, comme dos courbé, jambes torses, sont aussi plus fréquentes dans ces professions que dans les autres.

691. D. Quelles précautions doivent prendre ces artisans pour éviter les accidents attachés à leur profession ?

R. Ils doivent avoir soin : 1º de se pencher le moins possible en travaillant; 2º de changer de position autant qu'ils le peuvent, et de ne pas rester longtemps dans la même posture; 3º de vivre sobrement et de ne prendre habituellement que des aliments qui ne sont ni échauffants, ni irritants, parce que l'intempérance accroît promptement la disposition maladive où se trouvent chez ces personnes les organes contenus dans le bas-ventre et dans la poitrine, par suite de la fatigue et de la gêne où elles se trouvent; 4º de prendre le plus qu'ils peuvent d'exercice en plein air; car ce sont les ouvriers qui travaillent assis qui ont le plus besoin de s'agiter le sang, de transpirer et d'exercer tous leurs organes par un exercice actif.

692. D. A quelles maladies sont sujettes les personnes qui montent souvent à cheval, et qui font ainsi des courses longues et rapides ?

R. Les *postillons*, les *courriers*, les *militaires* qui sont dans la cavalerie, les *maquignons* qui passent une grande partie de leur vie à cheval, sont sujets : 1º aux hémorroïdes ; 2º aux ulcéres variqueux dans les jambes ; 3º aux maux de reins ; 4º aux pissements et aux crachements de sang ; 5º aux ruptures de vaisseaux dans l'intérieur du corps, par suite des efforts violents qu'ils sont obligés de faire quelquefois pour diriger une monture difficile.

Les moyens les plus propres à prévenir ces accidents consistent, en général : 1º à combattre l'échauffement continuel dans lequel se trouvent ces personnes, par un régime doux, par la sobriété et la privation de boissons fermentées et des liqueurs fortes prises en certaine quantité ; 2º lorsque l'échauffement est plus prononcé que d'habitude, à se mettre à l'usage d'une boisson rafraîchissante, comme eau de veau, de chiendent, sirop d'orgeat, etc. ; 3º à prendre fréquemment des bains tièdes, qui sont le moyen le plus prompt et le plus sûr de détendre les nerfs irrités par la fatigue et de rafraîchir le corps ; 4º à éviter de voyager pendant les grandes chaleurs, quand il est possible de faire autrement.

§ V.

Maladies des professions où les jambes fatiguent.

693. D. A quelles maladies donne lieu la fatigue des jambes, et quelles sont les personnes qui y sont sujettes ?

R. La grande et longue fatigue des jambes peut donner lieu : 1° à leur engorgement; 2° aux varices; 3° à des ulcères, quand ces varices viennent à s'ouvrir; 4° à des douleurs de rhumatisme. Les personnes principalement sujettes à ces affections sont les *piétons* et les *fantassins* en temps de guerre, par suite des longues et pénibles marches qu'ils font; les *blanchisseuses*, les *imprimeurs*, les *armuriers*, les *serruriers*, et tous ceux qui sont obligés de travailler debout sans prendre de mouvement; les *pêcheurs*, les *bateliers* et tous les ouvriers qui sont obligés d'avoir souvent les jambes dans l'eau. Ces derniers contractent plus facilement encore les maladies qui surviennent dans les jambes, que ceux qui n'éprouvent qu'une simple fatigue dans ces parties; ils sont, en outre, exposés à y voir survenir des demangeaisons, des dartres, des érysipèles, et surtout des rhumatismes aigus.

694. D. Quels sont les moyens les plus propres à prévenir les accidents occasionnés par la fatigue des jambes ?

R. On oppose avec succès à l'engorgement des jambes et aux varices, les bas lacés, les bas en caoutchouc ou les bandes de toile bien appliquées; en second lieu, le plus de repos qu'on peut en prendre dans la position couchée; en troisième lieu, les bains et les pommades contenant des principes fortifiants. Lorsqu'on est obligé de travailler ou de marcher dans l'eau, il faut mettre des bottes en cuir très-fort, que l'on graisse bien avec du sain-doux ; c'est le meilleur moyen d'empêcher l'eau de pénétrer jusqu'aux pieds et aux jambes.

§ VI.

Maladies des professions où la vue fatigue.

695. D. Quelles sont les professions où la vue fatigue et quels moyens doit-on employer pour prévenir les maladies des yeux qui sont la suite de cette fatigue ?

R. Il est des professions où l'on est obligé de fixer constamment la vue sur des objets très-fins ou brillants, et qui fatiguent tellement les yeux que ceux-ci finissent par s'affaiblir et contracter des maladies qui rendent la vision impossible, comme *cataracte*, *amaurose*, et autres maladies des diverses parties qui entrent dans la composition de l'œil.

Les professions exposées à perdre la vue sont celles de *graveur*, d'*horloger*, de *brodeur*, de *tailleur d'habits* et de *couturière*, de *copiste*, de *compositeur d'imprimerie*, et, en un mot, toutes celles où la vue est longtemps et fortement appliquée. Pour éviter la fatigue excessive de la vue, il faut : 1° tâcher de travailler le moins que possible à la lumière ; 2° régler ses heures de travail, de manière à ce que la vue ait le temps ·

de se reposer suffisamment; 3° éviter les excès de travail, surtout pendant la nuit, car c'est surtout pendant la nuit, lorsqu'on a une tendance au sommeil, que le sang se porte avec plus de force à la tête, que les yeux s'engorgent et contractent le plus facilement des inflammations qu'il est difficile de guérir. On emploie bien, pour empêcher la fatigue des yeux, les lunettes et les conserves, et plusieurs remèdes dont l'efficacité est douteuse, dans le but de fortifier la vue; mais ces moyens sont sans effet, lorsque les yeux ont contracté une grande faiblesse; ces organes s'enflamment alors si facilement à la moindre fatigue qu'on leur fait éprouver, que tous les remèdes sont sans efficacité et qu'il ne reste plus d'autre moyen pour arriver à une guérison, plus ou moins complète, qu'à quitter sa profession pendant quelque temps.

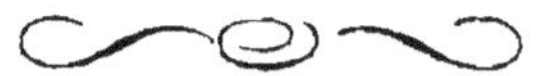

CHAPITRE II.

Du Travail et du repos de l'intelligence.

696. D. Quels sont les avantages de la culture de l'intelligence ?

R. La culture de l'intelligence, lorsque l'application de l'esprit est modéré, a pour avantage : 1º de récréer l'esprit et d'exercer ainsi une heureuse influence sur la santé; 2º en instruisant l'homme de l'habituer à réfléchir, et en lui faisant mieux apprécier la portée de ses actions par rapport à la société et à lui-même, de leur donner une direction plus morale; 3º d'adoucir les mœurs et d'ôter aux passions tout ce qu'elles ont de brutal et d'irréfléchi; 4º en étendant nos connaissances, et, en rendant l'esprit plus pénétrant, de nous empêcher d'être aussi facilement dupes de ceux qui cherchent à nous tromper; 3º enfin de nous garantir des idées fausses ou mauvaises, et des passions que suscitent ces idées, car nous devons reconnaître qu'incapable de rien juger par lui-même, l'ignorant suit facilement la direction que lui imprime le premier homme adroit et instruit, qui veut s'en emparer et lui faire adopter ses croyances et ses passions.

697. D. Quels sont les dangers des travaux excessifs de l'esprit ?

R. Lorsqu'ils sont excessifs, les travaux de l'intelligence ont pour résultat : 1º d'avoir tous les inconvénients de la vie sédentaire à laquelle ils astreignent, et dont nous avons parlé (1) ; 2º d'empêcher l'estomac et les intestins de digérer et de produire dans ces organes, ainsi que dans les poumons des maladies nerveuses ou de nature inflammatoire ; beaucoup de savants et de gens de lettres meurent de la poitrine ; 3º de donner lieu à une foule d'autres maladies incurables, telles que la fièvre lente, la migraine, la mélancolie, l'apoplexie et la paralysie, ou encore de faire devenir sourd ou aveugle ; 4º de disposer aux maladies aiguës du cerveau, ou bien d'affaiblir et d'altérer les fonctions de l'intelligence au point de rendre imbécile ou fou ; 5º enfin de détruire promptement la constitution la plus robuste.

698. D. N'est-il pas dangereux pour les enfants d'exiger d'eux une application trop forte et soutenue, surtout dans le bas âge ?

R. Oui, rien n'est plus nuisible à leur santé et même à leur intelligence. C'est un grand vice de l'éducation moderne que de vouloir faire des sa-

(1) Voyez le nº 678.

vants de sept à huit ans. Comme la mémoire est très-heureuse à cet âge, on la prend souvent comme l'indice d'une grande intelligence (1), et la vanité des parents se trouve flattée d'avoir des enfants plus instruits qu'ils ne l'étaient à un âge beaucoup plus avancé. Pour faire de ces enfants des prodiges de savoir, on les excite par tous les moyens, par l'amour-propre, par les caresses et les récompenses, ou par la crainte des punitions; ainsi stimulés, ces jeunes êtres s'adonnent à l'étude avec passion, et épuisent promptement toute l'énergie de leur faible intelligence, qu'ils ne peuvent appliquer encore avec fruit, parce qu'ils sont incapables de réflexion et de jugement.

699. D. Quels effets produisent chez les enfants l'application trop forte et prématurée de l'esprit?

R. Le premier effet de l'application prématurée de l'esprit est d'affaiblir les enfants, de leur ôter l'appétit, de les empêcher de digérer, et d'accroître considérablement chez eux la susceptibilité des nerfs; de les prédisposer aux diverses maladies du cerveau, d'en faire enfin, dès le bas âge, des êtres délicats, disposés à contracter toutes les infirmités. Il est à remarquer aussi

(1) L'intelligence supérieure se compose non-seulement d'une *mémoire heureuse*, mais encore d'une *imagination vive* et d'un *bon jugement.*

Ces trois facultés se trouvent rarement réunies chez le même homme; il y en a toujours une qui manque ou qui est inférieure.

qu'une fois arrivés à dix-huit ou vingt ans (lorsqu'ils ne contractent pas avant quelque maladie mortelle), les enfants qu'on a trop poussés à l'étude dans le bas âge, prennent généralement en aversion les travaux de l'intelligence, et que l'épuisement de leur santé, ainsi que des facultés de leur esprit, les rend incapables alors de cette puissante application qui fait seule les hommes distingués dans les arts, les sciences et les belles-lettres.

700. D. Quelles précautions doivent prendre, dans l'intérêt de leur santé, les personnes obligées de s'appliquer à l'étude ?

R. L'application à l'étude doit : 1° être modérée; 2° avoir lieu à des heures réglées que l'on ne doit jamais dépasser, autrement on fait excès de travail qui énerve le cerveau et les forces du corps; 3° être souvent interrompue, soit par les exercices du corps en plein air, soit par les récréations qui procurent à l'esprit fatigué des distractions agréables, comme la musique, les spectacles, la fréquentation de personnes gaies, etc.; 4° vivre sobrement, sans cependant se priver d'aucun des aliments qui sont bien digérés; 5° ne pas s'appliquer à l'étude immédiatement après le repas; 6° ne pas prolonger son travail trop avant dans la nuit, car le sommeil est surtout nécessaire aux personnes dont l'intelligence fatigue beaucoup; il leur faut un sommeil d'au moins sept à huit heures par jour.

SECTION SEPTIÈME.

De l'influence des Péchés capitaux et des mouvements violents de l'âme sur la santé, l'intelligence et les mœurs.

701. D. Les influences matérielles, dont nous venons de parler dans les premières parties du Catéchisme d'hygiène populaire, sont-elles les seules qui agissent sur la santé ?

R. Non, il y a les émotions de l'âme, appelées *passions*, qui ont plus d'influence sur la santé que les aliments, les boissons, le froid, le chaud, et, en un mot, que toutes les causes physiques. Lorsqu'elles sont très-violentes, ces émotions exercent une action si forte et si prompte sur la vie, qu'elles peuvent même produire une mort subite. Si la seule contention de l'esprit use plus la vie que le travail du corps le plus pénible, quelle ne doit pas être l'influence meurtrière des fortes passions qui sont de vraies convulsions de l'âme ! L'ambition démesurée, la haine, l'envie, la jalousie chassent le sommeil, ôtent l'appétit, amènent la pâleur du visage, développent une fièvre lente, et font peu à peu dépérir le corps. La tristesse et la crainte qui affaiblissent l'une et l'autre le corps, produisent un relâchement général de tous les organes, abattent les forces et dépravent les digestions. On voit également la colère, la joie et le chagrin excessifs avoir des effets si prompts et si violents, qu'une mort subite peut en être la conséquence.

Lorsque les passions sont moins vives, elles ne paraissent pas avoir une action aussi meurtrière ; cependant elles exercent encore une influence funeste sur la santé ; elles développent le germe des maladies de langueur qui font des progrès insensibles et donnent la mort, sans qu'on soupçonne leur véritable origine. Il importe donc, au plus haut degré pour la santé, de savoir se garantir des passions désordonnées qui portent l'agitation et le trouble dans toutes les fonctions du corps.

702. D. Quelles sont les passions dont il importe le plus de se garantir ?

R. Ce sont celles qui nous portent à commettre les actions appelées *péchés capitaux*. La loi religieuse désigne sous ces noms certains désirs et actions contraires à ses préceptes, et qui ont une influence nuisible sur l'homme en particulier, et ensuite sur la société (1).

---

1 Nous n'entendons parler ici que des conséquences matérielles du vice sur l'homme ; quand à ses suites considérées au point de vue religieux, nous ne devons point nous en occuper parce qu'elles ne sont point de notre compétence.

CHAPITRE PREMIÈR.

Des Péchés capitaux.

703. **D.** Quels sont les péchés capitaux et les émotions vives de l'âme qui ont une influence marquée sur la santé, l'intelligence et les mœurs de l'homme ?

R. Ce sont : 1° l'orgueil ; 2° l'ambition ; 3° l'envie et la jalousie ; 4° l'avarice ; 5° la luxure ; 6° la gourmandise ; 7° la colère ; 8° la paresse ; 9° la passion du jeu ; 10° la frayeur ; 11° la joie immodérée ; 12° le chagrin.

ARTICLE PREMIER.

De l'Orgueil.

704. **D.** Qu'est-ce que l'*orgueil* ?

R. L'*orgueil* est un penchant qui nous porte à agrandir, à exagérer, aux yeux de nos semblables, l'importance de nos personnes et de tout ce qui nous appartient, dans le but de nous attirer leur considération, leur estime et même leur admiration. L'orgueil prend le nom de *vanité* lorsqu'il a pour objet des choses vaines, frivoles, indignes de fixer notre attention, comme, par exemple, les petites distinctions de la beauté, les agréments du corps, la parure, le luxe, etc.

705. D. L'orgueil a-t-il des suites bien dangereuses ?

R. Si l'orgueil modéré est le principe de quelques qualités morales, lorsque ce penchant est excessif, il est bien plus à redouter dans ses suites funestes que les vices qui ont leur cause dans le plaisir des sens. L'orgueil est non-seulement l'origine de plusieurs autres vices et défauts, mais encore de la plupart des crimes qui attristent l'humanité. Un roi qui connaissait bien le cœur humain, Louis XI, a bien résumé les suites de l'orgueil dans ces simples paroles : « *Lorsque l'orgueil chemine devant, honte et dommage suivent de près.* »

706. D. Quels sont les moyens par lesquels nous tâchons d'inspirer à nos semblables une bonne ou une grande opinion de nous-mêmes ?

R. C'est au moyen : 1° de nos *qualités physiques*, c'est-à-dire de la beauté, de la force, de l'agilité de notre corps ; 2° de nos *aptitudes intellectuelles*, c'est-à-dire de l'étendue, de la pénétration et de la force de notre intelligence, ou au moyen de nos talents ; 3° de nos *qualités morales*, c'est-à-dire de notre probité, de notre désintéressement, de notre dévouement à nos semblables, de notre courage, etc. ; 4° de la *puissance*, du *crédit*, et de tous les avantages que procurent les richesses et les honneurs que nous possédons.

Lorsque nous ne possédons pas les moyens par lesquels l'orgueil peut être satisfait, nous tâchons de les acquérir, et c'est le penchant appelé AMBITION qui nous excite à agir dans ce but.

§ I.

De l'Ambition.

707. D. Qu'est-ce que l'*ambition* ?

R. On entend par *ambition* le désir de posséder ce qui peut satisfaire l'orgueil dont nous venons de parler dans l'article précédent.

708. D. L'ambition est-elle toujours blâmable ?

R. Non, lorsque l'ambition n'est qu'un désir raisonnable des choses utiles et honorables, loin d'être blâmable, elle n'est qu'une noble émulation nécessaire à la santé, à l'intelligence et à la moralité de l'homme. C'est cette envie modérée d'accroître sa fortune et d'améliorer sa position et celle de ses enfants, ou bien de s'élever à la gloire par les nobles travaux de l'esprit et de l'industrie, ou par des actions éclatantes de dévouement, de courage, de désintéressement qui créé les savants, les artistes, les héros qui illustrent leur pays, et encore les hommes qui se font un nom dans l'industrie et le commerce. Le manque absolu d'ambition est un grand défaut; la paresse et la dégradation morale qui accompagnent ce vice, en sont souvent la conséquence.

709. D. Quelles sont les suites de l'ambition immodérée ?

R. Lorsque l'ambition des richesses, des honneurs ou d'une brillante renommée est immodérée, elle détruit bientôt la santé du malheureux qu'elle tourmente. Pour l'ambitieux qui veut ardemment atteindre son but, il n'y a plus ni tranquillité, ni sommeil; vivant dans une agitation continuelle, sa santé, quel que robuste qu'elle soit, est bientôt altérée; il ne tarde pas à contracter des inflammations aiguës ou chroniques qui se développent principalement dans le foie, l'estomac, les intestins et le cerveau. Ce qui aggrave encore le danger des violentes émotions que ressent l'ambitieux à la suite des revers de fortune et des humiliations qu'il éprouve, est la nécessité où il se trouve souvent de concentrer ces émotions et de les masquer; aussi n'est-il pas étonnant que la *folie* ou le *désespoir*, qui se termine trop fréquemment par le *suicide*, soit une des suites funestes de l'ambition déçue.

Mais l'effet le plus déplorable de l'ambition immodérée, est de détruire dans l'homme la *conscience* et tous les sentiments honnêtes que respectent souvent les autres vices. Comme pour arriver à ses fins, cette terrible passion met en œuvre tous les moyens, elle sacrifie à ses vues les choses les plus respectables, devoir, amitié, reconnaissance, engagements contractés, affections de famille, humanité, etc. L'ambition démesurée dégrade encore le *caractère* de l'homme; il n'est pas de bassesse, de fausseté, d'hypocrisie dont elle ne le rende coupable : « *La justice n'habite jamais dans les âmes où l'ambition domine,* » dit Bossuet.

§ II.

De l'Envie et de la Jalousie.

710. D. Quelles sont les autres passions qui dérivent de l'orgueil, et quels sont les effets de ces passions sur la santé?

R. L'*envie* et la *jalousie* découlent encore de l'orgueil; ce sont deux passions sombres et haineuses qui n'éclatent que pour nuire et ne sont satisfaites que par le mal qui survient à autrui, tandis qu'elles s'irritent du bien qui lui arrive; elles annoncent dans ceux qui se laissent dominer par elles peu d'élévation et de probité dans les sentiments.

Lorsque ces passions sont violentes et qu'elles durent longtemps, elles finissent par ruiner la santé; alors leurs effets les plus ordinaires sont: 1º d'enlever le sommeil et toute tranquillité d'esprit; 2º d'échauffer le corps; 3º d'ôter l'appétit et de produire une soif plus ou moins vive ; 4º de développer une fièvre lente, qui mine peu à peu le corps et le fait tomber dans une maigreur qui peut se terminer par la mort. Ces effets physiques de la jalousie sur la santé s'observent surtout chez les jeunes enfants doués d'une grande sensibilité, lorsqu'ils voient les préférences injustes de leurs parents pour leurs frères ou sœurs ; alors leur caractère devient sombre et irritable, leur santé s'altère, ils dépérissent et finissent par succomber. On ne saurait donc trop recommander aux parents d'éviter ces préférences que condamne la simple équité.

711. D. Quelles sont les suites morales de l'envie et de la jalousie ?

R. Outre leurs effets funestes sur la santé, l'envie et la jalousie ont encore pour conséquences fâcheuses : 1º de nous rendre injustes envers les personnes qui sont l'objet de notre haine ; 2º de nous porter à la médisance et même à la calomnie à leur égard ; 3º de nous susciter souvent dans ces personnes des ennemis mortels dans la société ; 4º en nous corrompant le cœur et l'esprit, de nous faire commettre des actions qui nous font perdre l'estime et la bienveillance de nos semblables.

ARTICLE II.

De la Colère.

712. D. Quels sont les effets de la *colère* sur le corps ?

R. La *colère* est la passion qui se manifeste avec le plus d'éclat et de véhémence; son action sur le corps est aussi violente qu'elle-même, puisque de fréquents exemples prouvent qu'elle peut occasionner une mort subite, ou du moins des maladies très-graves. Les plus ordinaires de ces maladies sont : 1º la jaunisse; 2º des inflammations aiguës qui se manifestent principalement dans le foie et les intestins; 3º la rupture des cicatrices; 4º des accès de fièvre ardente; 5º de fortes hémorrhagies; 6º l'épilepsie ou mal caduc; 7º des convulsions ou autres maladies nerveuses extrêmement graves; 8º la suppression fréquente des règles chez les femmes; 9º l'échauffement du corps et la grande sensibilité des nerfs chez les enfants qui naissent de mères colériques; 10º enfin la colère imprime au lait des nourrices des qualités malfaisantes capables de donner des convulsions aux enfants qui le tètent.

713. D. Quels sont les effets de la *colère* sur le caractère ?

R. Outre les accidents physiques dont il vient d'être question, la colère a encore pour effets :

1° d'aigrir le caractère et de le rendre de plus en plus emporté, à mesure qu'on se laisse plus souvent entraîner par cette passion ; 2° de nous porter aux paroles injurieuses, à la vengeance, et de nous entraîner même à des violences coupables qui vont quelquefois jusqu'au meurtre ; 3° de maintenir dans une contrainte fatigante, qui empêche souvent l'intimité dans l'amitié et les liens de famille tous ceux qui sont obligés de vivre avec nous ; 4° d'éloigner de notre société toutes les personnes d'un caractère doux et timide, qui évitent d'avoir des rapports avec celles qui sont violentes et emportées.

En raison de leur grande sensibilité, les femmes sont plus enclintes à la colère que les hommes ; il en est que la moindre contrariété irrite et jette dans des emportements violents. Cette habitude de céder si facilement au penchant qui les domine, leur aigrit le caractère et les rend acariâtres. La colère est surtout à craindre chez les nourrices ; sous l'influence de cette passion leur lait se tarit et contracte, comme nous l'avons dit plus haut, des qualités dangereuses qui agitent les enfants, et peuvent même leur donner des convulsions quelquefois mortelles.

714. D. Quels sont les moyens moraux propres à combattre le penchant à la colère ?

R. Le moyen le plus efficace de combattre le penchant à la colère, est de le réprimer dans l'enfant dès qu'on s'aperçoit qu'il est enclin à cette passion, et cette répression doit se faire par la douceur, par le raisonnement et le sang-froid, mais jamais par la violence qui ne fait qu'irriter au lieu de calmer. Comme cette passion fougueuse ne fait que s'accroître dans la jeunesse et l'âge mûr lorsqu'elle n'a pas été combattue dans l'enfance, il n'y a alors qu'une raison supérieure, qui n'appartient qu'aux personnes d'une haute intelligence et d'une volonté ferme qui puisse la dompter. Pour réprimer le premier élan de la colère, on peut employer le moyen conseillé par un philosophe à l'empereur Auguste : ce moyen consiste à réciter, aussitôt qu'on se sent excité par la colère, les vingt-quatre lettres de l'alphabet ; pendant ce temps, la réflexion a le temps de revenir.

715. D. Quels sont les moyens physiques que l'on peut employer pour combattre le penchant à la colère ?

R. Le penchant à la colère tenant beaucoup du tempérament, le régime habituel a une grande influence sur lui. Le régime qui convient pour tempérer cette passion consiste : 1° à éviter soigneusement les excès de table, surtout ceux de vin et de liqueurs fortes, qui irritent violemment les nerfs ; 2° à ne faire usage que d'une nourriture douce, rafraîchissante et peu substantielle ; 3° prendre autant de bains tièdes pendant l'hiver, et frais pendant l'été, que la santé peut le supporter ; 4° si la force du tempérament résiste à ces moyens qui ont tous pour but de calmer les nerfs trop irrités, on peut même avoir recours à la saignée, que l'on pratique à des époques plus ou moins rapprochées ; 5° enfin, éviter, autant que possible, toutes les circonstances qui peuvent irriter le caractère.

ARTICLE III.

De l'Avarice.

716. D. Qu'entend-on par *avarice ?*

R. On entend par *avarice* l'amour excessif des richesses, lorsqu'on les aime pour elles-mêmes et non pour l'usage qu'on peut en faire, soit pour pourvoir à ses besoins, soit pour se procurer des jouissances morales ou matérielles.

717. D. Quels sont les effets de l'avarice ?

R. Si l'amour excessif des richesses ne blesse point l'ordre social par lui-même, lorsqu'il n'emploie pas des moyens illégitimes pour les acquérir, il n'en est pas moins immoral, en ce qu'il détruit dans l'homme tout sentiment d'humanité, et même jusqu'à l'instinct de sa propre conservation.

L'avare n'est susceptible d'aucun acte de dévouement et de désintéressement ; il n'éprouve aucune pitié à la vue du malheureux épuisé par le besoin, et lorsqu'il s'agit de donner quelque peu d'une richesse superflue pour lui, il n'a plus ni parents, ni amis. Comment serait-il dévoué et généreux pour autrui lorsqu'il est cruel pour lui-même? Ne le voit-on pas souvent, en effet, se priver du nécessaire, plutôt que de toucher à un trésor inutile? Craint-il de se ruiner la santé par un travail excessif, par des préoccupations de tous genres, pour ajouter à sa richesse? Quand il a une famille à élever, ne la rend-il pas malheureuse par les privations qu'il lui impose? Ne lui refuse-t-il pas souvent jusqu'à l'éducation et l'instruction qu'il est obligé de lui donner? chose qui se remarque souvent dans les campagnes, de la part de cultivateurs aisés. L'avarice rétrécit donc et le cœur et l'esprit de celui qu'elle domine; elle le rend aussi dupe, en le portant à se refuser toute espèce de jouissances légitimes qu'il pourrait se procurer, pour laisser souvent son trésor à des personnes qui le dissiperont dans peu en dépenses frivoles et superflues.

718. D. Quelle faute commettent encore par pure avarice beaucoup d'habitants des campagnes?

R. C'est encore par avarice que beaucoup de cultivateurs aisés des campagnes négligent d'appeler un médecin aussitôt qu'un des membres de leur famille tombe malade; ils attendent très-souvent jusqu'à la dernière extrémité pour le faire, c'est-à-dire lorsqu'il est trop tard d'opposer le remède au mal. Mais qu'un cheval, qu'un bœuf, une vache ou un porc éprouve la moindre indisposition, le médecin vétérinaire n'arrive jamais assez tôt!

719. D. Doit-on confondre l'économie avec l'avarice ?

R. On ne doit pas confondre avec l'avarice une stricte économie, toujours louable chez les personnes qui ont peu de fortune ou qui ont besoin de leur travail pour vivre. En s'imposant la privation de jouissances superflues, ces personnes se ménagent des ressources qui les empêchent d'être plus tard à charge à la société, lorsqu'elles deviennent malades ou infirmes.

Le défaut d'économie est très-souvent une des causes de la profonde misère de certains ouvriers, dans les grandes villes surtout ; en cédant trop facilement à leur goût pour les dépenses superflues lorsqu'ils ont de l'argent, ils ne font jamais d'épargnes, en sorte qu'ils sont toujours dans une extrême pauvreté. Ne prévoyant rien, vivant au jour le jour, quand ils sont surpris par la maladie, ils se trouvent, eux et leur famille, dans la position de mourir de faim, si la charité ne vient aussitôt à leur secours. Les ouvriers, et toutes les personnes qui ont peu de fortune, ne doivent pas oublier qu'une dépense superflue de 50 centimes par jour, en café, eau-de-vie, tabac, etc., fait au bout de l'année une somme de 180 francs, c'est-à-dire le quart ou le tiers de ce qu'un bon ouvrier peut gagner dans le même temps.

§ I.

De la Passion du Jeu.

720. D. Quelle est la source et quels sont les effets de la *passion du jeu?*

R. La *passion du jeu* a sa source dans la soif du gain, dans l'amour de la richesse; c'est pour ce motif qu'on doit la considérer comme dérivant soit de l'ambition, soit de l'avarice; l'oisiveté est aussi la cause occasionnelle qui développe cette passion.

L'amour du jeu est la plus violente et la plus funeste de toutes les passions, et qu'il est impossible d'assouvir, car la perte et le gain l'irritent également; elle produit une vive contention de l'esprit, agite continuellement le cœur par l'espoir et la crainte, et exige souvent de la part de celui qu'elle domine la fatigue des veilles prolongées (1); enfin, elle détourne l'homme de son travail et de toute occupation sérieuse, lui corrompt le cœur au point de le faire fripon d'honnête homme qu'il était (2), et a très-souvent pour dernières et terribles conséquences, la *ruine des familles*, les *remords*, le *désespoir* et le *suicide.*

(1) Voyez effets des veilles prolongées, n° 631.

(2) Un auteur a dit en parlant du joueur : « il commence par être dupe, il finit par être fripon. »

ARTICLE IV.

De la Luxure ou du Libertinage.

721. D. Quels sont les effets de la *luxure* ou du *libertinage?*

R. Le libertinage exerce une fâcheuse influence : 1° sur la santé du corps; 2° sur l'intelligence et le caractère; 3° sur les enfants qui naissent de parents adonnés à ce vice; 4° sur l'avenir des familles.

722. D. Quelle est l'influence de la luxure sur *la santé du corps?*

R. L'homme le plus fort qui se livre au libertinage commence par perdre sa fraîcheur et sa vigueur et à devenir mou et efféminé. S'il continue à s'adonner inconsidérément aux abus de ce penchant, il finit par s'épuiser, et son corps, devenu plus délicat et plus faible, contracte alors plus facilement toutes les maladies; mais celles auxquelles il est surtout sujet sont les palpitations et l'anévrisme du cœur, les indigestions et les affections de poitrine. Il est à remarquer, en effet, que tous les libertins qui ont la poitrine délicate meurent de phthisie.

Ce vice affaiblit surtout le corps dans le jeune âge, et fait d'un jeune homme, destiné, par sa bonne organisation, à devenir un homme fort, robuste et intelligent, un être délicat, stupide et sans énergie. C'est principalement dans les grandes villes, dans lesquelles le libertinage est facile où l'on rencontre de ces vieillards de vingt ans qui ont déjà usé leur existence, et qui trouvent dans les souffrances d'une vie désormais languissante la punition de l'offense qu'ils ont faite à la morale. L'abâtardissement des jeunes gens, nés dans les grands centres de population, par l'effet du libertinage, est encore augmenté par l'abus des boissons alcooliques et du tabac à fumer qui arrête leur développement et ruine leur constitution.

723. D. Quels sont les effets du libertinage sur *l'intelligence* et *le caractère?*

R. Ces effets sont d'abord d'affaiblir les facultés de l'âme comme celles du corps, de rendre l'esprit incapable d'une application soutenue et de dégrader quelquefois l'intelligence au point de faire devenir imbécile; enfin d'être une cause fréquente de l'épilepsie ou mal caduc. Sous l'influence des excès de cette passion, l'homme devient triste, abattu, timide, et incapable d'exécuter aucune entreprise qui exige la vigueur du corps, l'activité de l'esprit et l'énergie du caractère.

724. D. Quelle est l'influence du libertinage *sur les enfants* qui naissent de parents épuisés par ce vice?

R. Le libertin expie souvent ses excès jusque dans les souffrances de ses enfants; après avoir épuisé en lui les sources de la vie, et s'être corrompu le sang et toutes les humeurs par ces maladies honteuses qui altèrent profondément la constitution et auxquelles il échappe difficilement, il ne peut donner l'existence qu'à des êtres faibles, contrefaits, affectés d'humeurs froides, et condamnés à traîner jusqu'à la mort une santé languissante. Si, dans les villes surtout, on voit tant de personnes privées de santé, difformes, estropiées et remplies d'écrouelles, on doit en accuser en grande partie l'immoralité des parents.

725. D. Quelles sont les personnes auxquelles la luxure est surtout funeste ?

R. Lors même qu'elle n'entraîne pas après elle toutes les suites fâcheuses dont nous venons de parler, la luxure hâte la vieillesse; elle est surtout pernicieuse aux personnes faibles, aux valétudinaires, aux vieillards, et à tous ceux qui ont la poitrine délicate ou qui sont d'un tempérament sec et très-nerveux.

Le dernier effet du libertinage est d'apporter la mésintelligence, l'immoralité et la ruine dans les familles, et de susciter des haines et des vengeances qui ont trop souvent pour conséquence le meurtre et le suicide.

726. D. N'est-il pas dangereux de se marier trop jeune ?

R. Oui, les jeunes gens qui se marient avant que le corps ait pris tout son accroissement, s'épuisent, et deviennenent stériles, ou bien s'ils ont des enfants, ceux-ci sont faibles, mal conformés et destinés à avoir toute leur vie une santé languissante. Les filles, mariées dans un âge trop peu avancé, sont sujettes aux fausses couches et supportent difficilement les accidents de la grossesse et de l'enfantement ; on en voit beaucoup aussi mourir de la poitrine.

727. D. Les personnes attaquées d'une maladie incurable doivent-elles se marier ?

R. Les personnes atteintes de maladies de ce genre, comme humeurs froides, dartres, maladie vénérienne invétérée, épilepsie, folie, imbécillité, etc., ne doivent jamais se marier, parce que ces maladies se transmettent aux enfants, surtout si les deux époux sont attaqués d'une pareille affection. Il est reconnu d'ailleurs que le mariage abrége les jours de ceux qui sont atteints de maux incurables ; l'intérêt fait seul contracter ces unions déplorables entre personnes d'une santé languissante. Les avantages de la fortune sont-ils cependant capables de dédommager du chagrin que doivent éprouver des parents au triste spectacle d'enfants constamment malades, couverts d'ulcères, d'engorgements dans diverses parties du corps, et souvent même difformes, sujets aux convulsions, à l'épilepsie, imbéciles et incapables de remplir les devoirs ordinaires de la société ?

728. D. Quels sont les meilleurs moyens à employer pour rétablir la santé de ceux qui sont nés de parents malsains ou valétudinaires ?

R. Ces moyens consistent : 1° dans le choix, lorsque l'enfant est jeune, d'une nourrice forte et jouissant d'une bonne santé; 2º dans une habitation bien éclairée et où règne toujours un air salubre; 3º dans une nourriture et certains médicaments convenables au tempérament, et qui sont indiqués par le médecin; 4º surtout dans un grand exercice en plein air; 5º dans une conduite régulière observée pendant toute la vie, car les excès sont surtout à redouter pour les individus atteints de maladie incurable; 6º dans la persévérance et l'exactitude à suivre le régime qui a été prescrit.

729. D. Est-il plus avantageux pour la santé et la moralité de l'homme de se marier que de vivre dans le célibat ?

R. Dans l'ordre de la nature Dieu a fait l'homme et la femme pour vivre ensemble et se voir revivre dans leurs enfants. Le mariage exerce toujours une heureuse influence sur les personnes qui sont dans la position de santé de le contracter; cette union est, en outre, le lien le plus puissant qui puisse retenir l'homme et la femme honnêtes dans les devoirs qu'impose une haute moralité, tandis que le célibat est une des causes principales de la dépravation des mœurs dans la société (1).

(1) Plusieurs peuples ont considéré le célibat comme une offense à la société et même comme une infamie. Pour flétrir et rendre odieux les célibataires, la loi romaine, dans les premiers temps de la République, ne recevait les célibataires ni à tester, ni à témoigner en

En avançant en âge, le célibataire devient triste et égoïste; isolé sur la terre, il vieillit n'ayant autour de lui aucune personne qui lui porte intérêt et pour laquelle il ressente lui-même une sincère affection. Comme, d'un autre côté, il a généra·· lement des mœurs moins régulières que l'homme marié, il doit aussi fournir une carrière moins longue.

ARTICLE V.

De la Gourmandise.

730. D. Qu'entend-on par le mot *gourmandise* ?
R. On entend par *gourmandise*, soit une trop grande recherche dans sá nourriture, soit les excès que l'on peut commettre dans le boire et le manger. La gourmandise consistant dans l'ivrognerie, produit d'abord tous les accidents occasionnés par l'excès des boissons fermentés (1); lorsqu'elle est la recherche d'une nourriture délicate qui flatte le goût, et prise en plus grande

justice ; elle apprenait même aux jeunes gens que la plus grande des impiétés était de sortir du monde sans y laisser de postérité. On conçoit qu'à des époques où la corruption des mœurs n'avait pas encore envahi la société, de telles peines aient été infligées aux hommes qui s'affranchissent des devoirs domestiques et des charges de l'état, pour pouvoir mieux se livrer à leurs instincts égoïstes.

(1) Voyez le n° 405.

quantité que le demande la santé, elle exerce également une fâcheuse influence sur le corps, sur l'intelligence et sur les passions.

731. D. Quelle est l'influence de la gourmandise sur la santé du corps?

R. Les effets les plus ordinaires de la gourmandise sur la santé du corps, sont : 1º de produire de fréquentes indigestions qui affaiblissent les intestins, et à la longue ruinent la santé; 2º d'échauffer le corps, de le rendre lourd, paresseux, et de lui faire perdre sa vigueur et son agilité; 3º d'augmenter la quantité du sang et de toutes les humeurs, et de disposer ainsi à une foule de maladies, aux fièvres inflammatoire, bilieuse, muqueuse, à la goutte, etc.

732. D. Quels sont les effets de la gourmandise sur l'intelligence et les passions?

R. La gourmandise habituelle a pour effet d'abrutir l'esprit, de le rendre paresseux, ennemi de toute application sérieuse, et par suite de cette disposition à l'oisiveté, de faire naître dans le cœur de l'homme la plupart des autres vices, comme l'amour du jeu, le libertinage, et d'entraîner à toutes les conséquences fâcheuses de ces vices.

La gourmandise a encore pour conséquence d'être une cause de ruine et de misère pour tous ceux qui n'ont pas assez de ressources pour satisfaire leurs appétits déréglés. En entraînant à la paresse et à la dépense celui qui a besoin du fruit de son travail et d'une stricte économie pour vivre, la gourmandise le met dans l'impuissance de suffire aux exigences de ce vice. Combien ne voit-on pas d'ouvriers laborieux, adroits et intelligents, capables de vivre honorablement du fruit de leur travail, être toujours cependant dans le besoin, parce que leur gourmandise engloutit toutes leurs ressources.

733. D. Quels sont les avantages de la *sobriété?*

R. L'influence que la *sobriété* exerce sur le corps se résume dans ce proverbe : « *La sobriété assure la santé et une longue vie* ». Il n'est pas, en effet, de moyen plus sûr de jouir constamment d'une bonne santé que d'éviter les excès dans le boire et le manger, et ensuite de ne pas faire habituellement usage d'une nourriture trop échauffante. On peut voir que presque toutes les personnes qui arrivent à un âge avancé, ont toujours vécu sobrement.

La sobriété a encore pour l'ouvrier les avantages suivants : 1º en lui conservant une santé robuste, de lui assurer en même temps la faculté de se livrer à un travail non-interrompu, et, par conséquent, de le soustraire à la misère et aux souffrances qu'entraînent le chômage et les maladies occasionnées par la débauche; 2º en lui faisant fuir les occasions d'aller dans les cafés et les cabarets, de lui ménager son temps et son argent, et de lui éviter les suites fâcheuses des querelles et des batailles qui sont trop souvent une conséquence de l'ivresse. La fréquentation des lieux publics est la perte de l'ouvrier; c'est dans ces lieux qu'il contracte un penchant irrésistible pour le vin, les liqueurs fortes, le tabac, la bonne chère, le jeu et le libertinage. Incapable alors de se livrer avec autant de goût, d'activité et de temps à son travail habituel, ses gains deviennent moindres et ses dépenses beaucoup plus considérables; aussi la misère ne tarde-t-elle pas à être la conséquence de ce funeste changement dans ses manières de vivre; 3° l'habitude de la sobriété fait aussi que, dans quelque circonstance difficile que nous puissions nous trouver dans le cours de la vie, nous ne souffrons pas autant des privations que nous sommes obligés de supporter.

ARTICLE VI.

De la Paresse.

734. D. Quelles sont les suites de la *paresse ?*
R. Le proverbe qui dit : « *La paresse est mère de tous les vices* », résume parfaitement toutes les conséquences de ce vice. En effet, l'esprit de l'homme ne pouvant rester dans une complète oisiveté, lorsqu'il ne s'applique pas à des choses utiles et honorables, il lui faut pour aliment des occupations futiles, et souvent même dangereuses pour sa santé et sa moralité. L'éloignement du travail rend l'homme ignorant et inutile à lui-

même, à sa famille et à la société; il engendre l'ivrognerie, la gourmandise, le libertinage, l'amour du jeu et de tous les amusements frivoles. Il arrive malheureusement aussi que lorsque le paresseux ne possède pas les ressources suffisantes aux dépenses qu'entraînent ses vices, il les demande à des moyens coupables, en sorte qu'il ne tarde pas à tomber du vice dans le crime, et à se faire fripon, voleur et même assassin.

735. D. La paresse des parents n'étend-elle pas son influence jusque sur l'avenir des enfants?

R. Lorsque les parents n'ont pas d'autres ressources que le fruit de leur travail et qu'ils se laissent dominer par la paresse, ils ne tardent pas à tomber dans la misère la plus profonde et toute la dégradation morale qui en est la conséquence; ils se trouvent ainsi dans l'impuissance de procurer à leurs enfants l'instruction et l'éducation qu'il est de leur devoir de leur donner. Ainsi privés des deux grands moyens qui peuvent comprimer chez eux l'essort des mauvais penchants, ces enfants contractent, dès le bas-âge, l'habitude du vice dont ils ont constamment sous les yeux l'exemple vivant dans leurs parents. N'ayant plus alors pour mobile de leurs actions que l'aiguillon de leurs mauvaises inclinations, et privés de tout sentiment honnête capable de les arrêter, ils sont susceptibles de devenir de grands criminels et sont ainsi une menace constante pour l'ordre social.

ARTICLE VII.

De la Frayeur.

736. D. N'y a-t-il pas d'autres émotions violentes de l'âme qui ne sont pas des vices, et qui ont une influence dangereuse sur la santé?

R. Les émotions de cette espèce sont la *frayeur*, le *chagrin* et la *joie excessive*.

737. D. Quels sont les dangereux effets de la *frayeur ?*

R. La *frayeur* a une influence très-dangereuse sur tout le monde, mais particulièrement sur les enfants et les personnes timides, d'un tempérament nerveux. On doit donc éviter avec le plus grand soin de les effrayer, comme on le fait trop souvent par manière d'amusement.

Il suffira de dire que la frayeur peut causer l'épilepsie, la paralysie, la démence, l'apoplexie, la jaunisse, le changement subit de la couleur des cheveux, et même une mort subite, pour qu'on apporte la plus grande attention à ne pas faire peur à qui que ce soit, mais surtout aux enfants auxquels on ne doit jamais raconter d'histoires de spectres, de revenants et de morts. C'est surtout dans les campagnes qu'on a l'habitude de faire des contes absurdes qui effrayent l'imagination de ces jeunes êtres et les rendent excessivement timides, en sorte qu'ils sont portés à s'effrayer, pendant la nuit, du moindre objet qu'ils ne peuvent pas bien distinguer. Cette disposition à la peur, lorsqu'elle est longtemps entretenue, ne s'efface pas toujours dans un âge avancé. On voit, en effet, beaucoup de jeunes gens, et même d'adultes, ne pouvoir rester seuls dans l'obscurité de la nuit, sans être en proie aux plus vives frayeurs. C'est en faisant voir et toucher aux enfants les objets dont ils s'effrayent, et ensuite par le raisonnement, par la patience et la précaution à éloigner d'eux tous les objets qui peuvent les épouvanter, que l'on parvient à les guérir de la peur.

ARTICLE VIII.

De la Joie.

738. D. Quels sont les effets de la *joie modérée* et de la *joie excessive* sur la santé ?

R. La *joie modérée* exerce la plus heureuse influence sur la santé ; sous l'empire de ce doux sentiment, toutes les forces du corps s'épanouissent, la circulation du sang et de toutes les humeurs est plus facile, la chaleur du corps augmente, les nerfs irrités se calment, la digestion et toutes les autres fonctions s'exécutent plus rapidement.

La *joie excessive* est loin de produire des effets aussi salutaires : l'agitation qu'elle détermine

29.

dans tout le corps est trop vive pour ne pas occasionner un désordre dans ses fonctions. On voit
alors, en effet, les nerfs tellement émus, que tout
le corps tremble; que la voix, la langue, la poitrine, les membres, etc., ne peuvent plus exécuter leurs fonctions; qu'enfin la circulation du
sang est tellement bouleversée, que souvent elle
est complètement suspendue. C'est dans ce cas
qu'il y a perte de connaissance qui peut être suivie
de mort, comme on peut en citer beaucoup
d'exemples. La folie peut être aussi le résultat
de la joie immodérée.

Les personnes auxquelles la joie excessive est
surtout dangereuse, sont : 1° les vieillards; 2° les
femmes en couche; 3° les femmes pendant l'é-
poque des règles; 4° toutes les personnes sous le
poids d'une maladie grave; 5° enfin, ceux qui
sont très-sensibles, quel que soit leur âge, leur
sexe et leur état de santé. Lorsqu'on a un événement très-agréable ou qui doit occasionner un
grand chagrin à annoncer à quelqu'un, on doit
toujours le préparer à cette nouvelle avant de la
lui annoncer comme positive.

ARTICLE IX.

Du Chagrin.

739. D. Quels sont les effets du *chagrin* sur la
santé ?

R. Le *chagrin* profond a pour effet de troubler

toutes les fonctions les plus essentielles de la vie, comme la respiration, la digestion, la circulation du sang; d'enlever le sommeil ou bien de l'agiter par des rêves affreux; d'abattre les forces du corps; d'imprimer à la figure, aux gestes, à la démarche une expression particulière d'abattement, de mélancolie qui atteste, à ne pas s'y tromper, la nature du sentiment qui tourmente l'existence; de rendre le caractère sombre, soupçonneux, acariâtre, misanthrope, et souvent même méchant. La folie ou l'apoplexie suivie de mort subite, sont aussi les effets fréquents d'un profond chagrin, produit brusquement par une nouvelle fâcheuse, annoncée trop subitement. C'est pour ce motif que, comme nous l'avons déjà dit en parlant de la joie excessive, on ne doit annoncer qu'avec beaucoup de ménagements tout événement qui doit produire une grande impression sur quelqu'un.

Les autres maladies graves qu'occasionne le chagrin quand il est prolongé, sont des obstructions dans le foie, la jaunisse, des calculs biliaires, le squirrhe et le cancer de l'estomac, les maladies du cœur, la mélancolie et toutes les affections caractérisées par la faiblesse. Le chagrin est moins à redouter chez les personnes expansives qui expriment leur douleur par des cris, des imprécations, des larmes abondantes, que chez celles qui concentrent leur douleur et ne la manifestent que par un muet abattement. Ainsi comprimée, cette vive affection exerce plus promptement et plus profondément ses ravages.

Comme on vient de le voir, toutes les passions fortes qui agitent puissamment l'âme produisent une violente commotion dans le corps, et sont, pour ce motif, très-nuisibles à la santé, lorsqu'elles n'occasionnent pas la mort. Nous devons donc fuir les circonstances qui peuvent développer en nous ces affections trop vives, et éviter soigneusement de les faire éprouver aux autres.

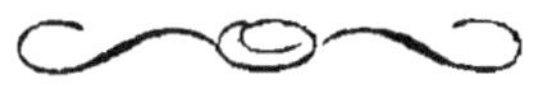

SECTION SEPTIÈME.

Hygiène spéciale des femmes enceintes, des femmes en couche et des jeunes enfants.

Comme complément à l'hygiène privée qui s'applique à tout le monde, et dont nous venons d'exposer les principes, nous avons cru devoir ajouter à notre traité ce qu'il y a de plus essentiel dans l'hygiène particulière aux femmes enceintes, aux femmes en couche et aux enfants dans le premier âge. Combien de fausses couches seraient prévenues ! Combien de maladies si souvent mortelles, qui sont la suite de l'accouchement, seraient évitées ! Combien aussi de jeunes enfants seraient conservés à la tendresse de leurs parents ! si les pères et les mères de famille connaissaient les petites précautions que nous allons indiquer.

CHAPITRE PREMIER.

Régime des femmes enceintes.

740. D. Quelles précautions doivent prendre les femmes enceintes dans l'intérêt de leur santé et celle de leurs enfants ?

R. Lorsqu'une femme est enceinte, elle doit : 1° Eviter tous les exercices qui impriment au corps de violentes secousses, comme courir, danser, monter à cheval ou aller en voiture, surtout dans de mauvais chemins, où l'on éprouve beaucoup de cahots;

2° Ne pas se livrer aux occupations qui obligent de lever et d'écarter les bras, ou de les agiter violemment, comme font les femmes qui récurent les ustensiles de cuisine, qui frottent les meubles ou lavent le linge, etc.; car des pertes plus ou moins graves, et même l'avortement, sont les suites fréquentes de cette agitation excessive des bras;

3° Ne pas s'adonner aux travaux pénibles qui exigent de grands efforts, comme, par exemple, ceux où l'on est obligé de soulever, de porter des fardeaux ou de mettre sur sa tête des charges un peu lourdes;

4° Se promener souvent à pied et se livrer à tous les exercices doux et modérés, qui sont très-utiles dans cette position;

5° Avoir l'esprit calme, rechercher les distractions qui portent à la gaieté, et éviter toutes les occasions qui peuvent exciter de fortes passions, surtout celles qui sont sombres, comme la haine, ou violentes, comme la colère; car non-seulement la mère, mais encore l'enfant, ressentent les funestes effets de ces vives émotions;

6° Vivre sobrement, ne pas faire habituellement usage d'aliments qui peuvent donner des indigestions ou échauffer le corps;

7° Boire peu de vin, et couper cette boisson avec au moins moitié d'eau; en second lieu, s'abstenir de liqueurs fortes, ainsi que de café à l'eau; prise habituellement, cette dernière boisson peut produire l'avortement, surtout dans les commencements de la grossesse;

8° Respirer un air pur, et éviter le séjour prolongé dans les lieux où ce fluide est malsain;

9° Ne pas porter de vêtements qui, serrant le ventre et la taille, compriment l'enfant et gênent ses mouvements;

10° Eviter les grandes fatigues du corps et les veilles prolongées, car les femmes enceintes ont besoin de repos et de sommeil;

11° Ne pas se faire ni saigner, ni vomir, ni purger, à moins de circonstances impérieuses qui exigent forcément l'emploi de ces moyens qui, tous, peuvent produire l'avortement et ses fâcheuses conséquences quand on y a recours mal à propos.

741. D. Quelles sont les indispositions occasionnées par la grossesse ?

R. Ces indispositions sont : 1° les envies de vomir et les vomissements accompagnés de crachements d'eau claire; 2° la constipation; 3° les engorgements de sang qui ont lieu dans les diverses parties du corps; 4° les varices et l'enflure des membres inférieurs et des parties génitales; 5° les hémorrhoïdes; 6° les saignements par le nez; 7° l'oppression et la toux; 8° le besoin fréquent d'uriner ou bien la difficulté d'évacuer les urines, occasionnée par l'inflammation du col de la vessie; 9° les douleurs éprouvées dans les diverses parties du corps.

742. D. Par quels moyens peut-on combattre les vomissements chez les femmes enceintes ?

R. Les vomissements, souvent violents et très-opiniâtres qui se manifestent pendant la grossesse, ne cessent d'habitude qu'après le troisième ou le quatrième mois; mais ils persistent quelquefois jusqu'à l'accouchement, accompagnés de crampes, de convulsions nerveuses et de douleurs atroces dans l'estomac. Quoique souvent très-effrayants, ces signes n'ont rien de fâcheux. Les remèdes les plus opposés ont été employés tour-à-tour, avec ou sans succès, contre cet état de souffrance de la femme enceinte. Voici, en résumé, les principaux qu'ont essayés les médecins les plus renommés, et dont plusieurs ont réussi dans quelques circonstances.

. PREMIER MOYEN. — La *saignée*, et surtout les *sangsues sur le creux de l'estomac*, ont quelquefois eu un bon résultat chez les femmes qui ont beaucoup de sang, chez lesquelles les règles sont très-abondantes, et surtout si les vomissements sont accompagnés d'une inflammation de l'estomac, c'est-à-dire de gastrite. Dans ce cas, on prescrit en même temps les bains et les demi-bains d'eau tiède et une alimentation composée entièrement d'aliments doux, humides et de facile digestion; tous ceux qui sont échauffants et lourds, surtout les boissons alcooliques, doivent être sévèrement proscrits.

DEUXIÉME MOYEN. — Une *large ventouse sèche* appliquée sur l'estomac immédiatement après le repas, a souvent empêché le vomissement des femmes enceintes.

TROISIÈME MOYEN. — Un *emplâtre de thériaque* ou un *cataplasme arrosé de laudanum* a aussi réussi parfois.

QUATRIÈME MOYEN. — L'administration à l'intérieur de quelques gouttes d'*éther* ou de *laudanum* prises dans un peu d'eau sucrée, d'eau distillée, de *menthe poivrée* ou de *mélisse*, d'*extrait de quinquina*, de quelque peu d'*eau-de-vie*, de *liqueur*, de *vin généreux*, etc., a aussi compté quelques succès.

CINQUIÈME MOYEN. — La *purgation* a aussi été employée par quelques médecins avec plus ou moins d'avantage pour arrêter ces vomissements fatigants. On ne doit recourir à ce moyen que lorsqu'il y a besoin de purger, c'est-à-dire lorsque la langue est très-chargée, que la bouche est amère, etc.

De tous ces moyens, la saignée, l'application de sangsues sur l'estomac et la purgation peuvent seuls avoir des inconvénients plus ou moins graves pour l'enfant, s'ils étaient employés mal à propos ; aussi ne faut-il jamais y avoir recours sans avoir consulté préalablement un médecin qui, seul, est à même de juger de l'opportunité de leur application.

743. D. Quels sont les inconvénients de la *constipation* chez les femmes enceintes ?

R. Les femmes enceintes sont très-sujettes à la *constipation*, surtout vers la fin de la grossesse. Ce défaut d'aller suffisamment du ventre a pour inconvénients : 1° d'ôter l'appétit et de rendre en même temps les digestions difficiles ; 2° de produire de l'agitation et de l'insommie pendant la nuit ; 3° d'occasionner des pertes, et même l'avortement, par suite des efforts excessifs que la femme est obligée de faire pour aller du ventre ; 4° de favoriser le développement des hémorrhoïdes dans le gros intestin ; 5° de produire des saillies et même la hernie de cette portion des intestins dans le vagin après l'accouchement ; 6° de favoriser le transport du sang à la tête, etc. Il est donc de la plus haute importance d'empêcher la constipation d'avoir lieu chez les femmes enceintes.

744. D. Quels sont les moyens propres à combattre la *constipation* chez les femmes enceintes ?

R. On peut employer, pour arriver à ce résultat : 1° les lavements adoucissants d'eau de mauve, de graine de lin, de son, etc. ; 2° si ces lavements simples n'agissent pas suffisamment, on peut y ajouter un peu d'huile d'olives, avec 15 grammes de sel d'Epsom ou 20 à 30 grammes d'huile de ricin ; 3° lorsque l'intestin est bien rafraîchi par les lavements, on peut aussi recourir à l'emploi d'un suppositoire de beurre de cacao, de savon, etc. ; 4° si, malgré ces moyens, la femme enceinte ne va pas suffisamment du ventre, on peut lui donner une verrée, ou deux au plus, d'eau de Sedlitz ou bien de 15 à 20 grammes d'huile de ricin, ou tout autre purgatif doux, comme manne, tamarin, etc., mais toujours à faible dose, de manière qu'il n'y ait seulement qu'évacuation simple des matières contenues dans l'intestin et non pas purgation. Dans la grossesse il ne faut jamais employer les purgatifs violents, comme l'elixir anti-glaireux, le remède de Leroi, l'aloës, la scammonée, l'hellébore, le jalap, etc., car l'avortement peut être la conséquence de l'action de ces purgatifs énergiques qui échauffent toujours beaucoup, lors même qu'ils ne produisent pas l'accident que nous signalons ; 5° on oppose encore avec succès à la constipation chez les femmes enceintes l'usage des bains tièdes, ainsi que celui des aliments doux et humectants, comme les soupes maigres, les herbes et racines douces, les fruits bien mûrs, etc. ; 6° les femmes enceintes doivent aussi, pour aller plus facilement du ventre, éviter avec soin les aliments et les boissons de nature échauffante, ainsi que l'état trop sédentaire ; car la marche est le meilleur moyen pour assurer la liberté du ventre.

745. D. Les femmes enceintes ne sont-elles pas sujettes à être *tourmentées par le sang ?*

R. Oui, parce que pendant toute la grossesse le sang éprouve dans sa circulation une gêne qui donne lieu à plusieurs accidents qui les incommodent, comme pesanteur de tête avec disposition au sommeil, étourdissements, gonflement douloureux des gencives, points douloureux dans le bas-ventre, pesanteur et engorgement des membres inférieurs qui rendent la marche très-pénible, etc.

746. D. Ces diverses incommodités exigent-elles toujours la saignée ?

R. Non, il faut supporter ces incommodités, tant qu'elles ne donnent pas lieu à un accident plus ou moins grave, qui oblige de recourir à la saignée. On ne doit pratiquer cette opération qu'autant qu'il survient des pesanteurs de tête extraordinaires, accompagnées de vertiges qui peuvent faire redouter un engorgement du cerveau, ou bien qu'il existe une vive oppression qui annonce l'accumulation du sang dans les poumons, ou encore des saignements plus ou moins abondants par le nez ou les parties génitales, etc. Dans tous les cas où l'on a recours à la saignée, pendant l'époque de la grossesse, la quantité de sang que l'on tire doit être suffisante pour faire cesser l'accident que l'on redoute, mais pas assez forte pour affaiblir la mère et l'enfant.

747. D. Quels sont les moyens à opposer aux varices des femmes enceintes?

R. Les varices chez la femme enceinte étant un effet de la gêne de la circulation du sang produite par l'enfant qui comprime les grosses veines qui vont des jambes dans le bas-ventre, il n'y a d'efficace pour combattre cet inconvénient que 1° les bas lacés ou en caoutchouc, ou bien une bande bien appliquée, exerçant une compression uniforme sur toute la jambe; 2° le repos dans la position horizontale, c'est-à-dire couchée; 3° la saignée pratiquée lorsque la femme est très-forte et a beaucoup de sang.

748. D. Que doit-on faire contre l'*enflure* dont sont atteintes quelques femmes enceintes?

R. L'*enflure*, qui se borne aux jambes et même

aux cuisses, est très-commune chez les femmes enceintes; dans ce cas, il n'y a qu'à attendre l'accouchement pour voir cet accident disparaître; la position couchée le diminue beaucoup, et il n'a, au reste, pas d'autre inconvénient que la difficulté qu'il occasionne dans la marche; mais lorsque l'enflure monte plus haut que les membres et est portée au point de gêner la respiration et d'empêcher totalement la marche, il faut appeler un médecin; car dans cette circonstance il est des remèdes à administrer et un régime à suivre que lui seul est à même de prescrire.

749. D. Que faut-il faire pour combattre les hémorrhoïdes chez les femmes enceintes?

R. Chez les femmes enceintes, les hémorrhoïdes sont souvent occasionnées par la constipation, comme nous l'avons déjà dit plus haut (1), ou par l'usage de l'aloës ou de pilules purgatives qui contiennent de cette substance, ou encore par l'abondance du sang. Les moyens propres à soulager seulement cet inconvénient, et non pas le faire disparaître (il serait imprudent d'essayer de guérir les hémorrhoïdes qui surviennent pendant et après la grossesse), consistent : 1º à combattre la constipation (2); 2º à calmer la douleur par des bains d'eau tiède, des cataplasmes adoucis-

(1) Voyez le nº 743.

(2) Voyez les moyens que nous avons prescrits plus haut, nº 744.

sants, et des remèdes calmants que l'on applique directement sur les hémorrhoïdes, comme longuent populeum, un suppositoire en beurre de cacao ou de l'huile d'amandes douces, à laquelle on mêle quelques gouttes de laudanum, etc.; 3° à pratiquer une saignée modérée lorsque les hémorrhoïdes sont excessivement engorgées, très-douloureuses, que les moyens précédents n'ont produit aucun bon résultat, et que la femme et l'enfant sont dans la position de n'éprouver aucun inconvénient de cette opération; circonstance que le médecin seul est à même de bien apprécier. L'application de sangsues en certain nombre calme quelquefois subitement la douleur causée par les hémorrhoïdes enflammées; mais il faut être très-circonspect dans l'emploi de ce moyen chez les femmes enceintes, parce qu'il peut avoir l'avortement pour résultat.

750. D. Par quels moyens peut-on soulager l'*oppression*, c'est-à-dire la difficulté de respirer, qui se manifeste chez quelques femmes enceintes?

R. Quand la difficulté de respirer tient à un vice de conformation de la poitrine, comme cela arrive chez les femmes contrefaites, dont la poitrine n'a pas une organisation régulière, ou bien à une maladie chronique des poumons ou du cœur, tous les remèdes et les précautions que l'on peut employer alors sont sans résultat; mais si l'oppression n'est causée que par l'engorgement des poumons, par le sang qui, pendant la grossesse, peut se porter dans ces organes comme dans toute autre partie du corps, la saignée est le moyen le plus sûr et le plus prompt pour enlever l'oppression; mais, outre la saignée, il faut : 1º éviter de se trop remplir l'estomac par une quantité de nourriture qui puisse le distendre; 2º s'abstenir d'aliments venteux; 3º faciliter la respiration par une position convenable, c'est-à-dire qui doit la favoriser plutôt que la gêner; 4º ne porter aucun vêtement comprimant soit la poitrine, soit le ventre; 5º enfin, éviter de faire usage de boissons et d'aliments échauffants qui peuvent irriter soit l'estomac, soit les poumons.

751. D. La toux, lorsqu'elle est profonde, vive et de longue durée, n'a-t-elle pas de graves inconvénients chez la femme enceinte ?

R. Oui, parce que, lorsque la toux est violente et par accès de longue durée, elle peut occasionner des pertes et même l'avortement chez la femme enceinte; il est donc essentiel de la combattre le plutôt possible, dès qu'elle se manifeste pendant l'époque de la grossesse. Comme la toux opiniâtre peut avoir plusieurs causes, telles que celles qui attirent le sang dans les poumons, le rhume, le catarrhe, la coqueluche, une affection nerveuse, etc., il faut, dans ce cas, consulter un médecin qui, seul, est capable de bien reconnaître la cause réelle du mal; mais, dans tous les cas, on peut toujours prendre, sans aucun inconvénient, quelque sirop qui calme la toux, comme les sirops de Brillant, de Lamouroux, pectoral anglais, de Flon.

752. D. Les femmes enceintes n'éprouvent-elles pas de *fréquents besoins* ou bien des *difficultés d'uriner ?* Y a-t-il des moyens propres à combattre ces inconvénients ?

R. Les besoins fréquents d'*uriner* qu'éprouvent les femmes enceintes, provenant de la compression exercée par l'enfant sur la vessie, il n'y a aucun moyen d'empêcher cet inconvénient que la femme doit supporter jusqu'à l'accouchement, époque où il cesse naturellement. Il n'y a que la position couchée sur le dos, en ayant le siége plus élevé que le restant du corps, qui peut diminuer le besoin d'uriner et favoriser l'écoulement de l'urine. On peut aussi employer un bandage de corps qui, en tenant le bas-ventre relevé, empêche ainsi la matrice de comprimer la vessie et son col.

Les *difficultés d'uriner* que ressent quelquefois la femme grosse, sont le plus ordinairement un effet de l'échauffement du col de la vessie et des parties voisines, ou de l'agacement, de l'irritation des nerfs de ces mêmes organes. On combat ces difficultés d'uriner : 1º en se privant de toute boisson, de tout aliment échauffant ; 2º en évitant le grand froid et la grande fatigue, surtout celle provenant de la marche ; 3º en faisant usage de bains tièdes et adoucissants, ainsi que de lavements et de boissons de même nature, comme eau de graine de lin, de chiendent, de mauve, etc.

753. D. A quoi tiennent les douleurs que les femmes éprouvent dans les différentes parties du corps pendant la grossesse ?

R. Les douleurs que les femmes ressentent pendant le cours de la grossesse paraissent occasionnées : 1º par l'extension, le tiraillement et la compression des muscles, des nerfs et autres tissus du corps, par l'effet du développement de l'enfant ; 2º par la compression des mêmes parties par le sang qui les engorge souvent par suite de l'arrêt, de la difficulté de sa circulation ; 3º par la fatigue de certains organes par le travail, par une fausse position, par un exercice inaccoutumé, etc. Telles sont les causes les plus ordinaires auxquelles on doit rapporter les douleurs que les femmes enceintes ressentent tour-à-tour dans les seins, dans les parois du bas-ventre, dans les reins, dans les aines et à la base de la poitrine.

754. D. Y a-t-il des moyens capables de soulager ces douleurs ?

R. Les moyens les plus efficaces pour soulager ces douleurs, sont : 1º l'usage des bains tièdes et les applications de substances adoucissantes sur les parties souffrantes ; 2º la saignée, quand elle est praticable, et qu'il paraît certain que la douleur provient de l'engorgement du sang dans la partie qui est le siége de cette douleur ; 3º les frictions avec les remèdes calmants, comme baume tranquille, pommade camphrée, etc., quand la douleur est occasionnée par l'irritation des nerfs, plutôt que par l'effet du sang; 4° le repos plus ou moins absolu et prolongé, si la douleur éprouvée paraît avoir été occasionnée par la fatigue de l'organe souffrant, etc.

755. D. Les douleurs que la femme enceinte est susceptible d'éprouver, sont-elles toujours un effet de la grossesse ?

R. Non, car ces douleurs peuvent encore être produites soit par une inflammation des intestins ou d'un autre organe contenu dans le bas-ventre, soit par un rhumatisme, par une névralgie, par une tumeur, par un abcès qui se forme, etc. Le médecin, seul, est à même de déterminer si la douleur est le résultat de l'une ou l'autre de ces causes.

756. D. Quelles sont les femmes plus particulièrement sujettes à avorter ?

R. Ce sont : 1° les femmes très-nerveuses; 2° celles qui sont épuisées par les maladies, les chagrins, les fatigues excessives, ou dont le tempérament est naturellement très-faible; 4° celles qui sont trop sanguines.

757. D. Quelles précautions spéciales doivent prendre chacune de ces femmes en particulier, pour prévenir, autant que possible, l'accident dont elles sont plus ou moins menacées ?

R. Outre les précautions générales qui viennent d'être indiquées plus haut (1), quelques femmes

(1) Voyez le n° 740.

enceintes doivent en prendre de particulières, selon la prédominance, chez elles, de tel ou tel tempérament, de l'état de santé ou de maladie, de force ou de faiblesse relative dans lequel elles se trouvent ainsi :

A. Les *femmes nerveuses*, c'est-à-dire dont les nerfs sont très-délicats et faciles à s'agacer, doivent : 1° prendre souvent des bains tièdes et quelques légers calmants, comme eau sucrée avec quelques gouttes d'eau de fleurs d'oranger, infusions de violette, de feuilles d'oranger, sirop d'orgeat, etc.; 2° éviter, avec plus de soin que celles d'un autre tempérament, de faire usage de vin pur, de liqueurs alcooliques, de condiments âcres et irritants, comme poivre, moutarde, etc., dans leurs aliments; 3° se soustraire, avec autant de précautions que possible, aux contrariétés, aux passions violentes et à toutes les causes morales qui peuvent les agiter, comme la frayeur, un accès de colère, une joie ou une douleur excessive. La vue d'un objet repoussant, d'une odeur suave ou désagréable trop forte, peuvent aussi leur agacer les nerfs.

B. Les *femmes faibles*, d'une santé languissante, doivent : 1° éviter, par dessus tout, les mouvements violents de toute espèce et la fatigue du corps par quelque travail ou exercice que ce soit; 2° ne jamais prendre de bains tièdes qui peuvent produire chez elles des hémorrhagies, et même l'avortement en relâchant trop la matrice; 3° prendre habituellement une nourriture substantielle et fortifiante, et s'abstenir des boissons et aliments trop relâchants et rafraîchissants, comme infusions chaudes, fruits et légumes pris en certaine quantité; 4° éviter avec précaution l'humidité et le froid, surtout si elles sont disposées à l'enflure, accident assez fréquent chez elles ; 5° prendre quelquefois certains remèdes fortifiants qui ne peuvent être prescrits que par le médecin.

C. Les *femmes très-fortes*, surtout si elles ont beaucoup de sang, doivent : 1° ne faire usage que d'aliments peu nourrissants, boire toujours leur vin coupé de beaucoup d'eau, et s'abstenir de café à l'eau et de liqueurs spiritueuses; 2° si ce régime, plutôt affaiblissant que fortifiant, ne suffit pas pour amortir chez elles la trop grande activité du sang, elles peuvent même avoir recours à la saignée; 3° faire usage de temps à autre, lorsqu'elles se trouvent plus échauffées que d'habitude, de tisanes rafraîchissantes ou autres boissons de même nature; 4° prendre beaucoup d'exercice, sans néanmoins se fatiguer, ni faire aucun travail trop pénible, surtout s'il est de ceux qui exigent la fatigue des bras.

758. D. Quelles sont les suites de l'*avortement ?*

R. L'accouchement avant le terme naturel a pour effets : 1° de donner lieu à des pertes graves, dont une prompte mort peut quelquefois être la suite; 2° de produire plus tard toutes les affections que la matrice est susceptible de contracter, et au plus grand nombre desquelles la médecine oppose en vain ses ressources : tels sont le squirrhe, le cancer, les ulcères, les fleurs blanches, etc.

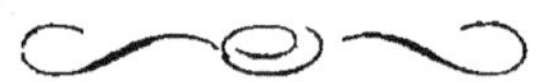

CHAPITRE II.

Régime des Femmes en couche.

759. D. Quelles sont les choses auxquelles se rapportent les soins que réclament les femmes en couche ?

R. Ces choses se rapportent au lit, à l'appartement, à l'air, aux aliments, aux boissons, à la position morale, enfin à de petits accidents qui sont une suite inévitable de l'accouchement.

760. D. Dans quelles conditions doit se trouver le lit d'une femme en couche ?

R. Il convient : 1° que le lit de la femme qui vient d'accoucher soit situé dans une chambre vaste, où l'air circule facilement, et non dans une alcôve ou un cabinet étroit; 2° qu'il ne soit point exposé aux courants d'air, c'est-à-dire qu'il faut avoir soin de ne pas le placer vis-à-vis une porte ou une fenêtre; 3° qu'il soit entouré de rideaux, mais que ces rideaux soient assez écartés pour permettre le renouvellement de la portion d'air qui enveloppe immédiatement l'accouchée;

4° que le linge de corps et les draps, mais surtout les alèzes ou linges qui reçoivent le produit des couches, soient souvent changés, de manière à ce que la fermentation de cet écoulement n'ait pas le temps de se développer et de donner de l'odeur; 5° que les couvertures ne soient ni trop chaudes, ni trop légères ; il faut qu'elles ne soient pas plus chaudes que celles que la femme employait avant sa grossesse. Cependant comme les femmes enceintes éprouvent souvent de grandes chaleurs, elles se couvrent alors de vêtements très-légers, qui seraient trop frais lorsqu'elles sont en couche.

761. D. Quel air convient aux femmes en couche?

R. L'air de la chambre où sont les femmes en couche doit *être doux ;* lorsqu'il est *trop chaud,* il a pour inconvénient de causer de l'agitation, de provoquer des sueurs abondantes qui affaiblissent les femmes, enfin de pouvoir occasionner des hémorrhagies de la matrice; l'*air trop frais* peut, d'un autre côté, supprimer cette douce moiteur, si utile aux femmes en couche, et donner lieu, par suite de cette suppression, à une de ces nombreuses inflammations auxquelles ces femmes sont sujettes ; enfin l'air doit être *pur* et exempt de toute odeur forte, suave ou désagréable, parce que, dans cette position, la femme est si sensible , qu'on doit lui éviter toute impression un peu vive.

762. D. Quelle doit être la nourriture des femmes en couche ?

R. *Jusqu'à l'époque de la fièvre de lait*, lorsque la femme est d'une forte santé, qu'elle n'éprouve aucune indisposition et qu'elle a appétit, on peut lui permettre deux ou trois soupes par jour, et pas autre chose; mais pour peu qu'elle soit délicate ou que l'appétit lui manque, elle fera mieux de ne prendre que du bouillon, ou de la panade bien claire, ou des gruaux au beurre, etc.

Lorsque la fièvre de lait est développée, le bouillon léger doit être la seule nourriture permise. Une fois la *fièvre passée*, on augmente peu à peu la quantité d'aliments qui, dans le principe, doivent être de facile digestion, non échauffants et pris avec beaucoup de modération. On ne doit pas oublier non plus que la femme qui ne nourrit pas son enfant, doit être tenue à un régime beaucoup plus sévère que celle qui allaite.

763. D. Quelle doit être la boisson des femmes en couche pendant les repas.

R. La meilleure boisson pour les femmes en couche, pendant leurs repas, est l'*eau sucrée;* cependant lorsqu'elles n'ont pas de fièvre et qu'elles le désirent, on peut leur permettre d'y ajouter un peu de vin, de cidre ou de bière, deux ou trois cuillerées à bouche pour chaque verrée d'eau sucrée.

Nous devons signaler ici l'imprudence que commettent beaucoup de femmes en couche, surtout dans les campagnes, qui ne craignent pas de boire, dans leur position, du *vin sucré pur*, que souvent même on a soin, pour le rendre plus échauffant, de faire bouillir avec de la *canelle*, des *cloux de girofle*, de la *muscade*, et autres aromates.

D'autres fois, dans le but de combattre les vents et les tranchées des femmes en couche, on leur fait prendre des *infusions de camomille*, d'*absinthe*, de *romarin*, et autres herbes très-fortes : des inflammations plus ou moins graves du bas-ventre sont presque toujours l'effet de ces boissons échauffantes et irritantes.

764. D. Quelle boisson convient aux femmes en couche dans l'intervalle des repas ?

R. Si, dans l'intervalle des repas, les femmes en couche éprouvent de la soif, on peut leur donner à boire de l'*eau de son*, de l'*infusion de mauve* et de *violette*, de *capillaire*, de *racine de guimauve*, ou bien une décoction d'*orge* ou de *chiendent*, et, en un mot, toute boisson calmante et adoucissante. Quand elles n'allaitent pas, on peut, au besoin, leur donner du *sirop de groseilles*, de *framboise*, une *limodade très-légère ;* mais ces boissons acides ne conviennent pas si les femmes sont dans l'intention de nourrir leurs enfants, ou si elles éprouvent des coliques.

Enfin nous devons faire observer que, pour les femmes en couche, tous les aliments et toutes les boissons doivent être pris *tièdes* et jamais *froids*.

765. D. Convient-il aux femmes qui ne veulent pas nourrir, de prendre certains médicaments

qui jouissent de la réputation de faire passer le lait ?

R. Les remèdes que l'on emploie le plus communément dans la classe ouvrière pour dissiper le lait des femmes, sont la canne de Provence et la pervenche. On peut administrer la *canne de Provence*, parce qu'elle n'a pas d'influence marquée sur le corps, et qu'elle agit bien plus sur l'imagination des femmes par la réputation dont elle jouit, que par les effets réels qu'on lui attribue sur le lait. Mais il n'en est pas de même de la *pervenche*, qui excite l'écoulement des lochies ; on ne doit donc pas prendre ce remède inconsidérément, puisqu'il peut avoir le grave inconvénient d'irriter et d'enflammer les parties sur lesquelles il porte son action, et même de provoquer des pertes si on en faisait un usage immodéré.

Les sels de *Duobus* (1) et d'*Epsom* (2) jouissent aussi de la réputation de dissiper le lait des femmes ; on les prend à la dose de 5 à 10 grammes plusieurs jours de suite, le matin à jeun. Ces médicaments, pris à cette faible dose, ne peuvent jamais occasionner d'accidents d'aucun genre, et paraissent même produire de bons effets ; mais le moyen le plus sûr pour dissiper le lait des femmes consiste dans la diète, les bois-

(1) Sulfate de potasse.
(2) Sulfate de magnésie.

sons aqueuses et rafraîchissantes, et dans une nourriture peu substantielle.

766. D. Les femmes en couche éprouvant souvent des *difficultés d'uriner* et d'aller du ventre, que doivent-elles faire pour combattre ces accidents ?

R. Lorsque les femmes en couche éprouvent de la *difficulté à uriner*, qui souvent même est accompagnée de douleur et de cuisson, on soumet les parties à l'action de la vapeur d'eau, dans laquelle on fait bouillir de la graine de lin, du son ou des mauves; ensuite on applique sur le bas-ventre et les parties un cataplasme de farine de lin ou de son.

Quant à la *constipation* ou difficulté d'aller du ventre, à laquelle sont sujettes toutes les femmes en couche, et qui ne cesse que lorsqu'elles reprennent leur régime et leurs exercices accoutumés, on la combat par les lavements adoucissants de graine de lin, de mauves, de racine de guimauve, de son, etc., auxquels on ajoute une cuillerée ou deux d'huile d'olives, si les lavements simples ne produisent pas d'effets; on peut aussi, dans ce cas, donner par le haut quelque purgatif très-doux et en petite quantité; mais le médecin est seul à même de reconnaître la nécessité de l'administration de ce remède.

767. D. N'est-il pas dangereux pour les femmes en couche de leur faire éprouver de violentes sensations ?

R. En raison de la grande sensiblité qui se développe chez les femmes en couche, on doit les soustraire à toutes les impressions physiques et morales qui peuvent les affecter vivement, c'est-à-dire : 1° à tout *bruit violent et continuel ;* 2° à *une vive lumière ;* 3° aux *conversations longues et soutenues*, auxquelles elles prennent part ou prêtent seulement leur attention ; car il est rare qu'à la suite d'une conversation de ce genre, les femmes en couche n'éprouvent pas des maux de tête, de l'agitation, et même de la fièvre ; on doit donc éloigner d'elles les personnes qui viennent les visiter jusqu'à ce qu'elles soient rétablies.

Mais la précaution la plus essentielle à prendre envers les femmes en couche, et dont l'oubli peut leur donner la mort, est de leur laisser ignorer tous les évènements qui peuvent être pour elles une cause de *grande joie* ou de *profond chagrin.* Combien ne voit-on pas succomber de femmes en couche à la suite de la violente révolution que produit en elles une nouvelle fâcheuse ou trop agréable !

768. D. Quels sont les accidents qui peuvent survenir chez les femmes nouvellement accouchées lorsqu'elles se lèvent trop tôt ?

R. Ces accidents peuvent être les suivants : 1° la suppression des lochies, qui est la cause de ces nombreuses affections aiguës qui attaquent les femmes en couche, et dont la plupart sont excessivement difficiles à guérir et très-longues, lorsqu'elles ne sont pas mortelles; 2° des pertes très-graves; 3° des descentes de matrice, dont les femmes se ressentent toute leur vie. Huit ou dix jours de repos au lit suffisent ordinairement pour prévenir ces accidents. Dans les campagnes surtout, les femmes de la classe ouvrière prennent rarement la précaution de rester aussi long-temps au lit; si quelques-unes sont assez robustes pour ne pas éprouver les accidents dont nous venons de parler, combien n'en est-il pas aussi qui en sont victimes ! Sans compter celles qui meurent au bout de quelques jours des suites de l'imprudence qu'elles ont commises en se levant trop tôt, la plupart des autres ne contractent-elles pas des infirmités qui les font languir toute leur vie ?

769. D. Quelles précautions doivent prendre les femmes en couche qui commencent à quitter le lit ?

R. Lorsque l'accouchée commence à se lever, comme elle est très-faible, elle doit, les premiers jours, ne rester levée que quelques heures et éviter avec soin les courants d'air des portes et des fenêtres, ainsi que le froid, parce qu'elle est susceptible de se refroidir très-facilement. Il est bon aussi qu'elle porte pendant quelque temps un bandage de corps médiocrement serré, qui soutienne le ventre et empêche le ballottement des intestins et de la matrice.

770. D. Est-il bon à la santé des femmes d'allaiter leurs enfants ?

R. Oui, car la femme qui, pouvant nourrir son enfant, se dispense de ce devoir, est exposée à une foule de maladies très-graves, dont plusieurs sont capables de la faire mourir promptement ou de lui enlever, pour le reste de sa vie, une santé florissante, qu'elle aurait pu conserver en allaitant.

771. D. Quelles sont ces maladies ?

R. Les maladies qui attaquent souvent les femmes qui s'abstiennent de donner le sein à leurs enfants, sont la fièvre puerpérale, la formation d'abcès très-graves dans l'intérieur du corps, la perte de la raison, de la vue et de l'ouïe, la paralysie, l'apoplexie, les fleurs blanches, les ulcères de la matrice, la phthisie, enfin une foule d'affections nerveuses dont ne guérissent jamais les femmes qui en sont atteintes. Toutes ces maladies sont produites par le lait, qui forme des dépôts, des engorgements dans les diverses parties du corps, parce qu'il ne peut s'écouler par le sein.

772. D. Quelles sont les femmes qui doivent s'abstenir d'allaiter ?

R. Ce sont : 1º celles d'une santé très-délicate, qui n'ont pas assez de lait pour nourrir leurs enfants; 2º celles qui ont les humeurs froides et dont le lait, quoique très-abondant, étant trop clair, ne nourrit pas l'enfant et peut lui faire contracter la mauvaise constitution de la nourrice; 3º celles qui, ayant la poitrine faible, sont

menacées de devenir facilement poitrinaires;
4° celles qui, pendant qu'elles allaitent, deviennent enceintes ou auxquelles il survient des règles abondantes, ou de fortes hémorrhagies, ou un dévoiement opiniâtre qui entraîne la perte du lait.

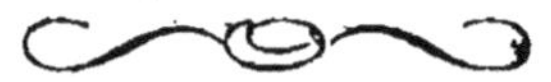

CHAPITRE III.

Régime des nourrices.

773. D. Quelles précautions particulières doivent prendre les nourrices pour que leur lait soit abondant et de bonne qualité?

R. Les nourrices doivent, pour arriver à ce résultat :

1o Eviter les veilles trop prolongées et les grandes fatigues du corps, qui ont pour effet direct de tarir et d'échauffer le lait, qui alors agite, échauffe les enfants, leur donne des coliques et des inflammations d'entrailles ;

2o Avoir l'*esprit tranquille* et fuir toutes les occasions qui peuvent leur susciter des *inquiétudes*, des *chagrins*, ou exciter en elles de *fortes passions*, dont les plus à redouter sont la colère, la haine et la jalousie. En effet, ces passions sombres donnent au lait des qualités tellement malfaisantes, qu'on a vu ce liquide, altéré par une violente colère, produire des convulsions mortelles chez l'enfant qui venait de le sucer. Mais lors même que les désirs et les passions désordonnés de la nourrice ne produisent pas des accidents aussi graves chez les enfants, ils les agitent, leur font contracter des échauffements difficiles à combattre, et leur donnent une constitution irritable qu'ils conservent toute leur vie;

3° Se tenir toujours chaudement et éviter soigneusement de se baigner dans l'eau fraîche;

4° Ne jamais se faire saigner ou purger, ni prendre aucun médicament, à moins de maladie sérieuse qui exige impérieusement l'emploi de ces moyens;

5° Enfin éviter, avec plus de soin encore qu'avant l'allaitement, les différentes causes de maladies qui ont été signalées précédemment.

774. D. Comme la nourriture n'exerce pas une moindre influence sur les qualités et l'abondance de lait que les circonstances dont il vient d'être question, *quels sont les aliments* dont les nourrices *doivent se priver ?*

R. En général, les nourrices doivent se priver des boissons et des aliments de nature *acide, relâchante, venteuse* ou *échauffante*. Ces aliments sont :

1° Les fruits acides (1), les fruits acerbes (2) et tous les fruits verts, parce qu'ils peuvent donner des coliques à l'enfant;

(1) Voyez quels sont ces fruits, n° 351.
(2) Voyez le n° 543.

2º Les fruits sucrés (1), parce qu'étant de nature froide et relâchante, ils peuvent produire le dévoiement chez l'enfant si la nourrice en mange beaucoup; cependant si ces fruits sont bien mûrs et de bonne qualité, et si la nourrice est échauffée plutôt que relâchée, elle peut en manger quelques-uns ;

3º Les herbes et les racines qui se mangent en *salade*, surtout si elles sont crues (2), car l'enfant peut en éprouver des coliques;

4º Les autres racines qui se mangent crues, sans autre assaisonnement que du sel, comme les petites raves, le radis, le raifort, etc. ;

5º Les herbes potagères cuites, de nature relâchante, comme l'oseille, l'épinard, le pourpier, la soupe aux herbes, etc. ;

6º Les légumes venteux, comme le chou, l'ognon, les pois et les haricots secs, surtout quand ils sont accommodés au maigre ;

7º Les aliments âcres, indigestes et très-échauffants, comme la soupe aux choux, le lard et toutes les viandes épicées et salées (3);

8º Les ragoûts échauffants, aux sauces noires et piquantes (4);

(1) Voyez le nº 555.

(2) Voyez les différentes espèces de salade, nᵒˢ 256 et suivants.

(3. Voyez quelles sont ces viandes, nᵒ 152.

(4 Voyez l'action de ces ragoûts, nº 130.

9° Les viandes de charcuterie (1) et les champignons ;

10° Les boissons acides, comme les limonades de différente espèce (2) ;

11° Les liqueurs fortes, l'eau-de-vie et le vin pur. Cette dernière boisson doit toujours être coupée avec moitié ou les deux tiers d'eau, pour qu'elle n'échauffe pas trop les nourrices ;

12° Le thé ou le café, soit à l'eau, soit au lait (3).

775. D. Quels sont, au contraire, les *aliments* dont les nourrices *peuvent faire usage ?*

R. Les aliments qui conviennent aux nourrices sont : 1° toutes les soupes grasses et maigres (4), à l'exception de celles aux choux, aux herbes ou aux haricots ; 2° les potages au lait et au beurre, la panade, les gaudes (5) ; 3° tous les pains que les nourrices digèrent bien ; 4° toutes les viandes ordinaires de boucherie et des animaux de basse-cour, préparées de différentes manières, c'est-à-dire bouillies, en gelées, rôties, cuites dans leur jus, grillées, en sauces blanches (6) ; 5° les pom-

(1) Voyez quelles sont ces viandes, n° 145.

(2) Voyez l'article limonades, n°ˢ 553 et 390.

(3) Voyez quelle est l'action du thé, n° 395 ; du café à l'eau, n° 397 ; du café au lait, n° 102.

(4) Voyez ces différentes soupes, qui sont nombreuses, n°ˢ 73 et suivants.

(5) Voyez ces potages, n°ˢ 92 et suivants.

(6) Voyez les différentes manières de faire cuire les

mes de terre et toutes les racines sucrées (1) accommodées soit au gras, soit au maigre, à l'exception pourtant de l'ognon qui est trop venteux; 6° les haricots verts, les petits pois et les fèves vertes (2), quel que soit leur mode de préparation; 7° le lait, la crême, le beurre et tous les fromages, surtout ceux que nous avons appelés non fermentés (3); 8° les œufs et les différentes espèces de poissons, lorsque la manière dont on prépare ces aliments ne les rend pas trop indigestes (4); 9° la boisson des nourrices doit consister dans un peu de vin, de cidre ou de bière, coupée avec moitié ou les deux tiers d'eau, ou bien dans l'eau pure.

776. D. Lorsque l'enfant est échauffé, qu'il a des coliques, du dévoiement, etc., que doit faire la nourrice en cette circonstance ?

R. C'est alors que la nourrice doit surtout avoir soin de ne manger aucun des aliments qui peuvent augmenter les coliques de l'enfant; elle doit, en outre, boire, pendant la journée, quelques

viandes : viandes bouillies, n° 115; en gelées, n° 121 ; rôties, n° 123 ; cuites dans leur jus, n° 106 ; grillées; n° 126 ; en sauces blanches, n° 110.

(1) Voyez n°s 173 et suivants.

(2 Voyez l'action de ces légumes, n° 188 et suivants.

(5 Voyez l'action de ces aliments, n°s 196, 202 et 204.

(4) Voyez l'article œufs, n° 208 , et l'article poissons, n° 226.

verrées d'une boisson adoucissante et rafraichis-
sante, comme eau d'orge, de carotte, de mauve,
de chiendent, etc.

Nous ferons observer, en finissant ce chapitre,
que les nourrices doivent d'autant plus faire
attention aux aliments et aux autres causes qui
peuvent nuire à leurs enfants, que ceux-ci sont
plus jeunes, car étant alors beaucoup plus faibles
et plus sensibles qu'à un âge plus avancé, ils
sont aussi beaucoup plus facilement dérangés par
les différentes causes de maladie.

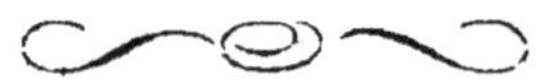

CHAPITRE IV.

Régime des jeunes Enfants.

777. D. A quels objets se rapportent principalement les soins qu'exigent les jeunes enfants?

R. Les soins que réclament les enfants dans le premier âge, se rapportent : 1° à la manière de lés coucher et de les vêtir; 2° de les nourrir; 3° de les exercer; 4° de les soigner pendant la dentition.

ARTICLE PREMIER.

Manière de coucher et de vêtir les jeunes enfants.

778. D. Quelles sont les conditions exigées pour que les jeunes enfants soient bien couchés ?

R. Pour que les enfants dans le bas-âge soient bien couchés, il faut : 1° que les langes dans lesquels on les enveloppe soient propres, sans odeur, bien secs et un peu usés, parce que le

linge neuf et dur irrite leur peau délicate ; 2º que
leur couche consiste dans une simple paillasse
remplie de paille fraîche ou de balles d'avoine, ou
dans un simple matelas dans lequel il ne doit entrer que du crin, mais jamais de plume ou de
laine ; 3º que les enfants soient couchés la tête
et les épaules un peu plus élevés que le reste du
corps, et tantôt sur un côté, tantôt sur l'autre,
de manière à ce qu'ils ne contractent pas d'habitude à cet égard, et que les glaires qui peuvent
leur embarrasser l'estomac et les empêcher de
respirer, sortent facilement ; 4º qu'une fois étendus
dans le drapeau qu'on doit chauffer en hiver, on
leur enveloppe les jambes l'une après l'autre,
sans les trop serrer et en leur laissant une position naturelle et non forcée. On agit de même à
l'égard des bras et des mains que l'on étend le
long du tronc, en ayant soin de ne pas forcer les
articulations des bras avec les avant-bras. On
croise ensuite le drapeau par dessus les membres
et la poitrine, mais sans trop serrer ces parties,
comme font beaucoup de nourrices, afin que l'enfant ne puisse pas se dégager ; 5º que leur couverture, qui doit être plus ou moins chaude, selon
la saison, ainsi que les autres langes, soient fixés
de manière à ce qu'ils n'éprouvent aucune gêne
dans leur berceau, mais surtout dans la poitrine
et le ventre, car il peut en résulter des accidents
mortels ; 6º que les langes soient changés toutes
les fois qu'ils sont sales.

779. D. Quels sont les accidents qui peuvent survenir quand on serre trop les enfants dans leur berceau et dans leurs vêtements ?

R. La compression exercée sur la poitrine et le ventre des enfants les empêche de digérer, de respirer librement et nuit à la circulation du sang ; elle empêche aussi le développement du corps, et produit une foule de maladies qui proviennent de la gêne apportée dans les fonctions essentielles de la vie. Telle est aussi la cause la plus ordinaire de cette foule de difformités qui surviennent chez beaucoup d'enfants, comme épine voûtée, jambes cagneuses, épaules élevées, poitrine aplatie ou trop saillante, etc.

780. D. Outre ces inconvénients, le maillot n'en a-t-il pas d'autres encore ?

R. En faisant éprouver aux enfants une gêne excessivement pénible, le maillot serré est la cause la plus fréquente des vagissements des enfants ; l'agitation qu'ils éprouvent en cette circonstance leur ôte le sommeil, leur fait faire des efforts violents dans le but de se dégager de leurs entraves, et les cris désespérés qu'ils poussent alors produit les ruptures qui surviennent si fréquemment à cet âge. Un autre inconvénient du maillot est d'exiger plus de soin et de temps pour la propreté de l'enfant. Combien de mères, et à plus forte raison de nourrices, ne veulent pas se donner la peine de délacer et de remettre le maillot toutes les fois que l'enfant se salit, et qui préfèrent le laisser croupir dans ses ordures !

781. D. Quelle doit être la coiffure des jeunes enfants ?

R. L'enfant n'a besoin d'avoir la tête couverte que pendant la première époque de sa vie, lorsqu'il n'a pas encore de cheveux, c'est-à-dire jusqu'à l'âge à peu près d'un an ou dix-huit mois. Alors sa coiffure, qui ne doit être ni trop chaude, ni trop pesante, doit consister en un simple bonnet de toile, que l'on recouvre d'un second bonnet, plus ou moins chaud, selon la saison, de flanelle ou autre tissu de laine, en hiver, et d'indienne ou de mousseline, en été. Quand il a la tête garnie de cheveux, il n'a besoin de coiffure que lorsqu'il est exposé à l'action du soleil, et, en cette circonstance, la meilleure coiffure pour lui est un chapeau de paille à larges bords.

782. D. Quels sont pour les enfants les inconvénients des coiffures trop chaudes?

R. Ces inconvénients sont : 1° de faire transpirer la tête, et en la rendant ainsi plus sensible au froid, de disposer cette partie à l'inflammation des yeux, des oreilles, à l'engorgement des glandes du cou, au rhume de cerveau; 2° de favoriser la formation de ces croûtes qui leur couvrent la tête, et appelées vulgairement *gourmes*, *rifles*, etc., que l'on considère à tort comme une dépuration salutaire, mais qu'il est dangereux de supprimer trop brusquement quand elle existe; 3° de provoquer les éruptions, les *feux* qui se développent dans la tête, ainsi que la production des poux qui s'y logent; 4° de porter le sang à la tête et de disposer aux maladies du cerveau auxquelles les jeunes enfants sont très-sujets; 5° enfin de provoquer tous les accidents des coiffures trop chaudes (1).

783. D. Quels doivent être les vêtements de l'enfant pour lui couvrir le corps?

R. Ces vêtements doivent consister : 1° pour la nuit, dans une simple chemise de toile pendant l'été et, en hiver, on peut ajouter à ce vêtement un mantelet d'étoffe plus ou moins chaude; 2° quand l'enfant est levé, dans une chemise, une brassière lâchement serrée et une robe d'étoffe suffisamment chaude pour la saison; mais on ne doit jamais couvrir les enfants de fourrures, de pelleteries, parce qu'outre les inconvénients des vêtements trop chauds dont nous avons parlé (2), ces vêtements augmentent la sensibilité de la peau, la relâchent et la font transpirer, en sorte que non-seulement ils détruisent les effets fortifiants des lotions qu'on pratique tous les jours sur l'enfant dans un but de propreté, mais rendent encore ces lotions dangereuses; 3° enfin l'enfant ne doit éprouver aucune gêne dans ses habillements, de manière à ce qu'il puisse mouvoir librement tous les membres, les bras, les jambes, les cuisses, le tronc, etc.; on doit avoir soin de ne leur

(1) Voyez le n° 600.
(2) Voyez le n° 561.

mettre ni cols, ni cravates, ni colliers qui leur compriment le cou, ni jarretières, ni manches qui leur serre les jambes ou les bras; on doit aussi éviter avec soin d'introduire dans les vêtements des enfants des corps durs, comme des baleines, des ressorts en acier, etc., car ces corps peuvent blesser les enfants et leur usage devenir dangereux pour eux.

784. D. Doit-on mettre une chaussure aux enfants dans le bas-âge ?

R. Les bas ni les souliers ne conviennent à l'enfant tant qu'il ne marche pas, attendu qu'étant continuellement mouillés par l'urine et les excréments, ces matières irritent la peau des pieds, les tiennent froids, et sont dès-lors plus nuisibles qu'utiles à la santé.

785. D. Quelles doivent être les chaussures de l'enfant quand il commence à marcher ?

R. La chaussure de l'enfant qui commence à marcher doit consister : 1º dans des bas de fil, de lin, ou de chanvre, ou de coton, selon la saison, mais non en laine, car ces derniers peuvent leur irriter la peau des pieds et des jambes, et ont en outre les autres inconvénients de cette espèce de chaussure (1); 2º dans des souliers larges et à talons plats n'exerçant aucune gêne sur les pieds; l'empeigne et la semelle doivent être minces et flexibles, car les souliers durs blessent et déforment les pieds délicats des enfants.

(1) Voyez les nᵒˢ 572 et 574.

786. D. Le bourrelet est-il nécessaire aux enfants? Comment doit-il être confectionné?

R. Le bourrelet dont on garnit la tête des enfants pour garantir cette partie dans les chutes qu'ils font, n'est pas absolument nécessaire, parce que ces chutes ne sont jamais dangereuses quoique très-fréquentes. Le bourrelet, quand on veut s'en servir, doit être à jour et léger, fait de baleine élastique et non point en étoffe rembourrée de laine, de coton ou de crin, car, ainsi confectionné, il est lourd et chaud, et présente alors pour les enfants tous les inconvénients des coiffures chaudes (1).

787. D. N'est-il pas mauvais à la santé des enfants de les tenir trop chaudement?

R. Oui, car en les surchargeant d'habits et de couvertures, ou bien en les tenant dans une chambre trop chaude, ou encore en les enveloppant d'un couvre-berceau qui ne permet pas à l'air de se renouveler, on provoque chez eux une transpiration continuelle qui les affaiblit et les rend très-sensibles à l'action du froid, en sorte que la moindre fraîcheur suffit pour les enrhumer, leur donner des fluxions, la fièvre, des coliques.

Les femmes d'ouvriers doivent avoir soin de ne jamais mettre le berceau de leurs enfants, comme elles le font trop souvent dans le but de les tenir plus chaudement, près d'un feu de cheminée ou

(1) Voyez le n° 600.

de la porte d'un poêle allumé, car le feu prend facilement à la paille et à la laine du berceau. Combien ne voit-on pas d'enfants périr victimes d'une telle imprudence !

788. D. N'est-il pas dangereux de fixer les vêtements des enfants avec des épingles ?

R. Oui, car on a vu de nombreux exemples de convulsions produites par des épingles qui pénétraient de plusieurs lignes dans le corps de jeunes enfants. Quand on se sert de ce moyen d'attache pour fixer les vêtements des enfants, il faut donc bien faire attention à la manière dont elles sont placées.

789. D. N'est-il pas dangereux de faire coucher les jeunes enfants dans le lit de leurs mères ou de leurs nourrices ?

R. Oui, car 1° ils risquent alors d'être étouffés sous la couverture ou sous le corps de la nourrice, si celle-ci vient à s'endormir profondément; c'est un accident malheureusement trop fréquent; 2° ils peuvent aussi tomber du lit et s'assommer ou s'estropier.

790. D. N'est-il pas aussi insalubre pour les enfants de les faire coucher avec des vieillards ou des malades ?

R. Il est reconnu par l'expérience que les exhalaisons des vieillards, et surtout des malades, sont nuisibles aux enfants, tandis que les exhalaisons de ces derniers exercent une heureuse influence sur les personnes avancées en âge.

791. D. La propreté n'a-t-elle pas une grande influence sur la santé des enfants?

R. La propreté est encore plus indispensable aux enfants qu'aux grandes personnes; leur peau est si délicate que la moindre saleté y engendre des boutons, des gerçures et des inflammations de diverse nature. On doit donc avoir soin : 1° de laver fréquemment, au moins une fois par jour, toutes les parties du corps de ces jeunes êtres avec de l'eau douce, dans laquelle on fait entrer un peu de vin ou d'eau-de-vie, d'eau de cologne, etc.; 2° de les changer de linge aussitôt qu'ils viennent de se salir, en ayant soin que ce linge soit bien lessivé et décrassé, de manière à ce qu'il ne conserve aucune mauvaise odeur; 3° leur nettoyer chaque jour la tête avec une brosse douce, afin d'empêcher la formation des croûtes provenant de la transpiration de la tête et appelées vulgairement *rifle*. C'est dans ces croûtes que s'engendrent et s'accumulent les poux; 4° de renouveler fréquemment la paille ou le crin de leur couche, et de ne pas donner à celle-ci le temps de contracter une odeur forte et d'exhaler des miasmes nuisibles à la santé des enfants; 5° d'exposer souvent au grand air et au soleil les paillasses et autres parties du lit où ils couchent, dans le but de les bien faire sécher et de faire évaporer toute mauvaise odeur. Pour arriver à ce résultat, il est donc bon, si on le peut, d'avoir deux ou trois paillasses et autant de couvertures, etc.; 6° de leur faire changer souvent de chemises, et ne pas leur laisser porter de vêtements d'autres enfants avant de les avoir bien lavés et nettoyés; 7° de veiller surtout à ce qu'ils ne fréquentent pas d'enfants ayant la gale, la teigne ou rache, des boutons de quelque nature qu'ils soient, car en touchant ces enfants ils peuvent contracter leur maladie.

792. D. Quelles précautions faut-il prendre quand on lève les enfants?

R. Comme pendant le sommeil les enfants sont presque toujours en transpiration, il faut, quand on les lève, les habiller promptement, et avoir soin de fermer les portes et les fenêtres de la chambre, afin qu'il n'y ait aucun courant d'air; car les pores de la peau étant alors ouverts, ces jeunes êtres contractent facilement des refroidissements qui donnent lieu à diverses maladies.

793. D. N'est-il pas dangereux pour les enfants de les faire dormir dans des lieux où l'air ne circule pas librement et où il est de mauvaise qualité?

R. On ne doit jamais oublier que l'air exerce une influence bien plus marquée sur les jeunes enfants que sur les grandes personnes; que chez eux, la santé ou la maladie, la vie ou la mort dépendent en grande partie de la nature de l'air qu'on leur fait respirer (1); tous ceux, en effet, qui sont

____

(1) Voyez le n° 455.

sous l'influence d'un air malsain, sont pâles, ca-
gneux et maladifs. L'air le plus malsain pour les
jeunes enfants est celui que l'on respire dans les
lieux voisins des étangs, des marais, des eaux
croupissantes ou dans les vallées profondes où ce
fluide se renouvelle difficilement; celui des rues
basses et étroites, des chambres petites, peu
élevées et privées de lumière, que l'on rencontre
principalement dans les villes, est aussi insalubre.

On doit donc coucher les enfants dans des
chambres bien aérées et non dans des alcôves,
des cabinets étroits, où l'air se corrompt faute de
pouvoir se renouveler (1); il faut avoir soin aussi
que leur berceau ne soit pas situé vis-à-vis une
porte ou une fenêtre, à cause des courants d'air.
Quand on a à redouter cet inconvénient, il faut
placer sur le berceau un archet, que l'on couvre
d'une étoffe légère qui n'intercepte pas entièrement la circulation de l'air.

794. D. Lorsque les enfants sont couchés, doit-
on les bercer pour les endormir ?

R. C'est une mauvaise habitude de bercer les
enfants pour les faire dormir, car il est très-difficile de les endormir autrement lorsqu'ils ont
contracté cette habitude; il vaut mieux avoir recours, en cette circonstance, à un chant doux et
monotone; mais si on est obligé de les bercer, il
faut agiter lentement et doucement le berceau et

(1) Voyez le n° 607.

diminuer insensiblement cette agitation à mesure que l'enfant s'endort, de manière à la faire cesser sans que l'enfant s'en aperçoive.

Mais il faut bien se garder de donner aux enfants, pour les faire dormir, des substances qui produisent un sommeil profond, comme le pavot et les diverses préparations d'opium, car ces remèdes ont pour effet de détruire le sentiment et de produire d'autres maladies, dont les plus ordinaires sont une inflammation souvent mortelle du cerveau, des vomissements, de la fièvre, etc.

795. D. Convient-il de laisser dormir les enfants dans les bras de leurs mères ou de leurs nourrices ?

R. Non, car dans cette position le corps de l'enfant est toujours mal appuyé; il y a toujours des parties qui portent à faux et qui éprouvent une fatigue extraordinaire. Cette fausse position a pour effet de faire souffrir l'enfant à son réveil, et ensuite de le disposer à des défauts de conformation; d'ailleurs ce sommeil est aussi très-fatigant pour la nourrice, et il peut aussi être facilement interrompu par les mouvements involontaires que la fatigue la force à faire.

796. D. Doit-on lever les enfants toutes les fois qu'ils s'éveillent et qu'ils crient, avant d'avoir achevé leur sommeil ?

R. Non, on finirait, en agissant ainsi, par changer entièrement les heures de leur sommeil, et ils n'auraient ainsi plus de règles à cet égard.

On ne doit lever les enfants, pendant le temps destiné à leur sommeil, que lorsque la persistance et la violence de leurs pleurs et de leurs cris font supposer qu'ils sont occasionnés par une douleur ou une gêne du corps qu'il faut absolument faire cesser pour les apaiser. Après les avoir levés un instant et cherché à les apaiser, on doit les remettre aussitôt dans le berceau pour leur faire achever leur sommeil.

ARTICLE II.

Nourriture des jeunes enfants.

§ I.

Allaitement par la mère.

797. D. Quelle est la meilleure nourriture pour l'enfant qui vient de naître ?

R. Le lait de la mère est la seule nourriture qui convienne au nouveau-né ; aucune autre ne saurait la remplacer. Cet aliment est tellement approprié à la nature des jeunes enfants, qu'on voit souvent des femmes, dont le lait est d'une qualité inférieure, avoir des nourrissons d'une santé florissante, tandis que si on leur donne à allaiter des enfants étrangers, ceux-ci dépérissent bientôt dans leurs mains.

798. D. Pourquoi les nouveaux-nés sont-ils

souvent malades quand on leur donne une nourrice ?

R. Le premier lait de la mère est très-clair, peu nourrissant et facile à digérer; il convient très-bien, pour ce motif, aux organes délicats de l'enfant qui vient de naître. Si on donne à celui-ci une nourrice dont le lait date de plusieurs mois, ce lait est trop gras, trop nourrissant, et, par conséquent, indigeste; les coliques et le dévoiement sont donc l'effet inévitable de cette nourriture. Lorsqu'à cette nourriture déjà trop forte, on en ajoute une autre plus lourde encore, comme la bouillie, par exemple, l'enfant ne tarde pas à avoir une inflammation plus ou moins grave des organes de la digestion.

799. D. Quand la mère doit-elle présenter le sein à l'enfant pour la première fois.

R. La mère doit présenter le sein à son enfant aussitôt que, par ses cris, ses vagissements et les mouvements de succion de lèvres, celui-ci fait connaître le besoin qu'il éprouve de téter; c'est ce qui arrive peu d'heures après sa naissance; alors le mamelon est facile à saisir, et l'enfant l'allonge et lui donne, par les mouvements de succion qu'il fait, la forme la plus convenable pour téter. C'est donc une erreur, qui n'est pas sans danger, de croire que l'enfant ne doit pas téter avant que la fièvre de lait se déclare. Lorsqu'on attend cette époque, l'enfant a beaucoup plus de difficulté à saisir le mamelon qui est effacé par la tention du sein par le lait; les efforts qu'il fait, en cette circonstance, pour téter, le fatiguent et font éprouver à la mère de vives souffrances; les gerçures du mamelon sont aussi souvent une conséquence du serrement trop violent de cette partie par l'enfant, quand il sent que des efforts modérés de succion sont sans résultat pour attirer le lait dans sa bouche.

800. D. Quelles sont les causes qui peuvent empêcher l'enfant de téter, et que faut-il faire pour y remédier?

R. Ces causes sont : 1° la trop grande longueur du filet de la langue; 2° l'absence de mamelon ou son défaut de perforation. Lorsque le filet de la langue est trop long, il faut le faire couper par un chirurgien ou une sage-femme. Il n'y a aucun moyen de remédier à l'absence ou à l'imperforation du mamelon. Si, après plusieurs tentatives inutiles, l'enfant ne peut tirer le lait, il ne faut plus lui présenter le sein et le laisser s'épuiser en efforts infructueux.

801. D. Doit-on donner aux nouveaux-nés d'autre nourriture que le lait de la mère?

R. Jusqu'à l'âge de trois ou quatre mois le lait de la mère doit suffire à la nourriture des jeunes enfants, car il en est peu d'assez robustes pour bien digérer, avant cette époque, des aliments plus lourds. Cependant, dans les campagnes surtout, beaucoup de mères se hâtent de donner aux nouveaux-nés de la bouillie ou de la semoule au lait, afin, disent les bonnes femmes, de leur *lier le ventre*. Cette nourriture, trop forte pour tous les enfants qui ne sont pas robustes, ne tarde pas à les échauffer et à leur donner des indigestions; et si, malgré ces accidents, on continue l'usage de cette alimentation, elle finit par produire dans les entrailles une vive inflammation, accompagnée de coliques et de dévoiement, qui peuvent devenir mortels, si on ne change pas le régime de l'enfant.

802. D. Que doit faire la mère qui n'a pas assez de lait pour nourrir son enfant?

R. Après avoir donné le sein à son enfant, elle doit l'habituer à boire un peu de lait de vache ou de chèvre coupé, de bouillon de pain ou de veau, d'eau de riz ou de gruaux. Dans le premier mois, on ne mettra que le tiers de lait; dans le second mois, moitié de lait et de bouillon; dans le troisième et quatrième mois, trois quarts de lait et un quart de bouillon, et dans les époques suivantes le lait pourra être donné pur. Si l'enfant offre des signes d'échauffement, c'est-à-dire s'il a des coliques et du dévoiement, de la fièvre, etc., on coupe alors le lait avec de l'infusion d'orge, de chiendent ou de racine de guimauve; mais cette dernière infusion ne doit être ajoutée au lait que dans le cas de maladie des intestins, autrement elle relâche trop les jeunes enfants et leur donne le dévoiement.

803. D. Doit-on régler les repas des jeunes enfants ?

R. Dans les premières semaines qui suivent la naissance, on ne peut régler les repas de l'enfant; on doit lui donner souvent à téter, toutes les fois qu'il semble le désirer, mais peu à la fois. A mesure que le lait devient plus nourrissant et l'enfant plus fort, il convient d'habituer peu-à-peu celui-ci à téter à des heures fixes, c'est-à-dire d'abord toutes les deux et ensuite toutes les trois ou quatre heures. Lorsqu'il a déjà acquis un certain développement, et que la mère est forte et robuste, c'est ordinairement quatre fois pendant le jour, avant chaque repas de la mère, et deux fois pendant la nuit qu'il faut lui donner à téter. Cependant il ne peut y avoir de règles absolues à cet égard, attendu les grandes différences qui peuvent exister dans le tempérament des mères et des enfants.

On ne doit pas oublier toutefois que rien n'est plus nuisible à la nourrice, et en même temps à l'enfant, que de laisser ce dernier continuellement suspendu au sein, surtout pendant la nuit. Cette mauvaise habitude a pour effet : 1º d'empêcher la nourrice et l'enfant de reposer convenablement pendant le temps du sommeil; 2º d'épuiser la nourrice; 3º d'échauffer l'enfant, de lui donner des indigestions et de le faire vomir; 4º de ne pas donner au lait le temps de se bien former, et, par conséquent, d'être nourrissant et de bonne qualité.

804. D. A quelle époque doit-on donner à l'enfant d'autre nourriture que le lait?

R. En général, tant que l'enfant jouit d'une bonne santé et qu'on voit qu'il augmente d'embonpoint et de vigueur, on doit se garder de lui donner d'autre nourriture que le lait, à moins que la mère ne souffre de l'allaitement d'un nourrisson trop fort, ou qu'il lui survienne quelque accident qui doive la mettre dans la nécessité de sevrer à une époque plus ou moins rapprochée. Cependant quand l'enfant a déjà quatre à cinq mois, il est bon de l'habituer à prendre, une fois ou deux par jour, un peu de nourriture légère. Tout en soulageant la mère, cette nourriture accoutume peu-à-peu l'enfant aux aliments solides, et rend le sevrage moins difficile pour les parents et moins dangereux pour l'enfant, lorsqu'une circonstance imprévue le rend nécessaire.

805. D. Quels sont les premiers aliments que l'on doit donner aux jeunes enfants ?

R. On doit commencer par donner aux enfants les aliments les plus faciles à digérer, et ne les nourrir avec les plus lourds que lorsque leurs organes ont acquis plus de force; ainsi les aliments suivants peuvent être donnés successivement aux enfants à mesure qu'ils grandissent : 1° on peut leur donner, en premier lieu, du lait de vache, de chèvre ou d'ânesse, ou des laits de poule dans lesquels on émiette de la mie de pain qu'on laisse bien tremper; 2° la panade claire, le vermicelle, la semoule, la fleur de riz, et toutes les pâtes préparées cuites au beurre et non au lait (1); 3º toutes les soupes grasses et maigres (2), à l'exception de celles aux choux, aux herbes, aux haricots secs; alors les gaudes cuites au beurre et non au lait, peuvent aussi leur servir de nourriture; 4º des œufs frais et mollets dans lesquels on émiette du pain ou de la pomme de terre bien cuite; 5º à mesure que l'enfant se rapproche de l'époque du sevrage, on le met peu-à-peu à l'usage de tous les aliments qui devront composer sa nourriture dans la suite.

806. D. Quels sont les aliments qu'on ne doit pas donner aux jeunes enfants?

R. Ce sont : 1º les *bouillies* faites avec les farines de froment, de sarrasin, de blé de Turquie, de pois, etc., surtout au lait (3); en fermentant dans l'estomac et les intestins délicats des jeunes enfants, elles y développent des acides irritants qui leur font éprouver des coliques et du dévoiement. Comme nous l'avons déjà dit, cette nourriture, lorsqu'elle est exclusive et longtemps continuée, favorise chez les enfants le développement des *humeurs froides,* cause la *nouure* et toutes les difformités dont ils sont atteints. Quand on veut faire prendre de ces bouillies aux enfants, il faut avoir soin de faire griller légèrement la farine et de les faire claires et bien cuites; 2º les

1) Voyez le n° 98.
(2) Voyez les n°ˢ 73 et suivants; n°ˢ 80 et suivants.
(3) Voyez le n° 97.

32.

aliments sucrés qui excitent leur appétit et les fait manger plus qu'il ne convient. Cet excès de nourriture les engraisse trop, les rend bouffis, et les dispose ainsi à une foule de maladies; d'ailleurs beaucoup d'enfants faibles ne, digèrent pas bien le sucre qui les échauffe; 3° les *fruits verts et acides*, ceux qui sont doux et bien mûrs ne doivent même n'être mangés qu'en petite quantité par les enfants en bas-âge, parce que cette nourriture affaiblissante relâche l'estomac et les intestins, leur donne des aigreurs, le dévoiement et des vers; 4° Les *aliments salés et épicés;* 5° les *confitures* et les *sucreries;* 6° les *pâtisseries* et tous les aliments lourds et échauffants.

807. D. N'est-il pas dangereux de faire boire aux enfants dans le bas-âge, surtout à ceux qui viennent de naître, du vin plus ou moins pur ou de la liqueur, etc., dans le but de leur donner des forces ?

R. Oui, car toutes les boissons fortes étant beaucoup trop violentes pour eux, les irritent et leur occasionnent un grand échauffement, des coliques et même des convulsions. Lorqu'on fait boire fréquemment du vin, surtout s'il est pur, à ces êtres délicats, ils ne tardent pas à dépérir, et tous les moyens qu'emploie le médecin deviennent impuissants contre l'irritation profonde qu'ils ont contractée dans les entrailles.

808. D. Doit-on donner souvent à manger aux enfants ?

R. Il n'y a pas de règles positives à cet égard. La seule que l'on doive suivre avec certitude de ne pas se tromper, est d'attendre que l'appétit se manifeste chez l'enfant; cependant, en général, il convient de leur donner en petite quantité et fréquemment. Une nourriture trop copieuse occasionne des inflammations d'intestins et du dévoiement qui font dépérir l'enfant. On reconnaît qu'un enfant a assez tété lorsqu'il prend le sein avec indifférence et qu'il l'abandonne presque aussitôt pour le reprendre encore. Lorsque l'enfant mange déjà des aliments solides, on est sûr qu'il ne mangera pas trop, si on ne lui donne que des aliments qui ne sont point une gourmandise pour lui, comme du pain, de la soupe, des gaudes, de la panade, etc.

809. D. A quel âge doit-on sevrer les enfants?

R. Il n'y a pas d'âge bien fixe pour sevrer les enfants. Cependant, en général, on doit attendre qu'ils aient fait leurs dents et qu'ils puissent prendre toute espèce de nourriture; c'est ce qui a lieu ordinairement à l'âge d'un an. Si, toutefois, la nourrice a beaucoup de lait et ne souffre pas de l'allaitement, et qu'en même temps l'enfant soit délicat et maladif, il convient de prolonger l'allaitement encore quelques mois.

810. D. Quelles sont les causes qui, dans l'intérêt de la nourrice et celui de l'enfant, exigent le sevrage?

R. On doit cesser l'allaitement : 1° lorsque la

nourrice sent qu'elle en éprouve de l'épuisement; c'est ce qu'on reconnaît lorsqu'elle ressent des tiraillements entre les épaules, une petite toux sèche, des chaleurs dans la poitrine, des crampes d'estomac et une lassitude, un abattement des forces souvent accompagné de fièvre; 2° quand il survient des crevasses et des abcès au sein, qui font ressentir à la nourrice des douleurs excessives lorsque l'enfant téte et qu'il survient alors, pour ce dernier, l'inconvénient de sucer du sang et du pus plutôt que du lait; 3° s'il se produit une nouvelle grossesse ou la réapparition des règles, qui ont pour effet l'une et l'autre, d'altérer les qualités du lait. Si cependant l'enfant n'éprouve de ces accidents ni coliques, ni dévoiement, ni amaigrissement, la nourrice doit continuer d'allaiter, car alors il est certain que l'enfant ne souffre pas. Dans le cas où l'enfant ne souffrirait du retour des règles que pendant leur durée, on ne doit le sevrer du lait de la nourrice que pendant ce temps, où alors on le nourrit comme dans l'allaitement artificiel (1).

811. D. Quelle précaution doit-on prendre quand on sèvre les enfants ?

La nourrice qui veut sevrer son enfant doit avoir soin de l'habituer chaque jour à téter moins souvent et moins longtemps, en augmentant alors la quantité d'une autre nourriture qu'on lui fait

(1) Voyez allaitement artificiel § iv.

prendre (1). Ainsi la nourrice commence à sevrer pendant la nuit seulement; alors, au lieu du sein, elle donne à l'enfant une boisson sucrée, telle que lait coupé, eau de pain, de gruaux, de riz, etc., dans laquelle on fait entrer un peu de sucre. Dans le jour, au lieu de faire téter l'enfant quatre à cinq fois comme d'habitude, ne lui offrir le sein que trois fois, puis deux fois; enfin on cesse entièrement l'allaitement au bout de quelques jours. Pendant cette époque du sevrage la nourrice doit diminuer la quantité de sa propre nourriture et ne prendre ses aliments que parmi ceux qui nourrissent le moins. (2).

812. D. Quand on commence à donner de la nourriture solide à l'enfant qu'on veut sevrer, comment doit-on le faire ?

R. Lorsqu'on veut habituer l'enfant à une nourriture plus solide que le lait de la nourrice, il convient de ne donner d'abord de la nourriture qu'une fois par jour et peu à la fois; quelques jours après, si cette nourriture est bien supportée, on en donne deux fois le jour, c'est-à-dire matin et soir; enfin on finit par lui en faire prendre une troisième fois au milieu du jour. Après chaque repas, il faut avoir soin de faire boire à l'enfant soit de l'eau sucrée, soit du lait coupé d'eau

(1) Voyez quels sont les premiers aliments que l'on doit donner aux enfants, n° 805.

(2) Voyez quels sont les aliments qui nourrissent le moins, n° 16.

et un peu sucré. En délayant la nourriture, ces boissons en facilitent la digestion.

813. D. Quelle est la saison la plus favorable pour sevrer les enfants?

R. Il convient de sevrer les enfants : 1° dans les saisons où la température n'est ni trop froide, ni trop chaude, c'est-à-dire, en général, au printemps, à partir du mois d'avril jusqu'au mois de juin, et en automne, depuis le mois de septembre au mois de novembre; 2° on doit choisir l'époque où ils sont en bonne santé et attendre que la dentition soit achevée, parce que, lorsqu'ils sont malades par l'effet de ce travail, le lait de la nourrice est pour eux la meilleure nourriture, et qu'aucune autre ne peut remplacer.

814. D. A quel âge convient-il de donner de la viande aux enfants, et en quelle quantité doit-on leur on donner?

R. On ne doit donner de la viande aux enfants que lorsqu'ils sont sevrés et qu'ils ont des dents pour la mâcher; il faut, en outre, ne leur en accorder qu'en petite quantité, parce que cette nourriture, ainsi que le beurre, les huiles et les différentes graisses, est trop succulente pour eux et les dispose aux maladies inflammatoires. Tous les aliments salés et épicés ont pour eux le même inconvénient. Si, d'un autre côté, on ne donne aux enfants pour nourriture que des aliments tirés des plantes, ils sont moins forts et contractent facilement des aigreurs et un relâchement de l'estomac et des intestins. La santé des enfants exige donc qu'on les nourrisse, avec discernement, tantôt de viande, tantôt d'aliments pris dans les végétaux; mais il serait plus avantageux de leur donner moins de viande qu'ils pourraient en manger, que trop; car si chez quelques enfants, on voit les aliments très-substantiels et même stimulants avoir de bons résultats, c'est une très-rare exception qui ne peut servir de règle générale.

815. D. N'est-il pas contraire à la santé des jeunes enfants de leur donner souvent des vomitifs, des purgatifs et autres médicaments plus ou moins violents ?

R. Tout ce qui agace les nerfs et trouble les fonctions du corps doit être soigneusement évité chez les enfants en bas-âge; il ne faut donc jamais leur donner de remèdes actifs, sans qu'un médecin ait jugé leur emploi indispensable. On ne doit jamais oublier qu'à l'exception de celles qui proviennent de l'action du froid, ou de la dentition, ou des épidémies, presque toutes les indispositions des jeunes enfants ont leur cause dans les mauvaises qualités du lait de la nourrice. Ce liquide s'échauffe et devient irritant, soit parce que la nourrice s'est fatiguée en se livrant à des travaux inaccoutumés, soit parce qu'elle éprouve du chagrin, de l'ennui, soit parce qu'elle se laisse dominer par la colère, l'envie ou toute autre passion violente, soit enfin parce qu'elle a fait usage de boissons ou d'aliments âcres, acides ou excitants. C'est donc dans le régime physique et moral de la nourrice qu'on doit presque toujours chercher le remède qui doit guérir l'enfant des indispositions accidentelles qu'il éprouve.

§ II.

Allaitement par les nourrices étrangères.

816. D. L'allaitement par les nourrices étrangères est-il aussi bon que celui de la mère ?

R. Les enfants se trouvent rarement bien de l'allaitement par les nourrices étrangères : 1° parce que leur lait ne convient pas à la faiblesse de leurs organes, en raison de ce qu'il est ou trop lourd ou trop clair, et qu'il occasionne des indigestions, des coliques et même des inflammations d'entrailles, en sorte qu'au lieu de profiter, ces enfants dépérissent et meurent souvent. Il n'y a que les jeunes enfants très-robustes qui digèrent bien, sans en éprouver d'accidents, un lait trop vieux ou de mauvaise nature ; 2° parce qu'on ne peut attendre d'une nourrice mercenaire tous les petits soins que réclament les jeunes enfants ; soins qui ont autant et peut-être plus d'influence sur leur santé que la nourriture ; 3° parce que s'il est quelques nourrices étrangères qui remplissent consciencieusement les devoirs difficiles dont elles se sont chargés, il en est beaucoup qui ont des défauts qui sont la cause de maladies très-graves chez leurs nourrissons, et même de leur mort.

817. D. Quelles conditions doit réunir une bonne nourrice?

R. Il faut : 1º qu'une bonne nourrice n'ait pas moins de vingt ans et trente-cinq au plus; 2º que son embonpoint soit médiocre et accompagné de la fraîcheur du coloris; 3º que ses cheveux soient bruns plutôt que d'un noir foncé, ou blonds, ou roux, quoique les nourrices à cheveux blonds ou roux ont beaucoup de lait, mais il est clair; 4º qu'elle ait des gencives fermes et vermeilles et des dents saines (1) et d'un blanc ne tirant pas sur le bleu ou la couleur de nacre; 5º qu'elle n'ait pas ses règles, ou des fleurs blanches, ou tout autre écoulement par les parties; 6º qu'elle ne porte aucune cicatrice, ni empreinte annonçant l'existence présente ou antérieure d'humeurs froides, de dartres, de gale ou de maladie honteuse; 7º que ses mamelles soient d'une grosseur moyenne et parsemées de veines bleues. Dans les mamelles trop chargées de graisse ou trop petites, la glande qui produit le lait est ordinairement peu développée et donne peu de lait; 8º que le mamelon soit d'une grosseur suffisante pour être aisément saisi par l'enfant, et bien percé de ma-

____

(1) Il est des contrées où les dents s'altèrent de bonne heure, sans que cette altération soit toujours l'indice d'une mauvaise santé.

33

nière à ce que le lait coule avec facilité ; c'est ce que l'on reconnaît aussitôt en demandant à la femme de tirer de son lait ; 9⁰ qu'avec toutes ces qualités physiques, cette nourrice soit, en outre, douce, gaie, sage, sobre, propre et dévouée à son nourrisson. On doit refuser la plus belle nourrice si elle est libertine, disposée à la colère ou à l'ivrognerie, ou bien sale, d'un caractère sombre et inattentive aux besoins de l'enfant.

818. D. Quels sont les signes d'un bon lait chez les nourrices ?

R. Le lait d'une nourrice est bon lorsque : 1⁰ Il est d'un beau blanc tirant un peu sur le bleu ; 2⁰ sans odeur et d'une saveur douce et sucrée ; 3⁰ formant une queue un peu allongée et laissant une trace légère et blanchâtre lorsqu'on en met une goutte sur une surface polie, comme, par exemple, sur l'ongle ou une cuillère d'argent, etc. ; 4⁰ outre ces qualités, le lait d'une nourrice ne doit pas être trop vieux, mais se rapprocher le plus possible de l'âge du nourrisson. Cependant l'expérience montre, chaque jour, que pour les enfants robustes qui ont l'estomac fort, un lait âgé, qui nourrit plus qu'un lait frais, réussit très-bien et se prolonge assez longtemps chez la plupart des nourrices, pour n'être pas obligé de sevrer l'enfant prématurément.

819. D. Pour s'assurer si une nourrice est bonne, ne doit-on pas aussi examiner son enfant ?

R. On doit examiner l'enfant de la nourrice

afin de s'assurer : 1º si l'allaitement qu'il reçoit de sa mère lui profite bien ; 2º s'il est bien conformé et ne présente aucune des maladies que l'on a à redouter chez la mère (1), et, entre autres, la maladie vénérienne dont on reconnaît les traces en examinant particulièrement l'anus, les organes de la génération et l'intérieur de la bouche.

820. D. Quels sont les avantages de mettre les enfants chez les nourrices plutôt que de les avoir chez soi ?

R. Ces avantages sont : 1º de conserver à la nourrice ses habitudes et son régime de vie ordinaire, et alors sa santé n'éprouvant aucun dérangement, son lait n'en souffre pas et le nourrisson s'en trouve mieux ; 2º le nourrisson, en supposant que le régime de la nourrice n'a rien de vicieux et que son habitation est saine, jouit encore de l'avantage de respirer l'air pur de la campagne, car ce sont ordinairement les femmes de la campagne qui prennent des nourrissons.

821. D. Quels sont les inconvénients que l'on a à craindre de la part des nourrices lorsqu'elles demeurent chez elles ?

R. Ces inconvénients sont les suivants : 1º la nourrice peut tromper l'enfant sous le rapport, soit de la qualité, soit de la quantité du lait, en sorte que l'enfant a souvent le temps de dépérir

---

(1) Voyez quelles conditions doit réunir une bonne nourrice, nº 817.

avant que les parents s'en aperçoivent; 2º lorsqu'elle n'a pas assez de lait, de donner aux enfants
du vin et autres liqueurs fortes, dans le but de
leur donner des forces; mais ces boissons meur-
trières n'ont d'autre effet, chez ces jeunes êtres,
que de produire une profonde inflammation d'entrailles qui les fait dépérir et dont on les guérit
difficilement (1); 3º pour s'éviter la peine de
s'éveiller pendant la nuit, de faire prendre à
l'enfant des substances qui les endorment profondément, et dont l'effet direct est de détruire
d'abord le sentiment, et ensuite de produire d'autres maladies dont les plus ordinaires sont l'inflammation du cerveau, des vomissements, de la
fièvre, etc. ; 4º d'avoir la cruauté de laisser crier
le malheureux enfant jusqu'à ce que ses forces
soient épuisées, sans chercher à l'apaiser, soit
en lui donnant à boire ou à manger, soit en le
levant pendant quelques instants. Ces cris violents
et longtemps prolongés du nourrisson sont souvent la cause des inflammations de la gorge et de
la poitrine, ainsi que des ruptures qui surviennent chez lui; 5º de ne pas le changer de langes
dès qu'il vient de se salir; en le laissant croupir
longtemps dans l'urine et les excréments, sa peau
s'irrite, s'enflamme et devient ainsi le siége de
boutons et d'écorchures. Les souffrances qu'il
éprouve alors l'agitent, lui ôtent l'appétit et le

(1) Voyez régime des jeunes enfants, nº 807.

sommeil, et lui donnent une fièvre lente qui lui altère profondément la santé si elle ne le fait pas mourir; 6° de prendre souvent les éruptions de la peau de leur nourrisson pour la gale, et de lui administrer des remèdes dangereux qui le font souvent mourir; la nourrice ne doit donc jamais rien faire contre les boutons qui se manifestent chez les enfants sans l'avis d'un médecin; 7° de ne pas donner à l'enfant un exercice suffisant, en le tenant constamment couché pendant le jour, afin d'avoir le temps de se livrer à ses occupations domestiques ou à un travail lucratif. La position couchée, excessivement gênante pour l'enfant quand il ne dort pas, est pour lui la cause d'une foule d'infirmités (1); 8° lorsque l'enfant a le dévoiement, ce qui arrive souvent pendant l'époque de la dentition, de chercher à arrêter cet écoulement, alors salutaire, par des remèdes qui resserrent et irritent les intestins; des inflammations aiguës du bas-ventre et des fièvres graves sont souvent la conséquence de cette imprudence; 9° dans la crainte qu'on lui retire son nourrisson, de cacher aux parents les maladies dont il est atteint, en sorte que celui-ci porte longtemps le germe de ces maladies avant qu'on y oppose un régime et des remèdes efficaces. Les maladies que la nourrice cache ordinairement sont celles qui résultent des chutes qu'elle a laissé faire à

(1) Voyez exercices des jeunes enfants, n° 834.

l'enfant; 9° de ne point déclarer une nouvelle grossesse qui survient souvent, pendant l'allaitement, quand elle est mariée.

822. D. Quels sont les avantages d'avoir les nourrices chez soi ?

R. Ces avantages consistent : 1° à pouvoir mieux surveiller les soins que la nourrice donne à l'enfant et de la remplacer au besoin, sous ce rapport, quand elle manque d'attention et d'attachement pour son nourrisson; 2° d'éviter les nombreux inconvénients que l'on a à craindre lorsque l'enfant est chez la nourrice, et qui viennent d'être signalés dans le numéro précédent.

823. D. Quels sont les inconvénients du séjour des nourrices chez les parents des nourrissons ?

R. En quittant leur pays, leur famille, leurs habitudes et leur régime ordinaire, la plupart des nourrices éprouvent des changements dans leur santé qui influent sur la quantité et la qualité de leur lait. Pour empêcher, autant que possible, ces inconvénients, on doit donc : 1° tâcher d'adoucir les regrets et l'ennui que les nourrices ressentent, en pensant à tout ce qu'elles ont quitté; 2° les faire sortir fréquemment, afin que dans leurs promenades elles trouvent un objet de distraction, respirent le grand air auquel elles sont habituées, et suppléent par la marche aux exercices actifs de la campagne qu'elles ont abandonnés; 3° les mettre à un régime qui rapproche de celui qu'elles suivaient chez elles, c'est-à-dire qu'il faut leur faire manger plus de végétaux que de viande, leur donner peu de vin ou autre boisson fermentée, et avoir soin que cette boisson soit toujours coupée de plus ou moins d'eau; 4° les soumettre pour la nourriture et autres choses au régime qui convient aux nourrices (1).

§ III.

Allaitement par la chèvre.

824. D. Quels sont les animaux que l'on substitue aux nourrices pour allaiter les enfants?

R. La chèvre est le seul animal domestique qui, en raison de la grosseur et de la forme de ses trayons que l'enfant peut saisir facilement avec sa bouche, des qualités et de l'abondance de son lait, de la facilité avec laquelle on la dresse à présenter la mamelle à l'enfant, enfin de l'attachement qu'elle est susceptible de contracter pour lui, soit employé pour allaiter les enfants. Le lait d'ânesse est également excellent pour l'allaitement, à cause de sa composition qui le rapproche davantage de celui de la femme, car il est adoucissant et relâche légèrement le ventre, tandis que celui de la chèvre le resserre au contraire; mais comme il y a impossibilité pour l'enfant de sucer le lait à la mamelle de l'ânesse,

(1) Voyez régime des nourrices, n°ˢ 773, 774 et 775

on ne peut employer ce lait que lorsqu'on élève l'enfant au biberon.

825. D. Quelles qualités doit réunir la chèvre que l'on choisit pour allaiter ?

R. La chèvre, pour être bonne nourrice, doit : 1º être jeune, sans cependant être à son premier lait, parce qu'alors ce liquide est moins abondant et se tarit de bonne heure ; 2º avoir mis bas nouvellement, car elle ne pourrait allaiter assez longtemps si son lait était vieux, attendu qu'il se tarit chaque année à l'époque où elle conçoit ; 3º qu'elle soit d'un naturel doux et facile à gouverner, afin d'éviter les accidents qu'elle pourrait occasionner à l'enfant par sa pétulance et son impatience lorsqu'on la dresse à lui donner la mamelle ; 5º d'être de couleur blanche, si la chose est possible, parce que le lait des chèvres de cette espèce est dépourvu de cette odeur propre à la chèvre et qui répugne à beaucoup de personnes ; 6º avoir un lait de bonne qualité, car il est des chèvres qui ont un lait meilleur que d'autres. On reconnaît la bonne ou mauvaise qualité du lait en le gouttant.

826. D. Est-il vrai que les enfants allaités par des chèvres se ressentent du caractère de leurs nourrices, c'est-à-dire qu'ils sont vifs, pétulants et portés à la colère ou à la gaîté ?

R. Des observations attentives semblent prouver que cette opinion vulgaire n'est qu'un préjugé, ou du moins que cette influence, si elle s'exerce, est moins marquée qu'on le pense. Le lait de la chèvre n'agit sur l'enfant que comme nourriture, et, sous ce rapport, il ne modifie, comme tout autre aliment, que le tempérament; mais le caractère de la chèvre ne donne point à son lait la propriété d'influer sur le caractère de son nourrisson.

§ IV.

Allaitement artificiel ou au biberon.

827. D. L'allaitement artificiel peut-il remplacer l'allaitement naturel ?

R. L'allaitement artificiel, qui n'est qu'un sevrage anticipé, puisque la nourriture et le régime sont les mêmes, n'a aucun inconvénient pour les enfants qui ont déjà tété pendant quelques mois, tandis qu'il est souvent dangereux pour le nouveau-né, dont les organes délicats ne sont encore habitués à aucun aliment; toute nourriture plus lourde que le lait de la nouvelle accouchée, donne à cet être faible des indigestions, des coliques et le dévoiement. C'est ce qui arrive, lorsqu'en place du lait très-léger de la mère, on donne dans le principe de l'allaitement, du lait de vache coupé avec de l'eau de pain, de son, d'orge, etc.; mais l'allaitement au biberon a beaucoup plus de chances favorables lorsque l'enfant a seulement tété pendant cinq ou six semaines, ou bien qu'il tette de temps à autre une nourrice dans la journée, ne fût-ce que deux fois dans les vingt-quatre heures.

828. D. Dans les premiers mois de l'allaitement, quel lait doit-on donner à l'enfant, et quels sont les autres aliments liquides auxquels on doit le mélanger.

R. Le lait d'ânesse est le meilleur quand on peut s'en procurer; mais à son défaut on se sert de lait de vache que l'on coupe, pendant le premier mois, des deux tiers, dans le second mois de moitié, dans le troisième et le quatrième mois d'un quart d'eau pure ou d'eau de pain, de riz, de gruaux, ou mieux encore de bouillon de poulet, ou de veau, ou de grenouilles; car les bouillons faits avec la chair des animaux sont plus faciles a digérer nourrissent mieux et sont moins susceptibles de s'aigrir dans l'estomac que les eaux de riz et de pain. Lorsque l'enfant est échauffé, on coupe le lait de préférence avec l'infusion de chiendent, de racine ou de fleurs de guimauve, d'eau d'orge, etc.; mais on ne doit donner ces boissons végétales qu'autant que l'enfant est malade, qu'il a de la fièvre, des coliques, du dévoiement ou toute autre maladie d'échauffement; dans l'état de santé, ces infusions mêlées au lait abattent les forces de l'enfant en relâchant trop l'estomac et les intestins, et en ne le nourrissant pas suffisamment, elles finissent même par lui donner des indigestions et le dévoiement.

829. D. Dans quelles conditions doivent être le lait et les autres substances qu'on y mêle avant de les donner à l'enfant ?

R. Il convient : 1º que le lait que l'on donne à l'enfant soit toujours fourni, autant que possible, par le même animal, vache ou chèvre, etc.; 2º que ce lait soit nouvellement trait et n'ait jamais bouilli, car dans cette dernière condition il est plus indigeste qu'avant cette opération; 3º que le mélange de ce liquide avec les eaux de pain, de riz, de poulet, de veau, etc., ne soit fait qu'au moment du repas de l'enfant, parce que le mélange prématuré de ces substances les fait fermenter et leur communique ainsi des qualités irritantes et malsaines; 4º que la température de cette nourriture soit celle du corps de la mère, c'est-à-dire un peu tiède et jamais froide, parce que les boissons et les aliments froids ne conviennent qu'à l'enfant déjà grand; 5º que si on ne peut fournir à l'enfant un lait qui ait sa chaleur naturelle, ce lait soit réchauffé dans une eau douce dans laquelle on met le biberon, mais qu'on ne le fasse pas bouillir.

830. D. Comment doit être construit le biberon de l'enfant ?

R. Il faut que le biberon : 1º ne puisse contenir que la quantité de liquide que l'enfant prend en une seule fois ou peu au-delà; 2º qu'il puisse être facilement chauffé et tenu propre en dedans et en dehors; 3º que son goulot soit construit de manière à ce qu'il ne laisse pas écouler facilement le liquide, mais que l'enfant soit obligé d'opérer le mouvement de succion pour l'attirer dans sa bouche; 4° qu'il soit muni d'un bout mollet qui ait pour la consistance quelque ressemblance avec le mamelon de la femme.

831. D. Quels sont les meilleurs biberons?

R. On a fait une infinité de biberons plus ou moins commodes sous plusieurs rapports, mais qui ont presque tous le grave inconvénient d'offrir un bout en substance trop dure pour les gencives de l'enfant, et d'être trop chers pour les ouvriers.

Le biberon le plus convenable à l'enfant et le moins dispendieux est celui dont on s'est toujours servi dans le peuple, et que l'on fait avec une fiole à médecine ou une petite bouteille aplatie de la contenance de quatre à cinq onces (de 120 à 150 grammes), et dans le goulot de laquelle on introduit une éponge taillée exprès. Cette éponge dépassant le goulot d'un centimètre et demi à deux centimètres, est coiffée d'un morceau de mousseline ou de toile fine qu'on lie avec un fil qui serre modérément l'éponge à la sortie du goulot, de manière à ralentir l'écoulement du liquide.

832. D. Quels soins particuliers exige le biberon?

R. Comme l'éponge et le linge qui la contient sont imbibés de lait, il faut avoir soin, aussitôt que l'enfant à fini de prendre sa boisson, de plonger cette éponge et ce linge dans de l'eau fraîche et propre, en les laissant tels qu'ils sont fixés au biberon; sans cette précaution le lait restant dans l'éponge peut s'aigrir, se corrompre et donner au biberon une odeur et une saveur infectes et malsaines. Lorsqu'on retire le biberon de l'eau où on l'a plongé pour l'offrir de nouveau à l'enfant, il faut laisser couler à travers l'éponge un peu du lait frais qu'on a mis dans la fiole, afin qu'il chasse l'eau froide qu'elle renferme et qu'il la remplace.

833. D. Quand doit-on donner le biberon à l'enfant ?

R. Toutes les fois qu'il témoigne l'envie de boire, à moins que quelque maladie particulière ne s'y oppose; alors on remplace ordinairement le liquide nourrissant par un autre approprié à la nature de la maladie, et qui est indiqué par le médecin.

ARTICLE III.

Exercice des jeunes enfants.

834. D. L'exercice est-il nécessaire aux jeunes enfants ?

R. L'exercice est si nécessaire à la santé des enfants, que, sans lui, toutes les autres conditions de salubrité lui sont peu avantageuses, et que par lui il peut réparer les mauvais effets des fautes commises dans le régime. Rien n'est donc plus funeste à la santé de ces jeunes êtres que de les laisser constamment couchés ou assis, et de ne pas leur faire prendre le grand air, comme il arrive à beaucoup de nourrices et de femmes d'ouvriers, dans le but d'avoir plus de temps à donner à leurs occupations.

835. D. Quelles maladies sont les suites ordinaires du défaut d'exercice chez les jeunes enfants ?

R. Ces maladies sont : 1º les mauvaises digestions; 2º la faiblesse de tout le corps, mais surtout celle des membres; 3º une mauvaise conformation; 4º la nouure et la langueur de la santé qui empêchent le développement du corps et la vigueur qu'il aurait pu acquérir dans d'autres conditions.

836. D. Quelle est la manière d'exercer les enfants ?

R. Lorsque les enfants sont tout jeunes et qu'ils ne peuvent encore se tenir que sur leur dos, on doit se contenter de ne pas gêner leurs membres et de les laisser se mouvoir à volonté; il faut aussi les agiter souvent et les changer de place; mais lorsqu'ils sont devenus plus forts et qu'ils peuvent se tenir droits, on les promène assis sur l'un des bras.

837. D. Quelles précautions doit-on prendre lorsqu'on porte les enfants sur le bras ?

R. Dans cet exercice il faut avoir soin : 1º de les changer souvent de bras, afin qu'ils ne contractent pas l'habitude de se pencher d'un côté plutôt que de l'autre; habitude qui peut faire naître une difformité dans les vertèbres et dans le côté qui est ordinairement penché; 2º de ne pas les faire reposer sur une seule fesse appuyée sur le bras, car la cuisse et la jambe du côté opposé, étant alors abandonnées, prennent une mauvaise tournure et le pied se porte en dedans; 3º de ne pas trop rapprocher de la poitrine le bras qui porte l'enfant, car si ce bras n'est pas assez écarté, le genou qui n'appuie pas sur lui et qui touche la poitrine de la nourrice, se trouve ainsi comprimé et peut se déformer; la cuisse de ce côté descendant aussi davantage, peut également ment contracter l'habitude d'une position vicieuse.

838. D. Quelle est la meilleure manière de porter les enfants ?

R. La manière la plus avantageuse de porter les enfants, est de les tenir sur les bras, le dos appuyé sur la poitrine de la nourrice; trouvant ainsi un point d'appui en arrière, ils ne se courbent point en avant, en sorte que le corps et tous les membres n'éprouvent aucune gêne dans cette position.

839. D. N'est-il pas dangereux de faire marcher les enfants trop jeunes ?

R. Lorsqu'on fait marcher les enfants avant que leurs membres aient la force de soutenir le poids de leur corps, les os des jambes et des cuisses se courbent et rendent ainsi ces parties difformes; ce n'est guère que vers le neuvième ou le dixième mois qu'il faut essayer de faire marcher les enfants.

840. D. Quelle est la meilleure manière de soutenir les enfants lorsqu'on leur apprend à marcher ?

R. C'est de les tenir par la main, et, ce qui vaut mieux encore, est de les laisser se rouler par terre, car cet exercice a pour effet, non-seulement de les fortifier, mais encore de leur apprendre à se servir de leurs membres; les forces et l'adresse qu'ils acquièrent de cette manière, font qu'ils marchent ordinairement seuls, sans soutien, lorsqu'ils atteignent leur dixième ou onzième mois.

841. D. Quels sont les inconvénients de soutenir les enfants avec des lisières ?

R. Cette manière de soutenir les enfants qui commencent à marcher, a pour inconvénient : 1º de faire pencher le corps en avant et de le rendre voûté; 2º de gêner la respiration; 3º d'aplatir la poitrine et de la faire rentrer en dedans; on ne doit donc jamais la mettre en usage.

842. D. N'est-il pas dangereux pour les jeunes enfants de les confier à des bonnes trop jeunes ?

R. Oui, car on ne peut attendre de bonnes de dix à douze ans, âge qu'ont ordinairement celles auxquelles on commet la garde des jeunes enfants dans la campagne, la prudence et les soins que réclament leurs fonctions. Il est trois dangers principaux auxquels elles exposent les enfants : 1º le premier de ces dangers est de les asseoir au milieu d'une route, d'un chemin, d'une place et sur un terrain plus ou moins humide, où elles les abandonnent pour aller s'amuser à une grande distance d'eux. Ce qui est le plus à redouter pour ces enfants ainsi délaissés est d'être écrasés par des voitures, ou estropiés par des chevaux, des vaches, des bœufs, etc. ; 2º ces petites bonnes laissent souvent tomber aussi les enfants qu'elles tiennent, soit parce qu'elles ne sont pas assez fortes pour les porter, soit par défaut d'attention ; 3º elles donnent souvent aussi à manger aux enfants des herbes, des fruits vénéneux qu'elles cueillent dans la campagne.

ARTICLE IV.

Régime des enfants pendant la dentition.

843. D. N'est-il pas nécessaire que les nourrices et les mères des enfants connaissent le régime qui convient aux enfants lorsqu'ils font leurs dents ?

R. Comme la pousse des dents est très-dangereuse pour beaucoup d'enfants, et que les nourrices et les ouvrières, dans les campagnes surtout, n'ont pas toujours de médecin à consulter sur les soins particuliers que réclament les enfants pendant ce travail difficile, il est donc essentiel qu'elles connaissent les petits secours et le régime qui convient en cette circonstance, puisqu'avec leur aide, il est possible, non-seulement de favoriser la sortie des dents, mais aussi d'empêcher qu'elle ne devienne mortelle.

844. D. A quels signes connaît-on que les enfants font leurs dents ?

R. Chez quelques enfants robustes.la dentition n'apporte presque aucun trouble notable dans la santé; on ne remarque chez eux pendant ce travail qu'un gonflement plus ou moins prononcé des gencives, accompagné de demangeaisons qui les excitent à avoir constamment les doigts dans la bouche et à mordre les objets qu'ils peuvent saisir; ils ont aussi une salivation plus abondante que de coutume et une rougeur plus ou moins vive des joues.

Mais chez la plupart des enfants la pousse des dents est accompagnée de signes plus marqués et plus graves; ces signes qui se présentent, soit en totalité, soit en partie seulement, sont les suivants : 1° gonflement et inflammation des gencives et de toute la bouche; 2° boutons à la figure spécialement; 3° enflure de la face et des paupières; 4° dévoiement ou constipation; 5° coliques accompagnant ce dévoiement, qui est plus ou moins abondant; 6° fièvre continue ou intermittente irrégulière; 7° soif plus ou moins prononcée; 8° agitation continuelle qui empêche le sommeil; 9° chancres ou aphthes dans la bouche;

10° vomissements et hoquet; 11° convulsions lorsque l'enfant est très-malade.

845. D. Quelle doit-être la nourriture des enfants lorsqu'ils font leurs dents et qu'ils tettent encore ?

R. Lorsque les enfants font leurs gencives et leurs dents, ils ont souvent la fièvre, des coliques, du dévoiement, et même des convulsions; c'est alors, surtout, que la nourrice doit s'observer dans son régime (1), car dans cette circonstance son lait est le seul aliment qui convienne à l'enfant. Il importe donc que ce liquide ne soit pas irritant, mais doux et calmant; aussi, lors même que la nourrice n'est point échauffée, il est bon qu'elle prenne alors un peu de boisson rafraîchissante, comme tisane d'orge, de chiendent, de guimauve, eaux de gruaux, de riz, petit lait, etc.

846. D. Quelle précaution doit avoir la nourrice lorsqu'elle donne le sein a l'enfant qui souffre du travail de la dentition ?

R. La nourrice doit, en cette circonstance, présenter souvent le sein à l'enfant, mais le laisser peu téter à la fois. En agissant ainsi, la nourrice ne s'épuise pas, l'enfant n'est pas trop nourri, et l'épanchement fréquent du lait dans la bouche la rafraîchit, calme, adoucit et relâche en outre les gencives, et rend ainsi la sortie des dents plus faciles.

(1) Voyez régime des nourrices, n°s 775 et suivants.

847. D. Si le lait de la nourrice est insuffisant pour nourrir l'enfant pendant la sortie des dents, ou si l'enfant est déjà sevré, quels aliments doit-on lui donner ?

R. Dans ce cas, la nourriture de l'enfant doit se composer : 1° de bouillon de veau, de poulet ou de grenouille, dans lequel on fait cuire quelques grains de riz, de semoule ou de vermicelle; 2° de panade claire au beurre, sans lait ni crême; 3° de crême de riz, de gruaux d'orge ou d'avoine également au beurre et jamais au lait; 4° de chaudeaux, etc.

848. D. Quelles boissons doit-on donner aux enfants pendant la dentition ?

R. Il faut donner alors aux enfants, pour étancher leur soif, une boisson douce et calmante, comme eaux de gruaux, de riz, bouillon de pain très-clair, décoction d'orge ou de chiendent, ou infusion de fleurs de mauves avec un peu de violette ou de coquelicot, lorsque l'enfant éprouve une grande agitation et des coliques. Si l'enfant ne veut d'aucune de ces boissons, on lui donne simplement de l'eau tiède légèrement sucrée, ou dans laquelle on met un peu de sirop de violette ou de gomme.

849. D. N'est-il pas bon de provoquer le sommeil chez les enfants qui font leurs dents, lorsqu'ils éprouvent une agitation excessive ?

R. Comme, en cette circonstance, les enfants sont ordinairement très-agités et ont peu de disposition au sommeil, on doit tâcher de les faire dormir, non au moyen de substances qui forcent le sommeil en engourdissant le cerveau, comme sirop de pavot, laudanum et autres préparations d'opium, mais en diminuant la lumière de la chambre où il sont couchés, et en les berçant très-doucement. Alors on leur donne aussi une boisson calmante, composée d'eau sucrée dans laquelle on met quelques gouttes d'eau de fleurs d'oranger ou un peu de sirop de violette, ou encore du sirop d'orgeat, etc.

850. D. Quels sont les hochets qui conviennent le mieux pendant la dentition ?

R. Les hochets qui conviennent le mieux aux enfants pour gratter leurs gencives, sont une croûte de pain, une racine de guimauve ou une figue sèche ; ces substances nourrissent l'enfant en même temps qu'elles ont l'avantage d'utiliser la salive si nécessaire à la digestion. Les hochets en os, en ivoire, en verre, en argent, etc., durcissent les gencives et font qu'elles sont plus difficilement percées par les dents ; ils épuisent en outre les enfants en leur faisant perdre leur salive.

851. D. Quels sont les principaux accidents que l'on a à redouter chez les enfants qui font leurs dents, et qu'il importe de combattre par un régime convenable ?

R. Ces accidents sont : 1° le gonflement et l'inflammation des gencives et de la bouche ; 2° les aphthes, appelés par le peuple *chancre;* 3° le dévoiement et les coliques; 4° la constipation; 5° les convulsions; 6° le défaut de sommeil.

852. D. Que doit-on faire pour combattre l'inflammation et l'engorgement des gencives et calmer la douleur qui est la conséquence de l'état maladif de la bouche?

R. La salive abondante qui humecte alors continuellement la bouche et les gencives, sert déjà à adoucir et à rafraîchir ces parties; mais outre ce moyen naturel, la nourrice ne doit pas négliger: 1° de donner souvent à téter à l'enfant; 2° de lui faire des frictions légères et fréquentes sur les gencives avec de l'eau de lin ou de gomme très-épaisse et adoucie avec du miel. Ces frictions se font au moyen du bout du doigt, d'une racine de guimauve ou d'une figue grasse qu'on a fait cuire dans le lait. On peut se servir de tout autre moyen adoucissant et calmant.

853. D. Que doit-on faire quand les enfants ont le chancre ou des aphthes dans la bouche?

R. Le chancre, qui consiste dans de petits boutons blancs dont les bords sont très-rouges, se développe sur la langue, les gencives et l'intérieur des lèvres, est un effet de la vive inflammation de ces parties. On combat ces boutons ou les aphthes: 1° en donnant à boire à l'enfant de l'eau d'orge, de chiendent, de mauve, du petit lait et tous les liquides adoucissants; 2° en frottant deux ou trois fois par jour ces boutons avec du miel rosat, au moyen d'une plume ou d'un pinceau fait avec un linge propre et fin ; 3° si on ne peut se procurer de miel rosat que l'on ne trouve que chez les pharmaciens, on peut remplacer ce remède par une infusion concentrée de fleurs de rose ou de feuilles de ronce, ou encore de racine de fraisier, et ensuite on ajoute à cette infusion du miel, puis on fait bouillir le tout jusqu'à ce que le liquide ait la consistance de sirop.

854. D. Que doit faire la nourrice à son enfant lorsque celui-ci a le ventre dur, tendu, et qu'il ne va pas du ventre ?

R. Dans cette circonstance, la nourrice doit tâcher de provoquer l'issue des matières du ventre : 1° par des lavements simples d'eau de feuilles de mauve, de graine de lin ou de son, et si ces lavements sont insuffisants, elle peut y ajouter un peu d'huile d'olives ou d'amandes douces ; 2° par les bains tièdes, qui sont très-efficaces dans ce cas ; 3° par des cataplasmes de farine de lin, de son, de feuilles de mauves, et si l'enfant ne peut supporter ces cataplasmes parce qu'ils sont trop lourds, elle peut les remplacer par un morceau de flanelle simple ou plié en double, qu'elle trempera dans de l'eau de mauves ou de graine de lin ; 4° si ces moyens sont insuffisants, par une boisson d'eau miellée, ou de jus de pruneaux, ou, ce qui est plus sûr, par un mélange de moitié d'huile de ricin et moitié d'huile d'amandes douces qui est administré par cuillerée à café d'heure en heure jusqu'à ce qu'il y ait une selle. Le sirop de manne, mélangé avec moitié de sirop de chicorée, et donné également par cuillerée à café d'heure en heure, réussit très-bien pour obtenir l'évacuation du ventre chez les jeunes enfants qui sont échauffés; 5° par un morceau de savon ou un bout de carotte, de salsifis, de pomme de terre, etc., que l'on taille en long de la grosseur du petit doigt, et que l'on graisse avec de l'huile avant de l'introduire dans l'anus; mais ce dernier moyen ne produit que rarement des selles suffisantes; il n'a souvent pour effet que de provoquer des envies d'aller du ventre, et n'a pas, comme les lavements, l'avantage d'adoucir et de rafraîchir les intestins.

855. D. Que doit-on faire quand l'enfant a le dévoiement ?

R. Le dévoiement peut exister avec des circonstances différentes et qui sont les suivantes :

A. *Dans le premier cas*, le dévoiement est modéré et n'abat pas les forces de l'enfant; les matières des selles sont comme une eau chargée de bile, d'un jaune plus ou moins foncé et n'ont pas d'odeur infecte; on n'y remarque ni glaires, ni sang, et l'enfant n'éprouve pas de coliques. Il ne faut rien faire pour arrêter ce dévoiement qui est favorable au travail de la dentition, car il préserve les enfants de la fièvre, et surtout des convulsions, qui sont l'accident le plus à redouter lorsque les dents veulent sortir. On a observé, en effet, que les enfants qui sont resserrés et ne vont pas du ventre pendant l'époque de la dentition, sont plus facilement atteints de convulsions que ceux qui ont un dévoiement plus ou moins abondant. Dans le dévoiement au premier degré, il faut se contenter de donner moins à manger à l'enfant que d'habitude, et résister à ses instances lorsqu'il veut trop prendre de nourriture; ses aliments et ses boissons doivent être ceux que nous avons déjà indiqués comme convenant pendant l'époque de la dentition (1). Il faut aussi que la nourrice préserve soigneusement l'enfant du froid et de l'humidité.

B. *Dans la seconde période* du dévoiement, l'enfant va beaucoup plus fréquemment et plus abondamment du ventre que précédemment; les matières qu'il rend sont d'un vert plus ou moins foncé, et quelquefois même noires et d'une odeur très-infecte; avant d'aller du ventre, il crie, pleure, replie ses jambes sur son ventre et se tord sur lui-même; ces signes sont l'indice certain qu'il éprouve de vives coliques et qu'il y a une très-grande irritation dans les intestins. Le régime à suivre, en cette circonstance, consiste : 1º dans les lavements adoucissants conseillés dans la constipation (2); seulement on ajoute à

(1) Voyez quelle doit être cette nourriture, nº 846.

(2) Voyez que doit-on faire quand l'enfant ne va pas du ventre, nº 855 ?

ces lavements de la tête de pavot ou des fleurs de coquelicot et un peu d'amidon; 2° on met également sur le bas-ventre de l'enfant des cataplasmes adoucissants, que l'on arrose de quelques gouttes de laudanum ou d'huile de morphine; 3° si l'enfant n'a pas la fièvre, on lui fait prendre avec succès ordinairement des bains tièdes d'eau de son, de feuilles de mauves ou de graine de lin; 4° la boisson doit consister dans l'eau de gomme ou de riz, ou de gruaux, ou de fleurs de mauves, ou de racine de guimauve, etc., dans laquelle on peut mettre un peu de sirop de violette mélangé avec partie égale de sirop de coing.

C. *Dans la troisième période* du dévoiement, qui est ordinairement très-grave, les matières rendues sont excessivement abondantes, leur couleur est celle du jus de poireau et elles contiennent des flocons qui ressemblent a des *raclures de tripes* d'une odeur très-infecte. Souvent à ce dévoiement se joignent des vomissements plus ou moins fréquents d'eau, de glaires transparentes d'abord, qui finissent par prendre aussi la couleur verte des selles. Les forces de l'enfant sont entièrement abattues; tout annonce l'extrême gravité de la maladie et qu'il est déjà trop tard d'appeler un médecin, si on a attendu jusqu'alors de le faire.

856. D. Les convulsions sont-elles toujours dangereuses chez les enfants qui font leurs dents ?

R. Les convulsions qui accompagnent la sortie

des dents sont loin d'être toujours mortelles. En général, elles ne présentent pas de danger quand elles se bornent aux yeux et à la face, qu'elles ne reparaissent qu'à des intervalles éloignés, qu'elles sont de courte durée, et qu'en même temps les enfants ne sont pas dans une faiblesse extrême, ou encore s'il n'existe aucun autre accident grave.

On doit craindre, au contraire, que les convulsions soient promptement mortelles : 1° quand elles ne sont pas bornées à la face, mais qu'elles s'étendent aux bras, aux jambes et au tronc; 2° lorsque les accès sont très-rapprochés, violents et de longue durée, d'un quart-d'heure et plus; 3° lorsque l'enfant perd le sentiment pendant les accès, et surtout s'il ne reprend pas connaissance dans leurs intervalles; 4° quand enfin l'enfant est, en outre, très-faible, épuisé, et qu'il se joint aux convulsions d'autres signes graves, comme dévoiement très-abondant et de mauvaise nature, vomissements, etc.

857. D. Quels sont les signes qui doivent faire redouter que les convulsions surviennent chez les enfants qui font leurs dents ?

R. On doit craindre le développement des convulsions chez l'enfant qui souffre du travail de la dentition, lorsque : 1° il grince les dents et que ses lèvres et la plupart des muscles de la face tremblent; 2° qu'en même temps il n'a qu'un sommeil très-agité et souvent interrompu par des frayeurs qui lui font jeter des cris et provoquent ses pleurs ; 3° qu'il y a aussi constipation, peu ou point de selles, et que la peau est sèche, brûlante, avec une fièvre plus ou moins forte.

858. D. Quels moyens la nourrice peut-elle opposer aux convulsions avant l'arrivée du médecin ?

R. Ces moyens doivent être basés sur les signes qui accompagnent les convulsions ; ainsi : 1° si l'enfant ne va pas du ventre, il faut s'empresser de lui donner un lavement de graine de lin, de son ou de feuilles de mauves, dans lequel on met un peu d'huile d'olives et même de ricin ; 2° on lui fait boire en même temps de l'eau miellée, et si ces moyens ne procurent pas de selles assez abondantes, on donne à l'enfant de cinq à quinze centigrammes de calomel dans une cuillerée d'eau sucrée ; 3° on tient l'enfant chaudement, de manière à ce qu'il soit toujours dans une douce moiteur, en le couvrant suffisamment et lui faisant boire de l'infusion chaude de violette, de fleurs de mauve ou toute autre boisson adoucissante et calmante ; 4° on lui fait prendre des bains de pieds et de mains bien chauds pendant dix minutes ou un quart-d'heure. On peut remplacer ces bains par l'application sur les mêmes parties de petits cataplasmes de moutarde mêlée d'un tiers ou de moitié de farine de lin (selon la force de la moutarde et l'âge de l'enfant), et qu'on laisse jusqu'à ce que la peau offre une certaine rougeur ; 5° on place, en même temps que l'enfant prend son bain ou qu'on lui applique la moutarde, une compresse d'eau froide sur le front et sur la figure; 6° les demi-bains et les bains entiers d'eau tiède produisent aussi de très-bons effets dans les convulsions causées par la dentition; 7° si, malgré ces moyens, les convulsions ne s'apaisent pas, on met de une à deux sangsues derrière chaque oreille; on peut aussi lui ouvrir les gencives et administrer d'autres remèdes que le médecin seul est à même de prescrire.

859. D. Ne peut-on pas prévenir les convulsions dès qu'on s'aperçoit que les enfants présentent les signes qui annoncent qu'elles peuvent survenir ?

R. Oui, sans doute, dès que les enfants présentent les signes qui peuvent faire craindre les convulsions (1), on peut les prévenir, ou du moins les rendre moins redoutables, en employant de suite les moyens propres à les combattre, et dont il vient d'être question dans le précédent numéro ; mais il convient mieux encore de faire appeler de suite un médecin si la chose est possible.

860. D. Lorsque les enfants ont eu avant la dentition des boutons, des feux à la face ou à la tête, et que ces éruptions ont disparu, que faut-il faire ?

R. Il faut se hâter de rappeler cette inflamma-

____

(1) Voyez le n° 856.

34.

tion de la peau au moyen : 1° d'une ou plusieurs mouches de Milan, appliquées sur les bras ou autres parties du corps; 2° de bonnets de taffetas gommé appliqué sur la tête; 3° de vêtements chauds et de boissons qui portent à la peau, etc.

Nous terminerons ici notre tâche, avec la persuasion d'avoir posé et résolu, dans ce petit traité, à peu près toutes les questions essentielles d'hygiène d'une utilité pratique. Nous aimons à penser aussi que nous avons donné à toutes ces questions des développements suffisants pour que leur application soit facile, et que dans nos manières de nous exprimer, nous avons toujours été à la portée de toutes les intelligences qui ont un peu d'instruction, quelque médiocre qu'elle soit.

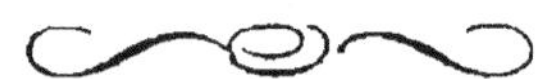

DICTIONNAIRE

DES MATIÈRES & DES TERMES DE SCIENCE.

A.

Abricot, fruit, p. 218, n. 336.

Acétate d'ammoniaque, sel liquide employé contre l'indigestion et l'ivresse p. 59, n. 48; p. 63, n. 52.

Acide, se dit des aliments, des boissons et autres liquides qui ont une saveur aigre, piquante, sulfurique ou huile de vitriol.

Acidités, eau acide qui se développe souvent dans l'estomac lorsque cet organe est échauffé.

Affaiblissement, état du corps quand il a perdu ses forces; — signes auxquels on le reconnaît, p. 28, n. 9; — ses causes, p. 31, n. 10.

Affection, maladie, souffrance; — ce mot signifie aussi passion ou mouvement de l'âme.

Agneau, nature de sa chair, p. 97, n. 110; — rôti, p. 105, n. 124.

Aigu, aiguë; on appelle ainsi les maladies qui se déclarent subitement avec une forte fièvre et se terminent promptement par la guérison ou par la mort.

Ambition, ses bons et ses mauvais effets, p. 501, n. 707.

Amidonniers, maladies particulières à cette profession, p. 373, n. 528 et suivant.

Amusements fatigants, leur influence sur la santé, p. 468, n. 674 et 675.

Anchois, p. 173, n. 252.

Andouille et *andouillette*, p. 118, n. 148.

Anévrisme, maladie du cœur ou des artères, dans laquelle il y a formation d'une grosseur remplie de sang et susceptible, en se rompant, de donner lieu à un épanchement mortel.

Anguille, p. 165, n. 234.

Apoplexie ou coup de sang; maladie prompte du cerveau, dans laquelle cet organe s'engorge de sang, et d'où résulte une mort quelquefois subite ou une paralysie.

Aqueux, *aqueuse*, qui contient beaucoup d'eau ou qui est de la nature de l'eau.

Aromatique, se dit des plantes qui exhalent une odeur forte ou agréable.

Arôme, principe des plantes qui produit leur odeur.

Artichaut, p. 126, n. 165.

Asperge, p. 125, n. 164.

Asphyxie, suspension plus ou moins complète de la respiration qui peut se terminer par la mort.

Assaisonnements, substances que l'on met dans les aliments pour les rendre plus agréables au goût; — *chauds*, p. 204, n. 312; — *acides*, p. 206, n. 317; — *sucrés*, p. 210, n. 323; — *gras*, p. 212, n. 326.

Asthme, maladie dans laquelle on éprouve une grande difficulté de respirer, qui passe et revient à des intervalles plus ou moins rapprochés.

Asthmatique, qui est atteint d'asthme.

C.

Chevreau, nature de sa chair, p. 97, n. 110 ; — rôti, p. 105, n. 124.

Chevreuil, nature de sa chair, p. 95, n. 107.

Chicorée, légume; — fricassée, p. 122, n. 157; — en salade, p. 184, n. 270.

Chimie, art de décomposer et de recomposer les corps.

Chimiste, maladies propres à cette profession, p. 481, n. 687.

Chique, morceau de tabac qu'on mâche, p. 385, n. 545.

Chlore, gaz d'une odeur forte et piquante qu'on emploie pour détruire les miasmes et les émanations dangereuses.

Chlorure de chaux, substance solide employée aux mêmes usages que le chlore.

Chocolat, — à l'eau et au lait, p. 92, n. 104.

Chou, cuit, p. 124, n. 161 ; — en salade, p. 185, n. 272.

Choux-fleurs, p. 123, n. 160.

Choucroute, p. 124, n. 162.

Chronique, se dit d'une maladie qui dure depuis longtemps.

Cidre, p. 283, n. 437.

Cigare, p. 384, n. 545.

Cigarette, p. 385, n. 545.

Citron, p. 208, n. 321, et p. 216, n. 331.

Civet, espèce de ragoût au vin, p. 109, n. 129.

Clou, maladie du seigle qui rend sa farine dangereuse, p. 69, n. 63.

Clou de girofle, assaisonnement chaud, p. 204, n. 312.

Coco, boisson économique, p. 251, n. 394.

Cochon, bouilli ou cuit dans une soupe, p. 101, n. 119; — rôti, p. 105, n. 124; — grillé, p.

D.

E.

Escargot, p. 179, n. 264.

Escarolle, légume; — fricassée, p. 122, n. 157; — en salade, p. 184, n. 270.

Escrime, exercice dans lequel on apprend à se battre à l'arme blanche, au sabre, à l'épée; — ses effets sur la santé, p. 469, n. 674 et 765.

Esquinancie, maladie de la gorge qui empêche d'avaler et souvent même de respirer.

Estragon, plante échauffante, p. 132, n. 172, et p. 204, n. 312.

Esturgeon, poisson de mer, p. 175, n. 258.

Etourdissement, état de la tête dans lequel il nous semble que nous allons tomber et nous trouver mal. Dans cette circonstance, les objets qui nous environnent tournent et nous paraissent être en mouvement.

Etuvistes, maladies à redouter dans cette profession, p. 481, n. 687, et p. 483.

Evanouissement, perte de connaissance et de mouvement.

Exercices fatigants, p. 468, n. 674 et suivants.

Exhalaisons, vapeur, fumée, particules souvent invisibles qui se dégagent de certains corps et se répandent dans l'air.

F.

Fabricants de gypse, maladies qui leur sont propres, p. 373, n. 528, et n. 529.

Faine, fruit, p. 226, n. 351.

Falsification, altération des aliments et des boissons au moyen de substances qu'on y mêle dans le but de réaliser un plus grand bénéfice; — des vins, p. 282, n. 436.

Fluxion, gonflement, enflure d'une partie du corps par le sang et les autres humeurs.

Foie, organe contenu dans le ventre; — de veau, de mouton, de cochon, de bœuf, p. 114, n. 140.

Fonction; on appele ainsi l'ensemble des mouvements par lesquels les organes accomplissent les actes dont ils sont chargés; c'est ainsi que la fonction de l'estomac est de digérer, celle des poumons de respirer, celle des jambes de marcher, etc.

Fondeurs en caractères, maladies auxquelles ils sont sujets, p. 369, n. 524.

Forgerons, maladies particulières à cette profession, p. 479, n. 686.

Fourbisseurs, maladie particulière à cet état, p. 477, n. 685.

Fraise de veau, petite boucherie, p. 113, n. 136.

Fraise, fruit, p. 218, n. 336 et suivants.

Framboise, fruit, p. 216, n. 331.

Frayeur vive, émotion de l'âme, p. 522, n. 736.

Frelaté, *frelatée*; — *vin frelaté* est celui dans lequel on a mis des drogues pour le faire paraître plus agréable au goût et à la vue.

Fricassée, espèce de ragoût; — de poulet, p. 110, n. 129; — de grenouille ou en sauce blanche, p. 177, n. 250; — de pommes de terre, p. 133, n. 174.

Friture de pommes de terre, p. 134, n. 174, et p. 180, n. 265; — de salsifis, de poisson, de cervelle, de grenouilles, p. 180, n. 265.

Froid, *froide*, se dit non-seulement des corps qui font éprouver un sentiment de froid, de fraîcheur quand on les touche, mais encore des *aliments* et des *boissons* qui ralentissent le mouvement de la vie en empêchant la chaleur du corps de se développer, et qui, par conséquent, refroidissent le corps. C'est par ce motif qu'on les appelle aliments et boissons de *nature froide;* — *estomac froid*, celui qui a peu de chaleur naturelle et auquel les aliments de nature froide sont contraires.

G.

H.

ou du gros boyau appelé *rectum*, et desquelles il s'écoule ordinairement du sang toutes les fois qu'on va du ventre ; — affection fréquente chez les femmes enceintes et en couche ; — moyens à lui opposer, p. 536, n. 749.

Herbes potagères, légumes, p. 121, n. 154 et suivants.

Hernie, maladie dans laquelle une portion plus ou moins considérable d'intestins se fait jour à travers les parois du ventre et vient se loger sous la peau. Dans le langage vulgaire on appelle la hernie *rupture* ou *descente.*

Homard, poisson de mer, p. 178, n. 262.

Horlogers, maladies propres à cette profession, p. 487, n. 690, et p. 471, n. 678, et p. 491, n. 695.

Houille ou *charbon de terre*, combustible ; nature de sa chaleur comparée à celle du charbon de bois, p. 431, n. 614.

Huiles diverses, assaisonnement, p. 212, n. 326 ; — température que doit avoir l'huile dont on se sert pour les fritures, p. 180, n. 265.

Huîtres, p. 177, n. 261.

Humeurs ; on comprend sous ce nom toutes les parties liquides contenues dans le corps, comme le sang, la bile, la lymphe, les glaires, etc.

Hydromel, mélange d'eau et de miel ; — non fermenté, p. 251, n. 393 ; — fermenté, p. 287, n. 448.

Hydropisie, maladie qui consiste dans le gonflement de tout le corps ou d'une partie du corps par un liquide qui ressemble à de l'eau.

Hygiène, art de conserver la santé, p. 23, n. 1 ; —division, p. 24, n. 4. Le mot hygiène vient du nom de la déesse *Hygée*, qui, chez les payens, présidait à la santé.

Hygiénique, se dit de tout ce qui à rapport à l'hygiène.

Hystérie, maladie de nerfs propre aux femmes.

Hystérique, se dit des femmes atteintes d'hystérie.

I.

Imagination, faculté d'imaginer, c'est-à-dire de se figurer des objets existants ou non-existants, et d'inventer ce qui n'existe pas encore.

Impression, effet que nous font éprouver les objets qui agissent sur nous. C'est ainsi qu'on dit l'impression d'une odeur, du chaud, du froid, etc., pour dire l'effet que le chaud et le froid produisent sur nous.

Imprimeurs, maladies particulières à cette profession, p. 490, n. 693, et p. 471, n. 678, et p. 491, n. 695.

Incontinence d'urine, maladie dans laquelle on ne peut plus retenir ses urines; elles s'écoulent de la vessie sans qu'on en ait le sentiment.

Incurable, c'est-à-dire qui ne peut être guéri.

Indigeste, se dit des aliments et des boissons que l'on ne peut digérer ou qui sont très-difficiles à digérer.

Indigestions, difficulté ou impossibilité de digérer; — deux espèces d'indigestions, p. 57, n. 46 et suivants; — moyen propres à combattre les indigestions de la première espèce, p. 59, n. 48; — de la seconde espèce, p. 61, n. 50; — indigestions graves, moyens à leur opposer, p. 61, n. 51; — indigestion par les champignons, p. 131, n. 171.

Inflammation, maladie ou le sang gonfle la partie souffrante, la rend rouge, chaude et y fait éprouver une douleur plus ou moins vive.

Inflammatoire, se dit des maladies dans lesquelles il y a de l'inflammation.

Influence, cause capable de produire un effet.

Insalubre, se dit des choses contraires à la santé.

Insalubrité, qualité d'être insalubre ou malsain; c'est ainsi qu'on dit insalubrité de l'air, des aliments, des habitations, etc.

Insoluble, se dit des corps, des substances qui ne se dissolvent pas, qui ne se fondent pas dans l'eau ou autre liquide.

Instinct, ensemble des penchants qui font agir l'homme et les animaux indépendamment de la réflexion.

Instituteurs, maladies auxquelles expose cette profession; — fatigue de la voix et de la poitrine, p. 475, n. 684; — des professions sédentaires, p. 471, n. 678.

Instruments à vents, leur danger pour les poitrines délicates, p. 476, n. 684.

Intelligence, ensemble des facultés de l'âme; — avantages de sa culture, p. 493, n. 696; — danger de sa fatigue, p. 494, n. 697; — de son application prématurée chez les enfants, p. 494, n. 698 et 699.

Intestins, c'est-à-dire boyaux, organes qui reçoivent et digèrent la nourriture.

Ipécacuanha, plante qui fait vomir.

Irritant, irritante, se dit des choses qui produisent l'irritation.

Irritation, état maladif des organes qui consiste dans l'augmentation de leur sensibilité et dans le resserrement extraordinaire de leurs fibres.

Irrité, irritée, c'est-à-dire qui éprouve de l'irritation.

Ivresse, état d'une personne dont la raison est troublée par le vin et les liqueurs fortes ; — moyens de la combattre, p. 62, n. 52.

Ivrognerie, habitude de s'enivrer, c'est-à-dire de tomber en ivresse ; — ses funestes effets, p. 259, n. 405.

J.

Jambon, viande salée, p. 118, n. 151.

Jalousie, affection de l'âme, p. 503, n. 710.

Jarretières, vêtement ; — inconvénients de les trop serrer, p. 416, n. 591.

Jeux fatigants, leur influence sur la santé, p. 468, n. 674 et 675.

Jeûne, privation de nourriture, — son influence sur les enfants et les vieillards, p. 52, n. 41 ; — sur les personnes jeunes et robustes, p. 53, n. 42 ; — jeûnes institués par la religion, p. 53, n. 43.

Joie, affection agréable de l'âme ; — effets de la joie modérée et ceux de la joie excessive, p. 523, n. 738.

Jugement, faculté de l'âme par laquelle nous sommes persuadés, par suite de nos impressions, qu'il existe un rapport de ressemblance complète ou incomplète, ou, au contraire, des différences entre des objets physiques ou des idées que nous avons présents à l'esprit.

L.

Lait, aliment, p. 147, n. 196; — de poule, p. 159, n. 220; — d'une bonne nourrice, p. 588, n. 818; — régime à suivre pour que le lait des nourrices soit de bonne qualité, p. 555, n. 773 et suivants; — de chèvre et d'ânesse, p. 594, n. 823.

Laitue, légume; — fricassée, p. 122, n. 157; — en salade, p. 184, n. 269.

Lamproie, poisson, p. 174, n. 254.

Lapin, nature de sa chair, p. 97, n. 110; — *gibelotte de lapin*, oubliée dans l'ouvrage, fait partie des ragoûts, dont la sauce est de haut gout, comme les civets, les salmis, p. 109, n. 129.

Langouste, animal du genre de l'écrevisse, p. 178, n. 262.

Langues, de veau et de bœuf, p. 115, n. 141; — fourrée, p. 118, n. 150.

Lard, partie grasse de la chair du cochon qui a été salée; — cuit dans une soupe, p. 101, n. 119; — servant d'assaisonnement, p. 212, n. 326.

Latrines ou *fosses d'aisances*; — miasmes dangereux qui s'en dègagent, p. 363, n. 516; — moyens d'empêcher leur action, p. 364, n. 517.

Laurier-sauce, plante employée comme assaisonnement, p. 204, n. 312, et p. 132, n. 172.

Laveuses, femmes qui lavent quoique ce soit; — de planchers, maladies propres à cette profession, p. 484, n. 688; — de lessive, maladies auxquelles elles sont sujettes, p. 485, n. 688, et p. 486, n. 689.

M.

N.

dans laquelle les os des diverses parties du corps se gonflent et se courbent.

O.

P.

Q.

R.

— pendant la dentition, p. 603, n. 843 et suivants.

Relâchant, relâchante. on appelle ainsi l'air, les aliments et les boissons dont l'action sur le corps a pour effet de le ramollir, de le détendre. On donne aussi ce nom à toute substance qui relâche le ventre et fait aller du ventre plus que d'habitude.

Relâché, relâchée; se dit des organes qui sont détendus et des personnes qui vont trop du ventre.

Rétention d'urine, maladie dans laquelle les urines ne peuvent pas sortir de la vessie, malgré le besoin pressant et très-douloureux que l'on éprouve de les rendre.

Rhumatisme, maladie qui consiste dans des douleurs plus ou moins vives, qui se font éprouver chaque fois que l'on remue l'organe qui en est le siége et pouvant occuper toutes les parties du corps; — inflammatoire quand l'organe est engorgé et présente tous les signes d'une inflammation; — nerveux, lorsqu'il n'y a que douleur dans la partie malade, sans gonflement de cette partie; — articulaire, si le rhumatisme a son siége dans une articulation; — musculaire, si le rhumatisme occupe les muscles.

Rhume, maladie de poitrine dans laquelle on tousse et l'on crache plus ou moins.

Riz ou *blanc de veau*, p. 114, n. 139; — au lait et au beurre, potage, p. 85 et 86, n. 92.

Robes, vêtements ; — danger de celles qui serrent trop le corps, p. 414, n. 588.

Robuste, se dit des personnes qui ne sont point sujettes à la maladie, c'est-à-dire qui résistent bien aux causes qui peuvent la développer, à la fatigue, au chaud, au froid, etc.

S.

Temps, nom employé pour celui d'air (voyez ce mot).

Tête, petite boucherie; — de veau, de mouton, p. 115, n. 142.

Téter, action par laquelle l'enfant suce le lait de sa nourrice; — époque où l'enfant doit commencer à téter, p. 574, n. 799; — combien de fois l'enfant doit-il téter par jour, p. 577, n. 803.

Thé, plante, infusion de thé; — son influence sur la santé, p. 252, u. 395.

Thermomètre, instrument au moyen duquel on reconnaît le degré de chaleur de l'air ou d'un autre corps.

Thon, poisson de mer, p. 172, n. 150; — mariné, p. 112, n. 133.

Thym, plante aromatique; — employée comme assaisonnement, p. 132, n. 172, et p. 204, n. 312.

Thyphus, maladie contagieuse et très-grave.

Tricoteuses, femmes dont le métier est de tricoter, de faire des ouvrages de tricot; — maladies qu'elles sont sujettes à contracter, p. 484, n. 688.

Tisserands, maladies propres à cette profession, p. 471, n. 678 et suivants, et p. 487, n. 690.

Tonique, se dit des aliments, des boissons et des médicaments qui fortifient les organes.

Topinambour ou *Tartouf*, légume, p. 139, n. 185.

Tourtes, pâtisserie; — de viande, p. 197, n. 299; — d'entremets à la gelée de fruits, aux compotes, aux confitures, à la frangipane, à la Chantilly, p. 198, n. 300.

Toux, action de tousser, comme on le fait quand on a le rhume ou un catarrhe.

U.

V.

Veau, nature de sa chair, p. 97, n. 110;—bouilli, p. 102, n. 120; — en gelée, p. 103, n. 121; — rôti, p. 105, n. 124; — cuit dans son jus, p. 106, n. 125; — côtelettes de veau grillées, p. 108, n. 127; — en blanquette, p. 110, n. 129; — tête de veau à la vinaigrette, p. 188, n. 283; — pieds de veau, p. 189, n. 284; — fraise de veau, p. 189, n. 285.

Veille, privation de sommeil; — prolongée, ses mauvais effets sur la santé, p. 456, n. 651.

Vendange, son influence sur la santé, p. 222, n. 341; — en fermentation, danger des gaz qui s'en échappent, p. 343, n. 497.

Vénéneux, *vénéneuse*, se dit des substances qui sont un poison ou qui en contiennent.

Venteux, *venteuse*, se dit des aliments et des boissons qui développent des vents dans l'estomac et les intestins.

Verjus, raisin vert, p. 208, n. 321.

Vermicelle, pâte préparée; — au lait, p. 85, n. 92; — au beurre, p. 86, n. 93; — en gratin, p. 102, n. 307.

Vérole ou *maladie honteuse*, qui est contagieuse, p. 353, n. 505 et 506; — petite vérole, maladie également contagieuse, p. 347, n. 503.

Verriers, maladies auxquelles cette profession est exposée, p. 479, n. 686.

Vertèbre; on appelle ainsi les os de l'échine.

Vésicule; on appelle ainsi de petits organes (vésicule du fiel pulmonaire), qui ont la forme d'une petite vessie; — on donne aussi ce nom à certains boutons de la peau pour le même motif.

Vêtements;—leur nature, p. 388, n. 549;—leur influence sur la santé selon leur nature, p.

n. 431; — montés, p. 280, n. 433; — amers,
p. 281, n. 434.

Vins falsifiés, p. 282, n. 436.

Viscères; on appelle ainsi les organes renfermés
dans les trois grandes cavités du corps, c'est-
à-dire dans le crâne, la poitrine et le ventre;
tels sont le cerveau, les poumons, le cœur, le
foie, l'estomac, la rate, les intestins, etc.

Visqueux, visqueuse, se dit des substances gluan-
tes, qui collent comme la glu ou la poix.

Vol-au-vent, pâtisserie, p. 198, n. 301.

Voies urinaires; on appelle ainsi les trajets par
lesquels passe l'urine jusqu'à ce qu'elle soit
évacuée.

Volonté, faculté de l'âme qui est cause de nos
actions raisonnées.

Vomissement, action de vomir chez les femmes
enceintes; — moyens de le combattre, p. 530,
n. 742.

FIN DU DICTIONNAIRE.

ERREURS D'IMPRESSION.

Page.	Ligne.	LISEZ :
11	19.	*Roston* pour boston.
11	20.	*Becquerelle* pour Bexquerelle.
71	15.	*Proscrire* pour prescrire.
82	22.	3º *De ceux* pour ceux.
83	4.	2º *Celles* pour à celles.
83	6.	*Les personnes* pour aux personnes.
96	8.	*Parce qu'ils sont lourds* pour parce qu'ils ne sont lourds.
113	21.	*Peuvent faire usage* pour peuvent en faire usage.
117	20.	*Bien portants* pour bien portantes.
131	28.	*D'un cinquième, d'un sixième, etc.,* pour de un cinquième, de un sixième.
157	19.	*Le crêpe* pour la crêpe.
172	13.	Nº 250 au lieu de 150.
176	18.	*Animaux d'eau* pour animaux d'eau douce.
177	3.	Nº 260 au lieu de 250.
185	17.	Renvoi (1), lisez 273 pour 373.
205	22.	*Assaisonnement* pour aliments.
241	22.	*Elle calme* pour il calme.
273	24.	*Le rancio* pour de rancio.
280	14.	Renvoi (1), lisez nº 214 au lieu de 204.
297	2.	Renvoi (1), lisez nº 438 an lieu de 138.
308	16.	Renvoi (2), lisez nº 468 au lieu de 418.
327	5.	Renvoi (1), lisez nº 512 au lieu de 412.
359	1.	*La maison soit située* pour ne soit pas située.
449	13.	*Circulation du sang* pour circulation du cœur.

CATÉCHISME

D'HYGIÈNE POPULAIRE,

mis à la portée de la classe ouvrière
des villes et des campagnes.

OUVRAGE COURONNÉ

implicitement par l'Académie des Sciences,
Belles-Lettres et Arts de Rouen, dans
le concours qu'elle a ouvert pour le
meilleur traité d'hygiène populaire.

(Voir le rapport ci-joint, page 16)

Par J.-M.-A. GUILLAUME,

Docteur en médecine de la Faculté de Paris, membre correspondant
des Académies impériales des Sciences, Belles-Lettres et Arts de
Dijon, de Nancy, de Rouen, de l'Académie de l'Instruction, etc.;
auteur d'ouvrages de Médecine et de Physiologie.

Nouvelle édition, corrigée et augmentée.

DOLE,

DE L'IMPRIMERIE DE L.-A. PILLOT,

1865.

On peut recevoir l'ouvrage *franco*, en
envoyant à l'auteur, à Dole-du-Jura, pour
2 francs de timbres-poste.

BIBLIOTHÈQUE NATIONALE DE FRANCE

www.ingramcontent.com/pod-product-compliance
Lightning Source LLC
Chambersburg PA
CBHW051012060726

47593CB00016B/9